Optimale Sporternährung

W. Friedrich

Für Hans Moeller

Optimale Sporternährung

Grundlagen für Leistung und Fitness im Sport

W. Friedrich

3., erweiterte Auflage

Spitta Verlag GmbH & Co. KG · Ammonitenstraße 1 · 72336 Balingen · www.spitta.de

Über den Autor:

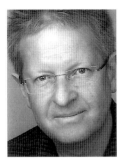

Dr. Wolfgang Friedrich ist Magister der Sportbiologie und Sportwissenschaft sowie Diplom-Sportlehrer. Er lehrt als Studienleiter des Württembergischen Landessportbundes (WLSB) an der Landessportschule Albstadt und ist Experte für Ernährungs- und Regenerationsfragen. In den Jahren 2006 bis 2011 war er zudem als Dozent für den Bereich Sport und Ernährung an der Elite-Universität Konstanz tätig. Er war Tischtennis-Leistungssportler, hat selbst Bundesliga gespielt, ist im Besitz der DTTB Bundesligatrainer-Lizenz und war fast 20 Jahre im Lehrausschuss des DTTB für den Bereich der Traineraus- und Fortbildung zuständig.

Neben seinem großen Fachexpertenwissen verfügt er über viel praktische Erfahrung in der Zusammenarbeit mit Sporttrainern und Sportprofis sowie ambitionierten Breitensportlern.

Im Spitta Verlag erschienen von ihm bereits das Buch »Optimale Regeneration« sowie zwei Schulbücher für das Fach Sport an Gymnasien: »Optimales Sportwissen« für das Neigungsfach Sport mit dazugehörigem Lernheft für Schüler und Unterrichts-CD-Rom für Lehrer sowie das Buch »Fit im Schulsport« für das Pflichtfach.

Kontaktadresse: Dr. Wolfgang Friedrich, Im Brühl 1/2, 72144 Dusslingen

Bibliografische Information der Deutschen Bibliothek
Die Deutsche Bibliothek verzeichnet diese Publikation in der Deutschen Nationalbibliografie;
detaillierte bibliografische Daten sind im Internet über http://dnb.ddb.de abrufbar.
ISBN 978-3-941964-65-5

Copyright 2012 by Spitta Verlag GmbH & Co. KG
Ammonitenstraße 1, D-72336 Balingen
www.spitta.de
www.sport.spitta.de

Projektleitung: Irina Strohecker, Sportjournalistin, Freiburg; Redaktionsbüro Jürgen Liegibel, Freiburg
Covergestaltung: Johannes Kistner; Coverfoto: Norbert Wilhelmi (Gilad Rotem, ISR, Challenge Roth 2011)
Fotos: Peter Schatz, Magics, 85567 Grafing; Uhlsport; IT Stock International Ltd; Bundesakademie des DBB GmbH;
Matthias Ruß, Team Gerolsteiner; Timo Boll; Marc Gölz; POLAR GmbH; Irina Strohecker; Tatjana und Massimo Sinato
Lektorat: Claudia Schleider, Kirchzarten; Hannelore Stix, Nürnberg
Satz: Banholzer Mediengestaltung, Rottweil
Druck: Kessler Druck und Medien, Bobingen

Inhalt

Geleitwort zur 2. und 3. Auflage

Viele Lehrbücher wurden über die Sporternährung geschrieben, doch nur wenige Werke haben sich auf das Wesentliche konzentriert: nämlich die Darstellung der ernährungsphysiologischen Grundlagen und den Schwerpunkt auf die sportartspezifische Ernährung. Sicher haben gerade diese sportartspezifischen Aspekte – und dazu gehören im weiteren Sinne auch die Kapitel zum Gewichtmachen und zum Flüssigkeitsverlust – dazu geführt, dass schon nach kurzer Zeit eine zweite Auflage dieses Werkes von Dr. Wolfgang Friedrich erforderlich wurde.

Trotz jahrzehntelanger Forschung über die Rolle der Ernährung für spezielle Hochleistungen gibt es immer noch neue Erkenntnisse. Als Studienleiter der Landessportschule des Württembergischen Landessportbundes (WLSB) in Albstadt hält Herr Dr. Friedrich ständig Kontakt zu Aktiven und Trainern aus den unterschiedlichsten Sportarten. Diese große persönliche Erfahrung verbunden mit dem nicht nachlassenden Drang, den Zusammenhängen auf den Grund zu gehen, hat dazu geführt, dass ganz neue Aspekte in die zweite Auflage aufgenommen wurden. Dazu gehören die Kapitel zur Energiebereitstellung aus den Nahrungsstoffen, aber auch aus den gespeicherten Substraten, und vor allen Dingen zum Energieverbrauch beim Sport, Fragen die im Breiten- und Gesundheitssport immer wieder diskutiert werden. Auch das Kapitel zur Verträglichkeit von Nahrungsstoffen unter Belastung ist neu. Herrn Dr. Friedrich gelingt es wieder, aus der Fülle von neuesten wissenschaftlichen Erkenntnissen die Essenz für die tägliche Sportpraxis für Trainer, Leistungssportler und interessierte Freizeitsportler zu extrahieren.

Schon die zweite Auflage des Buches »Optimale Sporternährung« nach zwei Jahren unterstreicht den Wert dieses Werkes und seine hohe Aktualität. Ich wünsche dem Buch eine weite Verbreitung nicht nur bei Trainern, Sportlehrern und Leistungssportlern, sondern auch im Breiten- und Freizeitsport.

Prof. Dr. med. H.-Ch. Heitkamp
Tübingen im April 2008

Vorwort zur 3. Auflage

Nach einer schnell vergriffenen 1. Auflage und einer erweiterten 2. Auflage liegt mit diesem Buch nun bereits die 3. Auflage vor, die weitere Sportarten aufgreift und neue Erkenntnisse aus Wissenschaft und Praxis einfließen lässt. So beschreiten z. B. *Ivy* und *Portman* mit ihrem »Nutrient Timing« einen völlig neuen Weg der Sporternährung, der v. a. in den USA bereits praxiserprobt ist. Im Vorfeld zu ihrem neuen Konzept haben die beiden Autoren in renommierten Fachzeitschriften Zwischenergebnisse publiziert, die in diese Neuauflage einflossen. Die in Kapitel 11 beschriebene Ernährung in den größeren Sportarten wurde um das Schwimmen ergänzt.

In meinen Vorträgen wurde ich immer wieder nach praktischen Beispielen zu Ernährungsplänen gefragt. Entsprechende Vorschläge für ein 1–2-maliges leistungssportliches Training wurden nun dieser Auflage im Praxisanhang hinzugefügt. In vielen Sportarten und Disziplinen spielt Muskelzuwachs eine wichtige Rolle. Entsprechende Möglichkeiten, dies durch gezielte Ernährung zu unterstützen, nämlich ohne oder auch mit vertretbaren Nahrungsergänzungsmitteln, finden Sie jetzt auch in diesem Buch.

Das Kapitel zur Osteoporose kam ebenfalls hinzu, nachdem ich mich für die Gesundheitssport-Lehrgänge des WLSB und für das Symposium „Sport und Ernährung" intensiver mit dieser Thematik beschäftigt hatte und feststellen konnte, wie wichtig gerade in diesem Zusammenhang die Verbindung von Sport und Ernährung ist.

Die letzten Jahre vor Erscheinen der 3. Auflage waren bei mir gekennzeichnet durch viele neue Erfahrungen und Erkenntnisse im Bereich der Sporternährung. Meinem Doktorvater Prof. Hartmut Riehle habe ich es zu verdanken, dass ich an seinem Sportinstitut in Konstanz 5 Jahre lang ein Seminar zur Thematik »Sport und Ernährung« halten konnte. Dr. Thomas Frölich, der ehemalige Mannschaftsarzt des VfB Stuttgart, ermöglichte mir die Mitarbeit als Ernährungsberater in der VfB-Reha-Welt. Hier war besonders Dr. Dr. Heiko Striegel durch seine kooperative Einstellung eine große Unterstützung bei der weiteren Anwendung meiner Kenntnisse in der Praxis des Leistungssports. Prof. Nieß und Prof. Heitkamp von der Universität Tübingen unterstützen mich in fachlichen Fragen. Ausdrücklich danken möchte ich auch Dr. Christine Lambert von der Universität Hohenheim, die mich in ihrer freundlichen Art auf Sachverhalte aufmerksam machte. Bei meinem Arbeitgeber, dem Württembergischen Landessportbund, haben wir in den letzten 3 Jahren mit großem Erfolg das Seminar »Sporternährung« durchgeführt. Das Thema ist immer noch topaktuell und die wichtigsten Praxiserkenntnisse fanden ihren Weg in die Ihnen vorliegende Auflage.

Viel Spaß beim Lesen wünscht Ihnen

Dr. Wolfgang Friedrich
Dußlingen im Januar 2012

1   Verdauung

Der menschliche Organismus ist von der stetigen Zufuhr von Wasser und Nährstoffen über die Ernährung abhängig. Über den Um- und Abbau der Nährstoffe wird dem Organismus ständig benötigte Energie für den Katabolismus (Energiestoffwechsel) und den Anabolismus (Baustoffwechsel) zur Verfügung gestellt. Es werden somit ständig mit der Ernährung Stoffe aufgenommen und je nach Bedarf dem jeweiligen Stoffwechseltyp zugeführt und wieder ausgeschieden. Im Verdauungstrakt läuft hierzu die chemische und mechanische Verdauung ab, was Abb. 1 veranschaulicht.

Der Sport bedeutet für den Organismus einen erhöhten Bedarf an Energie und damit auch an Nährstoffen. Die Sportarten bzw. -disziplinen variieren dabei sehr stark. Für die Praxis sind vor allem die sportartspezifische Nährstoffmenge, die Nährstoffzusammensetzung, die Verträglichkeit bzw. Bekömmlichkeit und die Magenverweildauer relevant.

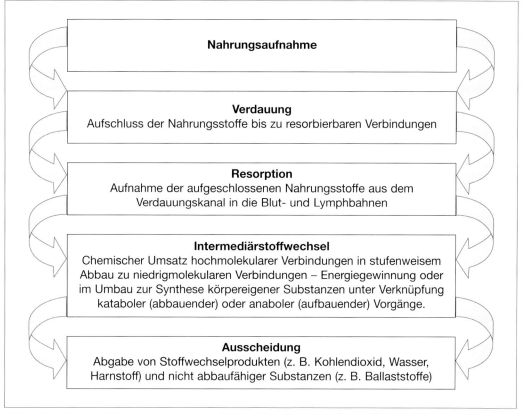

Abb. 1: Der Weg der Nahrungsmittel im menschlichen Organismus (mod. nach *Weineck* 2004a)

Bezüglich der **Nährstoffmenge** wissen die meisten Sportler, dass sie nicht zu viel vor dem Sporttreiben essen sollten. Bei vielen führt dies in der Konsequenz leider dazu, dass sie z. B. vor einem Wettkampf nichts essen. Mir wurde von einem Physiotherapeuten berichtet, dass in einer Fußball-Verbandsligamannschaft gleich mehrere junge Spieler ohne Frühstück und Mittagessen zum Spiel erschienen sind. Dies ist u. U. ein ähnlicher Ernährungsfehler wie zu viel zu essen! Immerhin können bei einem solchen Spiel ca. 1700 bis 1800 kcal. verbrannt werden. War die Nährungszufuhr **am Vortag** ähnlich schlecht, kann sich dies in einem Fußballspiel v. a. in der zweiten Hälfte »rächen«, die Laufarbeit müsste extrem eingeschränkt werden. Nahrungskarenz, also nichts essen, kann auch zu Magenproblemen führen. Ein weiterer Ernährungsfehler ist darin zu sehen, dass der **Fettanteil zu hoch** ist, wodurch die Magenpassage erschwert wird. Fettes Essen liegt nun mal – wie der Volksmund schon sagt – schwer im Magen. Unter Umständen kann der Magen noch mit der Verdauung beschäftigt sein, während der Sportler im Spiel z. B. hinter dem Ball hersprintet. Ebenso problematisch kann es sein, wenn man zu den ca. 10–15 Prozent der Bevölkerung gehört, die extreme Schwierigkeiten haben, **Eiweiß** zu verdauen. Durch simplen Versuch – Irrtum kann man feststellen, ob man zu dieser Spezies gehört. Dann wären am Wettkampftag zumindest vor dem Wettkampf/Spiel die Milchprodukte zum Frühstück bzw. Mittagessen eher zu meiden. Bei den Kohlenhydraten kann es mit den **unverdaulichen Ballaststoffen** zu Verdauungsproblemen kommen. Mit Blähungen kann man keine optimalen sportlichen Leistungen erzielen. Dies hängt damit zusammen, dass nicht alle Menschen die Ballaststoffe gleich gut verdauen. Die Verträglichkeit bzw. Bekömmlichkeit der Speisen ist ein sehr wichtiger Punkt. Nicht umsonst sagt der Volksmund: **Höre auf deinen Magen!** Diese Probleme kann man umgehen, wenn man die Lebensmittel, welche dies verursachen, einfach meidet. Wer Milch und Milchprodukte nicht verträgt, dem kann man sie in der Ernährungsberatung nicht pauschal empfehlen. Auf diesen Punkt sollte man in der Ernährungsberatung von Sportspielmannschaften immer wieder hinweisen. Nicht jeder Mensch mag zum Beispiel Obst und Gemüse. Folglich muss man auch hier bei der Nahrungsempfehlung differenziert vorgehen. Die individuelle Verträglichkeit bzw. Bekömmlichkeit von Speisen darf nie außer Acht gelassen werden.

> Die individuelle Verträglichkeit von Speisen bzw. Getränken ist ein wichtiger Faktor in der Sporternährung!

Was von dem einen gut vertragen wird, kann beim anderen zu Problemen führen. Gerade am Wettkampftag bzw. Spieltag auf sogenannte »gute Tipps« von guten Freunden zu hören, kann sich entsprechend negativ auf die Leistung auswirken. Im Getränkebereich soll noch einmal vor der guten Apfelsaftschorle gewarnt werden. Dazu ein Beispiel aus der Praxis: Vor zwei Jahren versuchte ein deutscher Nachwuchsathlet den ehemaligen Olympiasieger *Dieter Baumann* auf der Halbmarathonstrecke beim *Tübinger Nikolauslauf* zu besiegen. Daraus wurde leider nichts und am nächsten Morgen war in großen Lettern in der Überschrift der Lokalpresse zu lesen: **»Das Apfelsaftschorle war schuld!«**. Der Herausforderer hatte vor dem Lauf einen halben Liter davon getrunken. Im Zusammenhang mit der Magenverträglichkeit muss die Magenverweildauer gesehen werden. Liegen die Speisen z. B. zu lange im Magen, so entzieht der Verdauungsvorgang dem Körper Energie und leitet zudem das eigentlich in den Muskeln benötigte Blut den Verdauungsorganen zu. Ein weiteres Negativum ist, dass während der sportlichen Belastung die Verdauung reduziert ist, wodurch nicht verdaute Speisen die Leistungsfähigkeit durch eine verlängerte Magenverweildauer beeinträchtigen können.

Hier ein Beispiel aus dem Profifußball, wie diese Erkenntnisse in die Praxis umgesetzt werden können: Der Coach des englischen Premier-League Clubs *Arsenal London*, der Franzose *Arsène Wenger*, möchte z. B. nicht, dass seine Spieler am Spieltag zum Mittagessen ihre Spaghetti »al dente« serviert bekommen, da er es für die Leistung abträglich hält, wenn der Organismus der Spieler während des Spiels noch mit der Verdauung beschäftigt ist.

Ein Steak, welches »medium« oder »englisch« zubereitet worden ist, liegt ca. 7–9 Stunden im Magen, bevor es in den Darm gelangt, auch wenn es noch so »lecker« schmeckt. Aus diesem Grunde sollte man zumindest am Spieltag beim Mittagessen auf den Verzehr von gebratenem oder gegrilltem Fleisch/Fisch verzichten.

Vor geraumer Zeit erzählte mir ein Handballbundesligaspieler (1. Bundesliga), dass er mit drei seiner Mannschaftskollegen zum Mittagessen in ein griechisches Restaurant gehen wollte. Ich riet ihm davon ab, da ca. 4 Stunden später Training angesetzt war. Er bestellte sich gegrilltes Fleisch mit Pommes frites. Am Training konnten er und seine Kollegen danach nicht teilnehmen. **Sie hatten zu viel und zudem das Falsche gegessen.**

Ebenso wichtig wie die Verträglichkeit ist für den Sportler die Magenverweildauer der Speisen.

Häufig kommen Sportler mit dem Wunsch, in unmittelbarer zeitlicher Nähe oder sogar während des Wettkampfes doch bitte das essen und trinken zu dürfen, was ihnen am besten schmeckt. Obwohl der Geschmack einer Speise bzw. eines Getränks ein sehr wichtiger Faktor ist, muss man ganz klar formulieren:

Die physiologischen Aspekte der Ernährung *schlagen* am Spieltag bzw. Wettkampftag die individuellen Bedürfnisse bzw. Wünsche der Sportler.

Die vom Menschen aufgenommene Nahrung stellt eine Mischung verschiedener Energieträger dar. Es sind dies:
* Kohlenhydrate
* Fette
* Eiweiß

Die Nährstoffe müssen im Magen-Darm-Bereich aufgespalten werden, bevor sie in die Blutbahn abgegeben werden können. Der Zweck der Nahrungsaufnahme mit der anschließenden Verdauung ist die Energieproduktion. Die Verdauung beginnt bereits mit der Zerkleinerung der Speisen im Mund. Je »gröber« die Speisen in den Magen gelangen, desto länger wird dafür benötigt, sie aufzuschließen für die Resorption. Die Speicheldrüsen im Mund sondern die Amylase ab, welche den Abbau der Kohlenhydrate katalysiert. Wenn Sie, liebe Leser, ein Stück Brot etwas länger kauen, ist die Wirkung zu schmecken, denn der Brei schmeckt plötzlich süßlich! Pro Tag produziert der Mensch ca. 1–1,5 Liter Speichel, der zu ca. 99 % aus Wasser besteht. Vom Mund gelangt der Speisebrei in den Magen, wo er mit Magensaft durchtränkt wird. Der Magensaft, von dem pro Tag ca. 3 Liter produziert werden, enthält Salzsäure, Schleim sowie das eiweißspaltende Enzym Pepsin. Die Aufgabe der Salzsäure besteht darin, das Eiweiß zu denaturieren, damit es vom Pepsin leichter aufgeschlossen werden kann!

Für den Sportler ist es wichtig zu wissen, dass in unmittelbarer zeitlicher Nähe vor dem Sporttreiben – trotz gegenteiliger Werbung im Fernsehen – keine Milch getrunken werden darf.

Auch in der Halbzeitpause der großen Ballspiele steht die Milch auf dem Index! Die Vollmilch flockt im Magen sofort aus und kann zu Magen-Darm-Problemen – v. a. in Verbindung mit Bewegung – führen. Milch zu trinken macht allenfalls nach einem Krafttraining Sinn.

Koffein und Alkohol wirken stark sekretionsfördernd auf den Magensaft. Ein Espresso, eine Tasse Kaffee oder eine Tasse Schwarztee nach dem Essen sind daher förderlich für die Verdauung. Jedoch nicht am Spieltag (vgl. Kap. 9.5.6). Für den Sportler mag der Hinweis interessant sein, dass fettreiche Speisen die für die Verdauung notwendige Magenbewegung hemmen und dadurch die Verweildauer der Speisen im Magen verlängern. Wer also die Regeneration beschleunigen möchte, sollte nach sportlicher Belastung fettreiche Nahrung besser meiden.

Vom Magen gelangt der Speisebrei in den Dünndarm, der das Hauptorgan für Verdauung und Resorption darstellt. Die Leber und die Bauchspeicheldrüse (Pankreas) geben ihre Verdauungssäfte in den Dünndarmbereich ab. Der Pankreassaft enthält:

1. Amylase, welche Stärke zu Disacchariden spaltet; Maltase, welche Maltose zu Monosacchariden spaltet, sowie die Saccha-

rase, welche Rohrzucker zu Monosacchariden spaltet.
2. Enzyme zur Fettspaltung, welche Triglyzeride zu Monoglyzeriden und freien Fettsäuren spalten.
3. Trypsin, Clymotrypsin und Carboxypeptase, drei Enzyme zur Proteinspaltung.

Für die Fettverdauung ist in der Leber gebildeter Gallensaft wichtig. Die von den zuckerspaltenden Enzymen zerlegten Kohlenhydrate können von hier als Monosaccharide ins Blut fließen. Ebenfalls werden verschiedene Aminosäuren vom Dünndarm ans Blut abgegeben. Die noch verbliebenen ungespaltenen Triglyzeride werden von der Darmlipase verdaut und in den Lymphbahnen abtransportiert. Vom Dünndarm gelangt der Inhalt nun in den Dickdarm, dessen Hauptfunktion die Eindickung des Speisebreis, die Rückresorption des Wassers sowie die Aufnahme von Elektrolyten und Vitaminen ist. Durch weitere peristaltische Bewegungen wird der Stuhl dann über den After ausgeschieden (vgl. *Berg und König* 2003).

Im Darm laufen Verdauung und Resorption gleichzeitig ab. Die Kohlenhydrate werden dabei als Monosaccharide resorbiert und über das Pfortadersystem zur Leber transportiert. Die Eiweiße werden als Aminosäuren resorbiert. Durch körperliche Belastung wird die Resorption zwar nicht eingestellt, jedoch kann es zu erheblichen Behinderungen kommen. Leicht resorbierbare Kohlenhydrate stellen hier während der Belastung die beste Auswahl dar. Voluminöse Speisen belasten den Kreislauf. Daher sollte man ca. 3–4 Stunden vor einem Wettkampf nur leichte Kost zu sich nehmen. Eine Übersicht gibt Abbildung 2.

Verdauungs-sekret \ Nährstoffe	Eiweiß ↓ Aminosäuren	Glykogen (Stärke) ↓ Traubenzucker	Fett ↓ Glyzerin + Freie Fettsäuren
Mundspeichel (ca. 1–1,5 l pro Tag) enthält Enzyme zur Spaltung von Stärke wie z. B. Amylase		Ein Teil der Stärke wird zu Malzzucker abgebaut	
Magensaft (ca. 2,5 l pro Tag) enthält Enzyme zur Spaltung von Eiweißen wie z. B. Pepsine, Salzsäure	Eiweiße werden in größere Spalt-stücke (Peptide) zerlegt		
Gallenflüssigkeit (ca. 0,5 l pro Tag) enthält Stoffe zur Zerteilung (Emulgierung) von Fetten			Größere Fettkugeln werden in kleinste Tröpfchen zerteilt
Bauchspeichel (ca. 0,7 l pro Tag) enthält Enzyme zur Spaltung von Peptiden (z. B. Trypsin), Kohlenhydraten und Fetten	Peptide werden in kleinere Spalt-stücke und Amino-säuren zerlegt	Stärke wird in Malzzucker und dieser in Traubenzucker gespalten	Vom Fettmolekül werden Fettsäuren abgespalten
Dünndarmsaft (ca. 3 l pro Tag) enthält Enzyme zur Spaltung von Peptiden, Kohlenhydraten und Fetten	Peptidspaltstücke werden zu Amino-säuren abgebaut	Malzzucker wird zu Traubenzucker abgebaut	Ein Teil der Fett-spaltstücke wird in Glyzerin und Fettsäuren zerlegt
Aufnahme und Transport	Blutkapillare	Blutkapillare	Lymphkapillare

Abb. 2: Übersicht über das Verdauungssystem mit vereinfachtem Schema der Verdauung (mod. nach *Berg* 2004)

1.1 Der Einfluss der körperlichen Aktivität auf das Verdauungssystem

Während der sportlichen Belastung wird der Magen-Darm-Bereich durch den Einfluss der Hormone (Adrenalin, Noradrenalin), die Verhinderung des Parasympathicus sowie die Verminderung der Durchblutung in seinen Funktionen eingeschränkt. Die Verdauung sowie die Aufnahme der Nährstoffe in den Organismus werden in Abhängigkeit von der Intensität und Dauer der Belastung beeinflusst (vgl. *Dickhut* 2002).

> Somit ist es wichtig, dass die körperlichen Energiespeicher sowie die Mineralstoffe, Spurenelemente und Vitamine vor der sportlichen Belastung bereits optimal aufgefüllt sind, da dies während der Belastung nur begrenzt möglich ist.

Es ist folglich nicht nur auf die Ernährung am Spieltag/Wettkampftag zu achten, sondern insbesondere auf eine dauerhafte sportartgerechte Ernährung.

Für die optimale Situation am Spieltag bzw. Wettkampftag und die Erholung des Sportlers sind somit drei Tage von besonderer Wichtigkeit:

- der Tag vor dem Wettkampf bzw. Spiel
- der Wettkampftag bzw. Spieltag selbst
- der Tag nach dem Wettkampf/Spiel

Nach *Dickhut* (2002) kann auch eine voluminöse und schwer verdauliche Nahrung zur Verhinderung der Leistung führen, wenn dadurch die Verdauungsvorgänge übermäßig aktiviert und verlängert werden. Wichtig sind demnach:

- keine zu voluminöse Mahlzeit
- keine schwer verdauliche Mahlzeit

Eine leicht verdauliche Kost und isotonische bis hypotonische Getränke können aber auch bei mittlerer oder höherer Intensität aufgenommen werden. **Grundsätzlich ist die Resorptionsrate der Nährstoffe in Ruhe höher als unter körperlicher Belastung**. Die Leber als größter Einzelspeicher für Glykogen im menschlichen Körper reagiert auf chronisch erhöhte Anforderungen durch körperliche Belastung mit Vergrößerung bzw. Hypertrophie, weshalb man von einer »Sportlerleber« spricht. Nach Beendigung der Sportkarriere bildet sich diese wieder zurück.

2   Sport und Ernährung

Es gilt heute als unbestritten, dass die Ernährung die Leistungsfähigkeit, die Belastbarkeit sowie die Gesundheit von Sportlern direkt beeinflusst. Nun verhält es sich aber so, dass Sportler nicht gleich Sportler ist. Die Ernährung eines Profis im Basketball hat sehr wenig mit derjenigen eines 60-Jährigen zu tun, der einmal in der Woche Seniorengymnastik betreibt. Es gibt unterschiedliche Zugangsweisen zu dem Thema der Ernährung. Zum Beispiel hat der Freizeit-, Breiten- und Gesundheitssport spezifische Schwerpunkte. Bei der Vorbeugung der Herz-Kreislauf-Erkrankungen spielt die Ernährung eine wichtige Rolle.

Manche Breiten- oder Freizeitsportler, die sich gezielt auf Wettkämpfe vorbereiten, trainieren entsprechend viel, zum Teil profiähnlich. Diese haben den Wunsch, dass die Ernährung möglichst leistungsfördernd bzw. leistungsunterstützend ist. Es gibt aber auch Freizeit-Breitensportler, welche keinerlei Wettkämpfe bestreiten und sich dennoch für die sportgerechte Ernährung interessieren. Von dem klassischen Freizeitsportler kann man also nicht sprechen. In diesem Bereich findet man auch viele Menschen, welche Sport treiben, um z. B. ihr Gewicht zu reduzieren. Dies ist aber ohne gleichzeitige Kontrolle der Kost ein nicht unkompliziertes Unterfangen. Die Medien tragen ihren Teil zum Diätstress dieser Menschen bei. Die Bedingungen, unter denen der Sport betrieben wird, sowie die persönliche Einstellung der Sportler zum Thema Ernährung sind entscheidend.

Wichtig ist zu verstehen, dass Essen nicht mit Ernährung gleichgesetzt werden sollte. Während die Ernährung dazu dient, den Organismus durch die Aufnahme von Nahrungsmitteln mit Nährstoffen für den Anabolismus und Katabolismus zu versorgen, hat Essen etwas mit Genuss und Geschmack zu tun, mit sozialem Kontakt, wie etwa beim Essen mit Partnern oder im Freundeskreis. Essen hat auch etwas mit Kultur und Tradition zu tun, man denke dabei nur einmal an die Weihnachtsgans.

Von einem betreuenden Trainer oder Übungsleiter wird Beratungskompetenz erwartet. Im Bereich des Leistungs- und Hochleistungs-

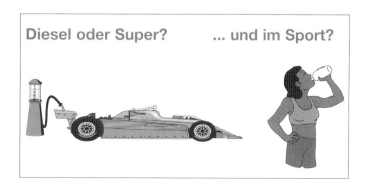

Abb. 3: Der richtige »Treibstoff«

sports muss die Ernährung ein Thema sein. *Worm* (1991) erkennt bei den Sportlern / Athleten generell folgende Probleme im Zusammenhang mit ihrer Ernährung:

* zu wenig Kohlenhydrate, zu viel Fett
* zu viel Junkfood, Fast Food
* keine Trainings- bzw. Wettkampfnahrung
* falsche Trainings- bzw. Wettkampfnahrung
* mangelnde Regeneration nach hohen Belastungen
* zu viel Alkohol nach dem Sport

Die Tatsache, dass Sportler ganz allgemein gesehen zu wenig Kohlenhydrate und zu viel Fett essen, überrascht, denn es bestehen keine Zweifel, dass die Versorgung des Muskels mit kohlenhydratreicher und fettarmer Kost optimiert wird. Eine ungleich wichtigere Bedeutung kommt der Ernährung im Leistungssport zu. Der ehemalige irische Fußballkapitän des englischen Spitzenklubs Manchester United, *Roy Keane*, beschreibt in seiner Biografie (*Keane* 2002), dass selbst noch Mitte der 1990er Jahre Kebab sein Hauptnahrungsmittel war. Hinzu kam, dass sowohl er als auch der Großteil der Mannschaft nach dem samstäglichen Spiel bis mittwochs reichlich dem Alkohol zusprachen und man sich lediglich 2 Tage vor dem nächsten Spiel diesbezüglich (einigermaßen) enthaltsam zeigte. Sein Pech oder Glück (!?) war, dass sein Coach, *Sir Alex Ferguson*, seinen Spielern das persönliche Recht absprach, mit Alkohol das zu tun, was sie zu tun gedachten, und vehement gegen diese Unsitte vorging (*Ferguson* 2000). *Ferguson* gelang es, seinen Mannschaftskapitän und die übrigen Spieler davon zu überzeugen, dass zu einem professionellen Verhalten eines Fußballers auch die richtige Einstellung zu einer sportgerechten Ernährung gehört. Genauso wichtig war die Ernährung für den Coach von Arsenal London, den

Franzosen *Arsène Wenger* (2005), über den der ehemalige englische Nationalspieler *David Seaman* berichtet, wie wichtig für ihn die optimale Ernährung seiner Spieler war. *Wenger* verbot es sogar seinen Spielern, über die Ernährungsprinzipien etwas nach außen zu tragen. Er wollte nicht, dass andere Vereine erfahren, warum seine Spieler auch nach 80 Minuten noch Vollgas geben konnten. Auch von deutschen Fußballprofis ist bekannt, dass sie nicht immer den Verlockungen der Fast-Food-Restaurants widerstehen können. Die sogenannte »grüne Sporttasche (= Bierkasten)« ist leider nach dem Training oder Meisterschaftsspiel in vielen Umkleidekabinen oder Mannschaftsbussen ein fester Einrichtungsbestandteil.

Häufig kann man auch bei professionellen Sportlern folgende, menschlichen Bedürfnissen durchaus entsprechende Verhaltensweise feststellen, die dem klassischen Reiz-Reaktionsschema entspricht:

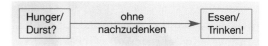

Grundsätzlich sollte sich ein professioneller Sportler mehr und mehr folgende Denk- und Verhaltensweise angewöhnen:

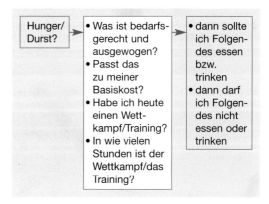

Diese Verhaltenswiese muss dem leistungssportlich orientierten Athleten beigebracht werden. Sportler mit höherem Ernährungswissen weisen ein physiologisch günstigeres Ernährungsverhalten auf. Es ist Aufgabe der Trainer dafür zu sorgen, dass die Sportler sich diese Denkweise zu eigen machen und sie automatisieren.

Klar ist auch: Je gezielter die Ernährung im Sport eingesetzt wird, desto schneller und besser verläuft die Regeneration. Fast Food oder Junkfood (»Müllfraß«) können bei Sportlern (und nicht nur bei diesen!) zu folgenden Problemen führen:

- zu wenig Kohlenhydrate
- zu viel (ungünstige)Fette
- zu wenig Mineralien und Vitamine
- zu wenig Ballaststoffc

Damit gefährden Sportler nicht nur die optimale Funktion ihrer Muskulatur sowie die Regeneration, sondern auch ihre Gesundheit. In Verbindung mit Softdrinks (z. B. Cola-artige Getränke), welche häufig in Kombination mit dieser Kost angeboten und konsumiert werden, verschlechtert sich vor allem die für die Muskelfunktion wichtige Mineralstoffbilanz noch mehr. Tabelle 1 zeigt die Folgen eines latenten Nährstoffmangels auf.

Daraus folgt für Sportler die Forderung:

Junkfood und Fast Food sind für Sportler vollkommen ungeeignet und sollten unbedingt gemieden werden!

Im Hinblick auf die Anforderungen an die Ernährung unterscheiden sich die Sportarten und Disziplinen zum Teil ganz erheblich. Was haben Gewichtheber, Tischtennisspieler und Triathleten gemeinsam im Hinblick auf die Ernährung? Jede einzelne Sportart oder Disziplin stellt spezifische Anforderungen an die Ernährung. Dazu kommt noch, dass der **Beitrag der Ernährung zum sportlichen Erfolg** von Sportart zu Sportart unterschiedlich hoch ist. Im Straßenradrennsport ist er wesentlich höher einzuschätzen als z. B. im Basketball. Ist die Ernährung deshalb im Basketball unwichtig? Die Play-offs der deutschen Basketball Liga 2004 fanden in Bamberg in einer Halle vor 5.000 Zuschauern und bei ca. 40° Celsius Umgebungstemperatur statt. Gerade im Basketball existiert dic Problematik, dass die Spieler amerikanischer Herkunft gerne Fast-Food-Restaurants aufsuchen. Den Spielern dies gänzlich zu verbieten mag zwar ernährungsphysiologisch ratsam sein, geht aber in der Praxis an der

Welche Ursachen/Defizite können bei latentem Nährstoffmangel vorliegen?	
Symptome	**Mögliche Ursachen/Defizite**
Hungerast	Kohlenhydratmangel
Konzentrationsschwäche	Wasser-, Kohlenhydrat-, Magnesium-, Eisen-, Vitamin-B-Mangel
Sehstörungen	Vitamin-A-Mangel
Atemnot	Eisenmangel
Muskelkrämpfe	Magnesiummangel
allgemeine Müdigkeit	Eisenmangel, insgesamt mangelhafte Ernährung, mangelhafte Regeneration

Tab. 1: Ursachen und Defizite bei latentem Nährstoffmangel

Realität vorbei. Das Ziel muss hier z. B. sein, dass die Häufigkeit reduziert wird, von (fiktiven) sechs auf maximal zwei bis drei Besuche pro Woche. Prinzipiell gilt natürlich: je weniger, umso besser! Psychologisch gesehen werden kleine Schritte auf dem Weg dorthin besser angenommen. Häufig kann man selbst bei Profis Folgendes feststellen:

> Trainieren (wollen) wie die Weltmeister, sich aber wie Kreisligisten ernähren!

Es ist einleuchtend, dass dies nicht zusammenpasst. Die überwiegende Zeit verbringen die Sportler beim Training. Die Wettkämpfe unterscheiden sich dabei vom Training recht deutlich im Hinblick auf den Belastungsumfang. Dies lenkt die Aufmerksamkeit auf die Trainings- und Wettkampfernährung sowie die **Regeneration**. Im Judo oder Ringen gibt es **Gewichtsklassen**. Die Wettkämpfer müssen unbedingt ein bestimmtes Gewicht einhalten. Dabei kann man nicht nur für die eigene körperliche Leistungsfähigkeit, sondern auch für seine Gesundheit gravierende Fehler begehen. Hinzu kommen Sportarten wie Skispringen, Geräteturnen oder Rhythmische Sportgymnastik, wo Fehlernährung und Unterernährung eine große Rolle spielen. Jede Sportart oder Disziplin verfügt über ein mehr oder weniger stark ausgefeiltes *Regelwerk*, welches z. B. im Wettkampf Nahrungsaufnahme nur zu bestimmten Zeitpunkten gestattet, keinerlei Beschränkungen vorsieht oder sogar gänzlich verbietet.

Seit jeher sind leistungsfördernde Mittel jeglicher Art Begleiter des Sports gewesen. Schon im antiken Griechenland nahmen die Athleten alle erdenklichen Mittel zu sich, von denen sie glaubten, dass sie ihrer Leistung zuträglich seien. Heutzutage unterschei-

det man grob gesagt Substanzen, die legal von Athleten als Substitution zugeführt werden dürfen, von Mitteln, welche illegal zugeführt werden und unter den Begriff des *Dopings* fallen. Die Problematik besteht u. a. darin, dass der Übergang von der Substitution (= legale Supplementierung) zum Doping keine klare Trennungslinie darstellt, sondern sich zu einem Graubereich entwickelt hat.

Im breiten- und leistungssportlichen Bereich sind auch Kinder und Jugendliche aktiv. Es sind *Heranwachsende*, deren Körper die Nahrung noch für wichtigere Zwecke benötigt als für den Sport. Bei den Kindern und Jugendlichen spielt sich zurzeit Dramatisches ab. Die Kinder werden immer dicker und treiben immer weniger Sport. Zivilisationskrankheiten sind bei einer solchen Verhaltensweise vorprogrammiert. Gerade hier kann der Sport in Verbindung mit einer sinnvollen Diät wertvolle Beiträge zur Gesundheit der Heranwachsenden leisten.

Abbildung 4 veranschaulicht die verschiedenen Faktoren, welche man bei einer Ernährungsberatung berücksichtigen sollte.

2.1   Resümee

Die Anforderungen an die Ernährung im Sport sind sehr unterschiedlich, da es *den Sport* nicht gibt. Die **Ernährung muss spezifisch** sein, d. h., es muss so genau wie möglich auf die jeweiligen Anforderungen der Sportart oder Disziplin eingegangen werden. Es macht weiterhin einen Unterschied, wie häufig, mit welcher Intensität und Intention trainiert wird. Es gilt demnach zwischen Breiten-, Freizeit- sowie Leistungssportlern zu differenzieren. Weiterhin muss Berücksichtigung finden, ob cs sich um Heranwachsende oder erwachsene Sportler handelt.

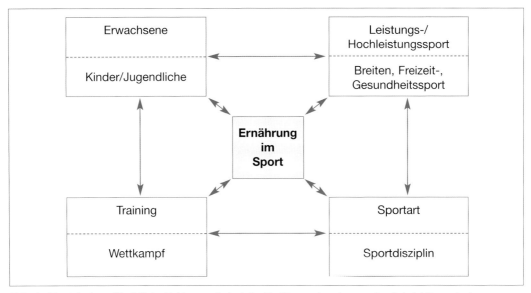

Abb. 4: Vereinfachtes Modell der Faktoren, die bei der Ernährungsberatung zu berücksichtigen sind

2.2 Basisempfehlungen zur Ernährung

Ein zentrales Merkmal des Lebens ist die ständige Aufnahme und Abgabe von Stoffen, der sogenannte Stoffwechsel. Die Summe aller Vorgänge, durch die dem Organismus zur Aufrechterhaltung der Lebensvorgänge erforderliche Substanzen von außen zugeführt werden, nennt man Ernährung (vgl. *Weineck*, 2004b). Die Basis für die Ernährung stellt die Nahrung dar. Der Mensch kann sie in fester oder in flüssiger Form aufnehmen.

Abbildung 5 gibt eine Übersicht über die Nahrungsmittel. Als Nahrungsmittel werden alle pflanzlichen und tierischen Produkte bezeichnet, die zum Aufbau und zur Erhaltung des menschlichen Körpers sowie zur Energiebereitstellung beitragen.

Die Nährstoffe, die der Mensch neben dem Wasser zum Erhalt sämtlicher Körperfunktionen benötigt, kann man in energieliefernde und nicht energieliefernde unterteilen (siehe Tab. 2).

Tabelle 2 enthält bereits für den Sportler wichtige Aussagen bzw. Informationen. Unter anderem kann man erkennen, dass Vitamine oder Elektrolyte keine energieliefernden Substanzen darstellen. Für den Sportler stellen die Kohlenhydrate und Fette die zentralen Energielieferanten dar. Der Mensch muss seinen Nährstoffbedarf decken, damit die Konzentration des Nährstoffs ein Niveau erreicht, das genügt, um alle Körperfunktionen sicherzustellen. Dabei ist der Nährstoffbedarf von Mensch zu Mensch unterschiedlich. Er wird neben gewissen täglichen Schwankungen von Faktoren wie Alter, Geschlecht, Gesundheitszustand, Ernährungsstatus, Hormonstatus, Arbeitsschweregrad, Klima oder auch der Art einer sportlichen Betätigung beeinflusst. Den Nährstoffbedarf eines einzelnen Menschen zu einer bestimmten Zeit kann man nur mit größerem experimentellem Aufwand bestimmen. Den-

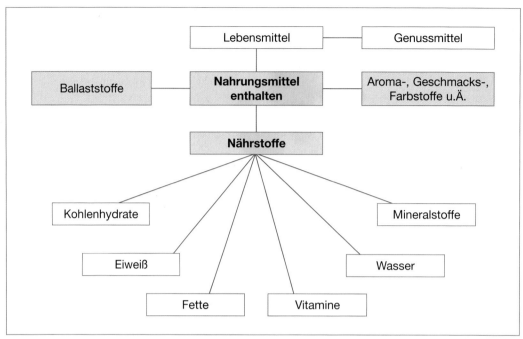

Abb. 5: Einordnung und Zusammensetzung der Nahrungsmittel (nach *Weineck* 2004b)

Energieliefernde Nährstoffe		
Kohlenhydrate	Energiegehalt: 4 kcal/g	Traubenzucker/Fruchtzucker (= Einfachzucker), Haushaltszucker (= Zweifachzucker), Mehrfachzucker (= Maltodextrine, Stärke, Glykogen)
Fette	Energiegehalt: 9 kcal/g	Neutralfette (aus Fettsäuren und Glycerol) und Cholesterin
Proteine	Energiegehalt: 4 kcal/g	Stütz-, Gerüst- und Blutproteine (aus Aminosäuren)
Alkohol	Energiegehalt: 7 kcal/g	v.a. Ethanol
Ballaststoffe	Energiegehalt: 2 kcal/g	v.a. unverdauliche Mehrfachzucker und Nicht-Kohlenhydrat-Nahrungsfasern
Nicht energieliefernde Nährstoffe		
Vitamine		fettlösliche (A, D, E, K) und wasserlösliche Vitamine (C- und B-Komplex)
Elektrolyte		Natrium, Kalium, Chlorid, Calcium, Phosphat, Magnesium, Sulfat
Spurenelemente		Eisen, Jod, Fluorid, Zink, Selen, Kupfer, Mangan, Chrom, Nickel etc.
Ultraspurenelemente		Aluminium, Silicium, Thallium etc.

Tab. 2: Zusammensetzung der Nahrung und Energiegehalt der Makronährstoffe (nach *Schek* 2005)

noch ist der Sportler daran interessiert zu wissen, ob seine Nährstoffzufuhr ausreicht, um ihn vor gesundheitlichen Beeinträchtigungen zu schützen. Zu diesem Zwecke hat zum Beispiel die DGE (Deutsche Gesellschaft für Ernährung) Zufuhrempfehlungen für bestimmte homogene Personengruppen erarbeitet. Sporttreibende werden dabei zwar auch berücksichtigt, von einer homogenen Gruppe kann dabei aber keinesfalls gesprochen werden.

Möchte ein Sportler genau wissen, ob seine Nährstoffzufuhr auch tatsächlich seinen Anforderungen entspricht, so muss er ein **Ernährungsprotokoll** erstellen. *Schek* (2005) empfiehlt dazu die Notierung der (auch außer Haus) über den ganzen Tag verteilt verzehrten Lebensmittelmengen in haushaltsüblichen Maßen über einen Zeitraum von bis zu sieben aufeinanderfolgenden Tagen. Dabei ist darauf zu achten, dass die Auswertung durch Ernährungsfachleute erfolgt. Die hierdurch gewonnenen Daten bilden die Grundlage für die Berechnung der Nährstoffdichten in dieser als üblich zu bezeichnenden Kost. In der Regel führt die Selbstbeobachtung des eigenen Essverhaltens zu einer bewussteren Ernährung. Gleichzeitig muss man nicht über theoretische Probleme der Ernährung im Sport sprechen. Hier kann der Trainer, Sportmediziner oder Sportler durch den Vergleich der Referenzwerte mit den Ergebnissen des Ernährungsprotokolls wichtige Hinweise auf die Versorgung einer Person mit Nährstoffen erhalten. Der Weg über das Ernährungsprotokoll ist eine praktikable Methode der Erkenntnisgewinnung. Die Ernährungsberatung kann danach in Einzelgesprächen oder in der Gruppe erfolgen. In Abbildung 6 ist ein Muster für ein Ernährungsprotokoll wiedergegeben.

Der hier abgebildete Bogen wäre für viele ambitionierte Sportler eine einfache Möglichkeit, sich bewusster und gezielter mit der Thematik zu beschäftigen. Sehr wenige Sportler wissen beispielsweise, wie viel Gewicht sie durch das Training verlieren. Der Hauptgewichtsverlust im Training ist Flüssigkeitsverlust. Nur 13 % des Gewichtsverlustes durch Schwitzen sind tatsächlicher Substratverlust.

Was man nach dem Training zu wenig auf die Waage bringt, hat man theoretisch zu wenig getrunken.

Sinnvoll ist in diesem Zusammenhang auch die Überprüfung des Gewichtsverlustes im Wettkampf. Dazu benötigt man lediglich eine Waage.

2.3 Untersuchungen zum Ernährungsverhalten von Sportlern

Die sogenannte tatsächliche Zufuhr an Hauptnährstoffen ist bislang nur in wenig Studien untersucht worden. Bei holländischen Leistungssportlerinnen und -sportlern aus unterschiedlichen Sportarten und Disziplinen (*Schek* 2005) wurde festgestellt, dass in den Spielsportarten die Männer zu viel Alkohol konsumieren, dass im Bodybuilding Männer und Frauen zu viel Eiweiße zu sich nehmen und dass in allen Sportarten außer dem Langstreckenlauf der Frauen zu wenig Kohlenhydrate und zu viel Fett verzehrt werden. Eine Kontrollgruppe von fünf Tour-de-France-Radfahrern zeigte demgegenüber eine optimale Nährstoffrelation. Dies könnte u. a. dadurch erklärt werden, dass sich Tour-de-France-Fahrer intensiver mit dem Thema der Ernährung auseinandersetzen, als dies z. B. Sportler in Spielsportarten tun. Für die Rad-

Tagesernährungsprotokoll		
Name:	Datum:	Körpergewicht vor Training: ....
BMI:	Körpergewicht vor Frühstück:	Körpergewicht nach Training: ....
Mahlzeit	**Lebensmittel** (Getränke nicht vergessen! Möglichst genaue Angaben, z.B. Fettangabe bei Milchprodukten, Brotsorte, z.B. Vollkornbrot)	**Menge** (z.B. Stück, Scheibe, Tasse, Glas, Portion, kleiner/großer Löffel, Teelöffel, Liter, Milliliter, Gramm etc.)
Frühstück		
2. Frühstück		
Mittagessen		
Zwischendurch am Nachmittag		
Abendessen		
Spätimbiss		
Sonstiges wie Nährstoffpräparate, Eiweiß, Vitamintabletten, Mineralstoffe, mit Produktnamen		
Anmerkungen, Hinweise:		

Abb. 6: Musterbogen für ein einfaches Ernährungsprotokoll (mod. nach *Geiss und Hamm* 2000)

fahrer ist die Ernährung ein immens wichtiger Faktor und entsprechend professionell ist ihre Einstellung. Die Frage ist, warum Spielsportler nicht ebenfalls mehr auf eine optimale Ernährung achten. Nicht viel besser sah es in derselben Studie bei den Mikronährstoffen (= Vitamine, Elektrolyte, Spurenelemente) aus. Es wurde festgestellt, dass vor allem Kraftsportlerinnen und Kraftsportler 80 % der empfohlenen Nährstoffzufuhr für die Vitamine A, C und B_6 nicht erreichen. Im Ausdauerbereich der Frauen gilt dasselbe für Eisen. Nimmt man zu diesen Ergebnissen noch die Übersichtsarbeiten hinzu, wo auch Vitamin E, Magnesium, Calcium und Zink zu den kritischen Mikronährstoffen zählen, so vermittelt dies insgesamt nicht den Eindruck, dass erwachsene Spitzensportler besonders gut über Ernährung Bescheid wissen.

Eine bei insgesamt 81 jugendlichen D-Kader-Mitgliedern im Tischtennis durchgeführte Fragebogenaktion zu den Getränken im Sport erbrachte u. a. folgende Erkenntnisse: Weniger als die Hälfte der Kinder und Jugendlichen wurde von ihren Trainern aufgeklärt. Von den 81 Spielern und Spielerinnen hatten immerhin schon 67 einmal ein Sportgetränk konsumiert, lediglich 19 hatten sich zuvor jedoch über Sinn und Zweck informiert. Die überwiegende Anzahl der Jugendlichen informierte sich über Fernsehen und andere Medien über Sportgetränke (*Roßkopf* 2001).
Die International Table Tennis Federation (ITTF) führte 1999 bei Spitzenspielern verschiedener Nationen im Tischtennis eine Fragebogenaktion durch. Dehydratation (= Abnahme der Körperflüssigkeit) während eines Turniers hielten fast 25 % der Befragten für kein Problem. Ob man zu einem Turnier mit einem ausgeglichenen Flüssigkeitshaushalt antreten sollte, hielten fast 30 % für unerheblich. Bei erstaunlich vielen Fragen mussten

die Spielerinnen und Spieler die Kategorie »Ich bin mir nicht sicher« ankreuzen, was nicht für gut informierte und aufgeklärte Sportler spricht (*Friedrich* 1999).
Osterkamp-Baerens und *Pogan* (2003) untersuchten die 7-Tage-Ernährungsprotokolle ausgewählter Bundeskadermannschaften aus den Sportarten Radsport, Schwimmen, Biathlon, Volleyball und Trampolin. »Insgesamt bleibt festzuhalten, dass 64 bis 100 % der Athleten in den untersuchten Gruppen bei mindestens einem der drei Nährstoffparameter Kohlenhydrat-, Eiweiß- und Wasseraufnahme nicht den empfohlenen Zufuhrbereich erreichten, und die Ernährung daher als nicht sportgerecht einzustufen ist.« Die Ergebnisse zeigten deutlich, dass sich diese Bundeskaderathleten grundsätzlich nicht sportgerecht ernähren, was nicht nur auf D-/C- und C-Kader-Athleten, sondern auch auf A-Kader-Athleten zutrifft. Die Autorinnen schlussfolgern aus ihrer Untersuchung, dass eine nachhaltige und trainingsbegleitende Ernährungsberatung im Leistungssport genauso organisiert werden muss wie das Training selbst. Eine zentrales Fazit lautet daher: »Damit nehmen auch hier die Trainer eine wichtige Funktion ein.«
Eine weitere interessante Untersuchung legten *Osterkamp-Baerens* und *Schrey* (2003) vor, in der sie das 7-Tage-Ernährungsprotokoll der Damen-Hockey-Nationalmannschaft der Frauen während des Trainings mit dem 3-Tage-Ernährungsprotokoll während eines wichtigen Turniers, in diesem Falle die Champions-Trophy, verglichen. Die Ernährung war während des Turniers unzureichend. Verantwortlich ist nach Ansicht der Autoren die ungünstige Verpflegungssituation am Wettkampfort. Hier lautet eine der Forderungen, dass wirksame Ernährungsstrategien für die Turnier- bzw. Wettkampfphasen zu erarbeiten und umzusetzen sind, auch

wenn die Situation vor Ort nicht den Erwartungen entspricht.

Faude et al. (2005) führten eine Ernährungsanalyse bei 23 Kaderathleten aus den Sportarten Rudern, Leichtathletik, Triathlon und Schwimmen während der Vorbereitungsphase auf die Olympischen Spiele in Athen 2004 durch. Als Ergebnis konnte festgestellt werden, dass sich die meisten Sportlerinnen und Sportler sportgerecht ernährt hatten, wenngleich im Einzelfall z. T. deutlich zu niedrige Werte hinsichtlich der Mikro- und Makronährstoffe gefunden wurden.

Die Sporternährung ist eine langfristig anzulegende Maßnahme, die trainingsbegleitend eingesetzt werden muss. Kurzfristig und einmalig angewendet kann sie keine optimale Wirkung zeigen. *Worm* (1991) beschreibt für Sportler dabei folgende Probleme:

- ungenügende Ernährungsumstellung, zu kurz, zu selten
- Ernährungsumstellung zu radikal
- mangelnde Motivation
- mangelndes Wissen
- mangelnde Akzeptanz

Insbesondere der Zusammenhang von Wissen und Motivation ist für den Trainer aufschlussreich. Wenn der Sportler nicht über den Beitrag der Ernährung zur Leistungsfähigkeit bzw. Regeneration Bescheid weiß, wird er auch nicht motiviert sein, sich mit diesem Gebiet intensiver zu beschäftigen bzw. irgendwelche Anstrengungen unternehmen, an seinen Gewohnheiten etwas zu ändern. Gleiches gilt natürlich auch für Trainer und Übungsleiter.

Ein wichtiger Punkt scheint in diesem Zusammenhang die Information bzw. das Wissen des Sportlers und Trainers über die Ernährung zu sein. Hier kann eine **Ernährungsberatung** sehr hilfreich sein. *Lember-*

ger et al. (1999) untersuchten bei 20 leistungssportlich orientierten Jugendlichen den Effekt einer Ernährungsberatung. Sie fanden dabei deutliche Verbesserungen des individuellen Ernährungsverhaltens. Die Autoren schlussfolgern, dass eine ausführliche Ernährungsberatung im Rahmen sportmedizinischer Untersuchungen zu den empfohlenen Veränderungen des Ernährungsverhaltens führt. Auch sogenannte Nahrungsergänzungsmittel werden bereits von jugendlichen Sportlern im Leistungssport in größerem Umfang eingenommen. *Striegel* et al. (2005) befragten dazu 430 Athleten im Alter zwischen 12 und 19 Jahren zum Konsum von Nahrungsergänzungsmitteln. Die Autoren fordern, dass die jugendlichen Leistungssportler verstärkt auf die Problematik der mit Steroiden kontaminierten Produkte hingewiesen werden sollten. Zu den ähnlichen Ergebnissen kamen *Offer* et al. (2005), sodass man formulieren kann:

Für jugendliche Sportler im Leistungssportbereich ist eine Aufklärung zu den Themen Ernährung und Nahrungsergänzung unbedingt notwendig. Insbesondere Trainer und Eltern sind in diese Aufklärung mit einzubeziehen.

2.3.1   Resümee

Betrachtet man die vorliegenden Analysen, was das Wissen über die Ernährung und das Ernährungsverhalten von leistungsorientierten Sportlern betrifft, so kommt man zu dem Ergebnis, dass es hier noch viel zu optimieren gilt. Die ersten Basisinformationen sollten schon vom Vereinstrainer gegeben werden, mit dem der Nachwuchs die meiste Zeit zusammen verbringt. Dies ist unabhängig davon zu sehen, ob die Kinder Leistungssport oder Breitensport betreiben. Die Problematik des Übergewichts ist tendenziell eher bei Kindern und Jugendlichen zu sehen, welche keinen Leistungssport betreiben. Sie »verbrennen« brutto einfach weniger Energie. Präzisere Informationen bzw. Aufklärung sollte spätestens in den Landeskadern erfolgen. Dazu müssen die Landestrainer entsprechend ausgebildet bzw. geschult werden. Auf Bundesebene sollte das Wissen über die Ernährung bei den Trainern Pflicht sein. Die Trainer müssen in der Lage sein, die Bedeutung der Ernährung in ihrer eigenen Sportart korrekt einschätzen zu können. Zumindest sollten sie wissen, wer die Athleten weiter beraten kann. Sportmedizinische Untersuchungsstellen bzw. die Olympiastützpunkte können hier wichtige Anlaufstellen sein.

2.4   Basisernährung von Sportlern im Alltag

Die Basisernährung von Sportlern unterscheidet sich im Grunde genommen nicht grundsätzlich von der nicht sporttreibender Menschen. Die tägliche Ernährung sollte von der Nährstoffzusammensetzung *ausgewogen* und auch *abwechslungsreich* im Hinblick auf die Auswahl der Lebensmittel sein (vgl. *Schek* 2005).
Der Sportler sollte grundsätzlich mehrere Portionen über den Tag verteilt essen, wobei vor allem die kleinen Snacks zwischen den Hauptmahlzeiten obstbetont sein sollten. Wenn möglich sollten Sportler »frische« Nahrungsmittel bevorzugen.

Der Sportler, dessen Werkzeuge in der Küche primär Schere und Dosenöffner sind, ernährt sich falsch!

Vor allem für Profis ist es z. B. nicht ratsam, nach dem abendlichen Training in einer späten Mahlzeit große Portionen zu essen, da dies u. U. mit Einschlafproblemen sowie einer Beeinträchtigung der Schlaftiefe verbunden ist, wodurch auch die Ausscheidung des Wachstumshormons unterdrückt wird. Dieses Hormon spielt eine zentrale Rolle bei den Phänomenen der Superkompensation der Kohlenhydratvorräte und der Regeneration.

Um eine Orientierung zu erhalten, welche Nahrungsmittel in welcher Quantität verzehrt werden sollten, gibt es zur besseren Veranschaulichung z. B. die sogenannte **Ernährungspyramide**. Sie ist in 6 Bereiche unterteilt, welche von unten nach oben die abnehmende Menge (= Portionen) der täglich aufzunehmenden Nahrungsmittel dokumentiert (Abb. 7).
Die Deutsche Gesellschaft für Ernährung (DGE) hat **10 Regeln für eine vollwertige Ernährung** veröffentlicht. Diese Regeln gelten für viele Freizeit- und Breitensportler, dienen aber auch ambitionierten Sportlern als entsprechende Basishinweise.

1. vielseitig essen
2. mehrmals am Tag Getreideprodukte
3. »five a day« – aus dem Bereich Obst und Gemüse
4. täglich Milch und Milchprodukte, einmal in der Woche Fisch, wenig Fleisch oder Wurst, Eier in Maßen
5. wenig Fett und fettreiche Lebensmittel
6. Zucker und Salz in Maßen
7. reichlich Flüssigkeit, mindestens 1,5 Liter pro Tag
8. schmackhaft und schonend zubereiten
9. sich Zeit nehmen, das Essen genießen
10. auf das Wunschgewicht achten, in Bewegung bleiben

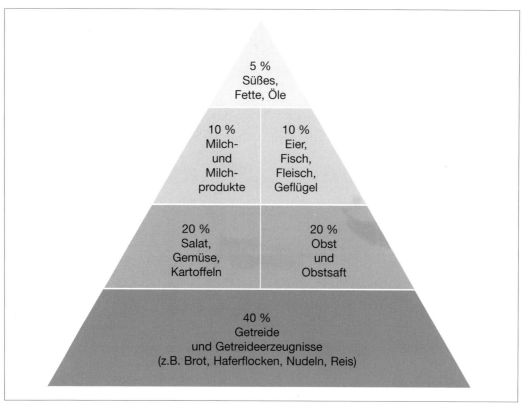

Abb. 7: Ernährungspyramide (nach *Schek* 2005)

Es ist bekannt, dass Traubenzucker (oder auch Dextrose) sehr schnell ins Blut übergeht. Damit steht diese Zuckerform dem Sportler optimal schnell zur Verfügung. Andere Zuckerformen benötigen mehr Zeit, um ins Blut zu gelangen. Bei der Unterscheidung zwischen den einzelnen Lebensmitteln kann der glykämische Index hilfreich sein.

Der **glykämische Index (GI)** gibt an, wie stark ein kohlenhydratreiches Lebensmittel den Blutzuckerspiegel über den Normwert ansteigen lässt. Der Anstieg, der durch die Glukose (= Traubenzucker) bedingt wird, wird gleich 100 gesetzt. Demnach bedeutet ein GI von 50, dass der Anstieg des Blutzuckers durch dieses Lebensmittel nur die Hälfte des Anstieges durch Glukose ausmacht. Der glykämische Index drückt vereinfacht gesagt aus, wie schnell der Zucker aus dem Lebensmittel ins Blut übergeht und damit den Blutzuckerspiegel beeinflusst.

Tabelle 3 gibt eine Übersicht über Nahrungsmittelgruppen mit unterschiedlichem glykämischen Index.

Für den Sportler ist es wichtig, über den GI Bescheid zu wissen, um situationsangemessen beim **Carboloading** oder der regenerationsfördernden kohlenhydratbetonten Ernährung auf die richtigen Lebensmittel zurückgreifen zu können. Ebenso ist er wichtig für die gezielte Nahrungsmittelauswahl am Wettkampftag.

Eine interessante Alternative – nicht nur für Sportler – stellt die »**mediterrane**« **Ernährungspyramide** dar (Abb. 8)

Nahrungsmittelgruppe	Nahrungsmittel
Kohlenhydrathaltige Lebensmittel mit hohem glykämischem Index	
Getreide	Weißbrot, Vollkornbrot, Knäckebrot, Haferbrei
Frühstücksflocken	Cornflakes, Müsli
Kekse	Vollweizenkekse
Gemüse	Mais, Kartoffeln (gekocht), Karotten
Obst	Bananen, Rosinen
Zucker	Glukose, Maltose, Honig, Saccharose, Sirup
Getränke	6%ige Saccharose-Lösung, 7,5%ige Maltodextrin-Lösung
Kohlenhydrathaltige Lebensmittel mit mittlerem glykämischem Index	
Getreide	Spaghetti, Makkaroni, Vollkornspaghetti, Parboiled-Reis
Frühstücksflocken	Haferflocken, Weizen-Nuggets
Kekse	Haferkekse, Biskuitkuchen
Obst	Weintrauben, Orangen (auch Saft)
Kohlenhydrathaltige Lebensmittel mit niedrigem glykämischem Index	
Obst	Äpfel (auch Saft), Kirschen, Pfirsiche, Pflaumen, Birnen
Gemüse	grüne Bohnen, rote Linsen
Zucker	Fructose
Milchprodukte	Eiscreme, Vollmilch, Magermilch, Naturjoghurt (mager)
Suppen	Tomatensuppe

Tab. 3: Kohlenhydrathaltige Lebensmittel aus verschiedenen Lebensmittelgruppen und unterschiedlichem glykämischen Index

Die »mediterrane« (das heißt aus dem Mittelmeerraum stammende) Kost ist in den letzten Jahren im Zusammenhang mit den Herzerkrankungen in den Blickpunkt des Interesses gerückt.

Die Portionsgrößen gelten für vorwiegend sitzende Menschen, was bedeutet, dass Sportler entsprechend mehr Portionen verzehren müssten. In dieser Diät haben Obst, Salat und Gemüse dieselbe Priorität wie Getreideprodukte und Kartoffeln, welche möglichst nicht in der »belgischen Form« gegessen werden sollten. Diese Ernährungsbasis gewährt in der Regel einen ausreichenden Schutz mit sogenannten »Antioxidanzien« (Infarktprophylaxe) sowie Mineralstoffen, Ballaststoffen und sekundären Pflanzenstoffen. Ballaststoffreiche Ernährung senkt das Krebsrisiko. Raps-, Oliven- und Walnussöl werden wegen ihres hohen Gehalts an Omega-3- und Monoenfettsäuren explizit erwähnt. Zum Alkohol sei angemerkt, dass man damit verantwortungsvoll umgehen sollte. Es soll an dieser Stelle nicht dem Alkoholkonsum das Wort geredet werden! Im Zusammenhang mit dem Konsum von Rotwein

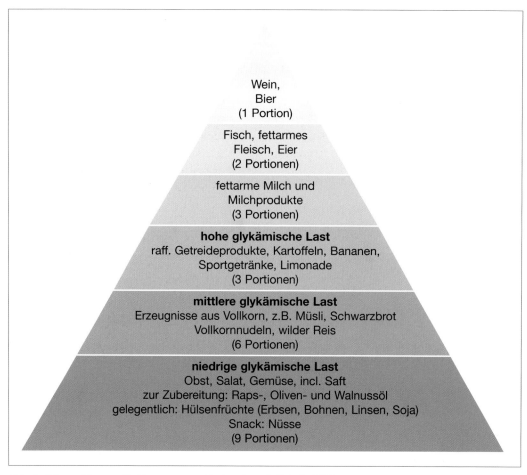

Abb. 8: Die mediterrane Ernährungspyramide (mod. nach *Schek*, 2005)

sei auf das »French Phenomenon« verwiesen, wonach dem täglichen Gläschen Rotwein ein Herzschutzfaktor zukommt. Diese antioxidative Funktion ist auf die Tannine, den Gerbstoff im Rotwein, zurückzuführen, welchen insbesondere die in Eichenfässern ausgebauten Weine aufweisen. Nüsse weisen einen hohen Gehalt an einfach ungesättigten Fettsäuren auf und stellen damit einen Schutz vor arteriosklerotischen Veränderungen im Versorgungssystem des Herzens dar (vgl. *Schek* 2005).

Die wichtigste Neuerung für die Sportpraxis an der mediterranen Ernährungspyramide ge-

genüber der traditionellen Ernährungspyramide (Abb. 7) ist die geringere Gewichtung des Getreides. An ihre Stelle treten Obst, Gemüse, Hülsenfrüchte und hochwertige Öle.

Eine weitere Besonderheit der mediterranen Ernährungspyramide ist die Verwendung des Begriffs der sogenannten *glykämischen Last*. Dies erklärt sich daraus, dass kohlenhydratreiche Kost für Sportler nach wie vor essenziell ist, als Dauerernährung für Nichtaktive und Nichtsportler aber immer mehr in Frage gestellt wird. Weißbrot und Karotten haben beide einen glykämischen Index (GI) von 70. Da sich der glykämische Index auf 50

Gramm Kohlenhydrate bezieht, entspricht dies rund 1,5 kg Karotten, aber nur 100 Gramm Weißbrot! Anders ausgedrückt bedeutet dies, dass Möhren in üblicher Portionsgröße nur wenig Kohlenhydrate liefern, somit ihr glykämischer Index nicht ins Gewicht fällt. Karotten sind viel kohlenhydrat- und kalorienärmer als Weißbrot. Die glykämische Last eines Lebensmittels errechnet sich nach folgender Formel:

$$\frac{\text{Kohlenhydrate der Portion in Gramm} \times \text{glykämischer Index}}{100}$$

Der Sportler kann sich einerseits als Basisernährung entweder für die eine oder andere Ernährungspyramide entscheiden. Denkbar ist aber auch problemlos eine Mischung beider Ernährungspyramiden im Sinne einer *abwechslungsreichen Kost*.

In Zeiten hohen und intensiven Trainings (Trainingslager oder Wettkampfvorbereitung) spricht nach wie vor nichts gegen das altbewährte **Carboloading**, die gezielte intensive Aufnahme von Kohlenhydraten.

2.5 Energiebereitstellungsbedingte Anforderungen an die Ernährung

Der arbeitende Muskel ist permanent auf die Produktion und Nachlieferung von Energie angewiesen. Der Stoff, um den es dabei geht, ist das **ATP**, das **A**denosin-**T**ri-**P**hosphat. Der menschliche Organismus hat dazu mehrere Möglichkeiten, dem Muskel das ATP zu Verfügung zu stellen.

In sehr kleiner Menge sind in der Muskelzelle selbst ATP und Kreatinphosphat, die sogenannten »energiereichen Phosphate«, gespei-

chert. Dieser Speicher ist sehr klein und liefert nur für wenige Sekunden hochintensiver Belastung Energie. Die Resynthese ist nach ca. 3 bis 5 Minuten zu 100 % abgeschlossen. Ist der ATP- und Kreatinphosphatspeicher entleert, schaltet der menschliche Organismus auf die Verbrennung von Kohlenhydraten unter Laktatbildung um. Die Kohlenhydrate stellen hier nicht direkt einen limitierenden Faktor dar. Glykogenmangel äußert sich immer in einer verminderten Laktatbildung bei einer Belastung. Diese Form der Energiebereitstellung ermöglicht hochintensive Belastungen zwischen 40 und 60 Sekunden Dauer.

Eine längerfristige, zeitgebundene Energiebereitstellung zur Resynthese von ATP läuft über die Verbrennung von Kohlenhydraten und Fetten, mit Einschränkungen auch Eiweiß, unter Verwendung von Sauerstoff ab (Abb. 10). Diese Nährstoffe werden mit der Nahrung in den Körper aufgenommen und in den Speichern deponiert. Der Vorrat an Fetten, als Energielieferant betrachtet, ist fast unbegrenzt. Mit den Kohlenhydraten – Zucker, Stärke und Glukose – sieht es jedoch anders aus (vgl. *Janssen* 2003). Sie werden in der Leber und in den Muskelfasern in Form von Glykogen gespeichert. Die Speichermenge kann dabei stark variieren. In der Leber

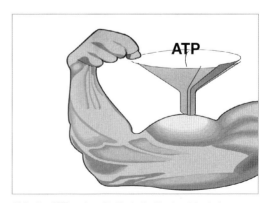

Abb. 9: ATP – der »Treibstoff« für den Muskel

sind ca. 100 Gramm Glykogen gespeichert, womit die Leber das größte einzelne Speicherorgan darstellt. In der Muskulatur sind beim Untrainierten ca. 300 Gramm Glykogen, beim Trainierten die zwei- bis dreifache Menge, also bis zu 800–900 Gramm gespeichert. Der gesamte Kohlenhydratspeicher beträgt zwischen 8.000 kJ (2.000 kcal) und 12.000 kJ (3.000 kcal). Ein normaler, mittlerer Kohlenhydratspeicher liefert für ca. 90 Minuten Energie beim Marathonlauf.

Das bei Weitem größte Energiedepot stellen jedoch die Fette dar. Der Mann hat im Mittel einen Körperfettanteil zwischen 10 und 20 %, die Frau im Mittel 10 % mehr, also zwischen 20 und 30 %.

Gut trainierte Ausdauerathleten haben einen mittleren Fettanteil von etwa 10 %. Extrem tiefe Werte liegen zwischen 4 und 6 %. Dabei kann der ideale Anteil von Sportart zu Sportart enorm variieren, wobei jeder Sportler einen eigenen idealen prozentualen Fettanteil aufweist. Für *Janssen* (2003) ist der Körperfettanteil ein wichtiger Konditionsindikator.

Der Fettvorrat würde bei einem Ausdauerlauf rein theoretisch erst nach ca. 120 Stunden aufgebraucht sein. Abb. 11 zeigt die Energievorräte im menschlichen Körper.

Zur Verbrennung von Fetten benötigt der Organismus ca. 16 % mehr Sauerstoff, während aus Kohlenhydraten mehr ATP pro Zeiteinheit gewonnen werden kann. Für hochintensive Belastungen sind daher die Kohlenhydrate so etwas wie »Superbenzin«, während die Fette mehr mit dem »Diesel« zu vergleichen wären. Sind die Kohlenhydrate aufgebraucht, nimmt die Fettverbrennung zu. Dann muss jedoch die Belastungsintensität reduziert werden.

Tabelle 4 zeigt Eigenschaften unterschiedlicher Substrate auf.

Wie aus der Tabelle zu entnehmen ist, unterscheiden sich die Substrate im Hinblick auf ihre Umsetzung, Verfügbarkeit sowie die Geschwindigkeit ihrer Energieproduktion. Man benötigt die energiereichen Phosphate z. B. im Sprintbereich, die Fähigkeit Laktat zu

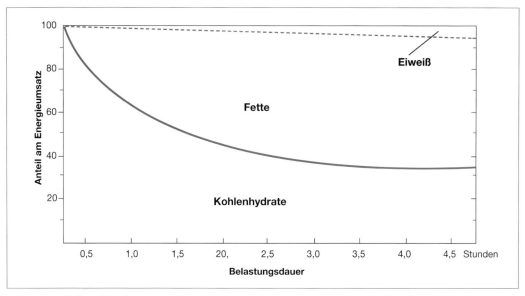

Abb. 10: Anteilige Energiebereitstellung in Abhängigkeit von der Belastungsdauer (nach *Geiss und Hamm* 2000)

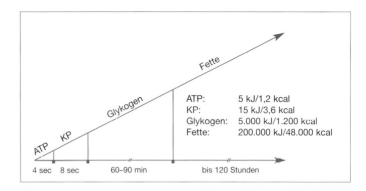

Abb. 11: Die Energievorräte im menschlichen Körper

produzieren und zu tolerieren z. B. beim 400-m-Lauf sowie die aerobe Energiebereitstellung z. B. beim 3.000-, 5.000-, oder 10.000-m-Lauf. Bei den Spielsportarten ist dies nicht so einfach. Hier liegen in der Regel Mischverhältnisse der unterschiedlichen energieliefernden Systeme vor.

2.5.1 Verbrennung von Kohlenhydraten, Fetten und Eiweißen

In der Energiebereitstellung liefern die Kohlenhydrate, Fette und Eiweiße unterschiedlich viel Energie (Tab. 5).

Nach Tabelle 5 scheint das Fett der ökonomischste Brennstoff zu sein. Bei genauerem Hinsehen erkennt man jedoch, dass die drei Substrate unterschiedliche Mengen an Sauerstoff benötigen. **Fette benötigen 16 % mehr Sauerstoff zur Energiebereitstellung als Kohlenhydrate.** Bei niedriger Belastungsintensität greift der Organismus auf die Fette zurück, bei höherer Belastungsintensität auf die Kohlenhydrate. Eiweiße spielen eher eine untergeordnete Rolle und müssen biochemisch erst einen langen Prozess durchlaufen, bis aus ihnen Energie gewonnen werden kann.

Substrat	Umsetzung	Verfügbarkeit	Geschwindigkeit der Energieproduktion
Kreatinphosphat	anaerob-alaktazid	sehr begrenzt	sehr schnell
Glykogen oder Glukose	anaerob-laktazid	begrenzt	schnell
Glukose oder Glykogen	aerob	begrenzt	langsam
Fettsäuren	aerob	(fast) unbegrenzt	träge

Tab. 4: Substrate des menschlichen Organismus und ihre Eigenschaften im Hinblick auf die Energiebereitstellung

Substrat	Energiemenge pro Gramm	Energie pro 1 l Sauerstoff
Kohlenhydrate	17,2 kJ	21,3 kJ = 6,34 ATP
Fette	36,6 kJ	18,8 kJ = 5,70 ATP
Eiweiß	17,2 kJ	19,7 kJ = 5,94 ATP

Tab. 5: Unterschiedliche Energiebeträge der verschiedenen Hauptnährstoffe (mod. nach *Janssen* 2003)

Der Grundumsatz in Abhängigkeit vom Körpergewicht

Der Grundumsatz des Menschen berechnet sich folgendermaßen:
8 Stunden Schlaf haben einen Verbrauch von ca. 1 Kalorie pro kg Körpergewicht pro Stunde (kcal/kg/Std.). Hinzu kommen 16 Stunden leichtere Arbeit (Büro, Geschäft, ...), normale Haushaltstätigkeiten mit einem Verbrauch von ca. 1,5 kcal/kg/Stunde.

Für eine 70 kg schwere Person ergibt sich folgende Berechnung des **Grundumsatzes**:

Kal.-Verbr. i. Schlaf:	70 x 8 x 1	=	560 kcal
Kal.-Verbr. b. d. Arbeit:	70 x 16 x 1,5	=	1.680 kcal
Grundumsatz		=	2.240 kcal

In Tabelle 6 ist der Basisenergieverbrauch in 24 Stunden dargestellt.

Der **Gesamtenergieverbrauch** ist die Summe aus Grundumsatz und Sportenergiebedarf (Leistungsumsatz). Dabei ist zu berücksichtigen, dass der Sportenergiebedarf sich von Sportart zu Sportart stark unterscheidet.

Gesamtenergieverbrauch
= Grundumsatz + Sportenergiebedarf

Der Sportenergiebedarf bei verschiedenen Sportarten bzw. Disziplinen und Intensitäten kann aus dem Sportenergiemesser in Abbildung 12 abgelesen werden.

Rechenbeispiele für den Energieverbrauch während sportlicher Aktivität

1. Beispiel: Tischtennis, Basketball, Volleyball, Tennis
- 1,5 Std. Dauer
- 70 kg schwere Person

Im Sportenergiemesser (Abb. 12) kann man ablesen, dass pro Stunde ca. 8 kcal/kg verbraucht werden. Von diesem Wert muss der Basisenergieverbrauch (= 1,5 kcal/Stunde) abgezogen werden:
8 – 1,5 = 6,5 kcal/Stunde.

Die Sportler (70 kg) in diesen Sportarten verbrauchen:
70 x 1,5 x 6,5 = 682,5 kcal
Der Basisenergiebedarf beträgt 2.240 kcal.
Der Gesamtenergiebedarf beträgt demnach:
682,5 + 2.240 = 2.922,5 kcal

2. Beispiel: Handball, Fußball, Judo, Hockey
- 1,5 Std. Dauer
- 80 kg schwere Person
Sportenergiebedarf: 15 kcal/kg abzüglich Basisenergieverbrauch = 13,5 kcal/kg.

Die Sportler (80 kg) in diesen Sportarten verbrauchen:
80 x 1,5 x 13,5 = 1.620 kcal
Der Basisenergiebedarf einer 80 kg schweren Person beträgt 2.560 kcal. Der Gesamtenergiebedarf beträgt demnach:
2.560 + 1.620 = 4.180 kcal

Körpergewicht in kg	50	55	60	65	70	75	80	85	90	95	100
Basisenergieverbrauch in 24 Std. in kcal	1.600	1.760	1.920	2.080	2.240	2.400	2.560	2.720	2.880	3.040	3.200

Tab. 6: Grundumsatz pro kg Körpergewicht in 24 Stunden in Kalorien (kcal)

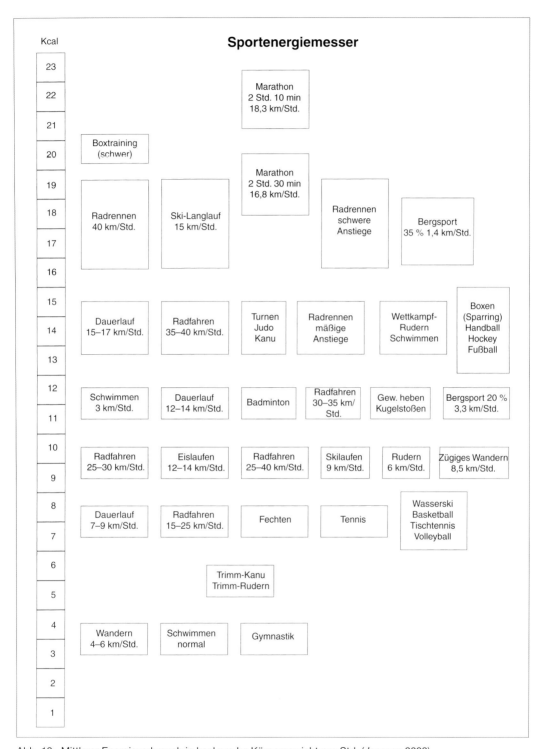

Abb. 12: Mittlerer Energieverbrauch in kcal pro kg Körpergewicht pro Std. (*Janssen* 2003)

Solange sich Energiezufuhr und Energiebedarf die Waage halten, hält der Sportler sein Gewicht. Führt er mehr zu, als er verbraucht, nimmt er zu, umgekehrt nimmt er ab. Die Abbildung zeigt jedoch nur die quantitative Seite der Ernährung. Der qualitative Aspekt darf dabei nicht vernachlässigt bzw. vergessen werden.

Dass der sporttreibende Mensch der Ernährung vermehrt Aufmerksamkeit schenken muss, liegt darin begründet, dass Ernährungsfehler zum einen Gesundheitsrisiken darstellen und zum anderen die Leistungsfähigkeit stark beeinflussen können. Dabei sollte man differenzieren zwischen Trainings- und Wettkampfernährung. Die Bedeutung der Ernährung variiert zudem von Sportart zu Sportart sehr stark. Wie gezeigt werden konnte, wissen selbst Profis nur ungenügend über die Ernährung Bescheid. Das Ziel einer langfristigen Ernährungsstrategie für Sportler muss eine ausgewogene, bedarfsangepasste Ernährung sein, welche die Leistung und die Belastbarkeit positiv beeinflusst sowie die Gesundheit fördert und den Nährstoffbedarf für das individuelle Sporttreiben adäquat abdeckt.

Berücksichtigt werden muss, dass selbst eine noch so gute Ernährung ein optimales Training nicht ersetzen kann!

2.5.2 Sporternährung, *der* Fitmacher für alle?

Die in diesem Buch dargestellten Ernährungsvorschläge gelten primär für Sportler. Man muss Nichtsportler vor der sogenannten »Kohlenhydratfalle« warnen (vgl. *Worm* 2000). Ein hoher Kohlenhydratanteil führt zu einem höheren Blutzuckerspiegel und dies ist normalerweise mit einem hohen Risiko verbunden, an einem Herz-Kreislauf-Leiden zu erkranken. Ein körperlich inaktiver Mensch hat in völliger Ruhe einen Kohlenhydratbedarf von nur 100 Gramm pro Tag, da lediglich das Gehirn auf die Versorgung mit Kohlenhydraten angewiesen ist. Viele körperlich inaktive Menschen begehen den Fehler, Fette extrem zu vermeiden und sich stark kohlenhydratbetont zu ernähren. Den Gang zum Bäcker oder Metzger sowie leichte Gartenarbeit kann man nicht problemlos mit gesundheitlich wirksamen physiologischen Belastungen im Sport vergleichen. Dazu ist zum Teil wesentlich mehr notwendig, wie die Übersichtsarbeit von *Paffenbarger* (1991) bewiesen hat.

Die Prinzipien der Sporternährung gelten nicht für körperlich inaktive Menschen!

Nach *van Dam* (2003) liegt bei der deutschen Bevölkerung der Kohlenhydratkonsum weit unter den gewünschten 55–60 %. Im Jahr 2000 waren es nur 43 Energieprozent. Hinzu kommt noch, dass sehr viele Mono- und Disaccharide aufgenommen werden, also einfache Zuckerformen. Er empfiehlt: Täglich 4–5 Stück Obst, die Kohlenhydrate aus ca. 230 g Gemüse und regelmäßiger Verzehr von Getreideprodukten (Brot, Müsli, Pasta, Reis, etc.) aus dem vollen Getreidekorn optimieren den Kohlenhydratverbrauch. Vorteil dieser Kostform ist, dass auf diese Art und Weise gleichzeitig der Fettkonsum reduziert wird.
Für Menschen, die keinen Sport treiben, kann man folgende Empfehlung aussprechen: Sie sollten insgesamt mehr Obst und Gemüse essen, hochwertiges fettarmes Eiweiß zuführen (Fleisch, Geflügel, Fisch, Eier, Milchprodukte und Soja), genügend mehrfach ungesättigte Fettsäuren aufnehmen (Oliven- oder Raps-

öl), den Anteil an Omega-3-Fettsäuren erhöhen (Meeresfisch, Leinsamen, Walnüsse) den Verbrauch an Omega-6-Fettsäuren dagegen verringern (Sonnenblumen-, Distel-, Mais- und Weizenkeimöl) und Kohlenhydrate vor allem aus Obst, Gemüsen, Vollkornprodukten und Hülsenfrüchten beziehen sowie moderat Alkohol (z. B. Rotwein zum Essen) trinken.

2.6   Energiebereitstellung

Wenn der Mensch Sport treibt, erfährt der Organismus die größte Steigerung seines Energiebedarfs. Grund dafür ist die Muskelkontraktion, die für bestimmte Prozesse auf Energie angewiesen ist. Der Energielieferant für die Muskelarbeit ist ATP (**A**denosin-**T**ri-**P**hosphat). Um die Muskelkontraktion aufrecht zu erhalten, ist permanente Produktion von ATP unerlässlich.

Die Resynthese des ATP wird durch schrittweise Oxidation der Nährstoffe

*   Kohlenhydrate (z. B. Glukose)
*   Fette (insbesondere Fettsäuren)
    und – zum geringeren Teil –
*   Proteine (Aminosäuren)
    gewonnen.

Bei der biologischen Oxidation entstehen aus den energiereichen Nährstoffen energiearme Verbindungen wie Harnstoff, CO_2 und H_2O. Beim Sport steigt der Energiebedarf pro Zeiteinheit z. T. stark an. Diese Steigerung kann je nach Art und Intensität der Belastung erheblich über dem Ruhebedarf liegen. Bei einem maximalen 100-m-Sprint kann die Zunahme des Energiebedarfs pro Zeiteinheit z. B. mehr als das 100-Fache betragen.

Im Folgenden soll nun ein relativ kurzer Abriss über die grundlegenden energieliefernden Prozesse gegeben werden. Für intensive-

re Studien sei auf entsprechende Fachliteratur verwiesen.

2.7   Arten der Energiebereitstellung

Grundsätzlich verfügt der menschliche Organismus über zwei Möglichkeiten der Energiebereitstellung:

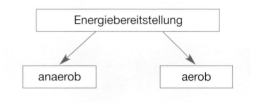

2.7.1   Anaerobe Energiebereitstellung

Die anaerobe Energiebereitstellung untergliedert sich in die anaerob-alaktazide und die anaerob-laktazide.

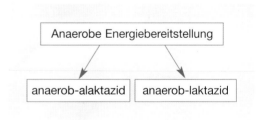

Bei der anaerob-alaktaziden Energiebereitstellung greift der Skelettmuskel auf zwei Energiespeicher (Phosphagene) zurück:

1. den kleineren ATP-Speicher, der die Reaktionen, die Energie benötigen, direkt beliefert (= Direktenergie)
2. den größeren KP-(Kreatinphosphat)-Speicher, welcher den ATP-Speicher wieder auffüllt.

Die ATP-Menge ist sehr gering und reicht für ca. 3–4 maximale Muskelkontraktionen, was bei maximaler Intensität einer Arbeitsdauer von ca. 1–2 Sekunden entspricht. Das ATP muss folglich ständig resynthetisiert werden. Dazu stehen drei Wege zur Verfügung:

1. aus KP = anaerob alaktazide Resynthese
2. über die anaerobe Oxidation = anaerob laktazide Resynthese
3. über die aerobe Oxidation = aerobe Resynthese

Die anaeroben Resynthesewege laufen ohne Anwesenheit von Sauerstoff ab. Für die aerobe Resynthese wird Sauerstoff benötigt, der über die Atmung und dem Blutkreislauf in die Muskelzellen transportiert wird. Bei der anaerob-laktaziden Energiebereitstellung entsteht als Endprodukt Laktat (Milchsäure).

Das KP ist im Muskel in ca. 3- bis 4-mal höherer Konzentration als das ATP vorhanden. Die Energiemenge reicht aus, um über ca. 5–6 Sekunden maximale Muskelkontraktionen auszuführen. In Addition ermöglichen beide Speicher ca. 6–8 Sekunden maximale Arbeitsdauer (vgl. *de Marées* 2003). Da intensive Belastungen im Sport häufig über einen wesentlich längeren Zeitraum erbracht werden, müssen in der Muskelzelle Reaktionen ablaufen, welche die Energie zum Wiederauffüllen der energiereichen Phospate ATP und KP liefern. Beim 100-m-Sprint, welcher klassischerweise immer wieder von Laien als Beispiel für rein anaerob-alactazide Energiebereitstellung angeführt wird, wird auch Laktat produziert, was Messungen eindeutig belegt haben.

Aerobe Oxidation

Im nachfolgenden Text gilt es zu beachten, dass die Zahlenangaben auf der Grundlage neuerer biochemischer Erkenntnisse nach *de Marées* (2003) dargestellt werden. Diese weichen von »alten« quantitativen Angaben in zahlreichen Lehrbüchern ab.

Die aerobe Oxidation erfolgt ausgehend von der in der Muskelzelle vorliegenden Speicherform des Traubenzuckers, dem Glykogen (= tierische Stärke), in fünf Abbaustufen:

1. Glykogenolyse
2. Glykolyse
3. Bildung von aktivierter Essigsäure
4. Zitronensäurezyklus
5. Atmungskette

Glykogenolyse

Bei der Glykogenabspaltung wird aus dem kettenförmigen Glykogenmolekül das Glukosemolekül unter Phosphatanlagerung abgespalten. Aus nährstoffwissenschaftlicher Sicht ist interessant, dass v. a. die Erhöhung der Kalziumkonzentration zu Beginn der Muskelkonzentration die Glykogenolyse steigert.

Enzyme sind zum überwiegenden Teil hochmolekulare Eiweißverbindungen, die jeweils bestimmte chemische Reaktionen katalysieren (beschleunigen) (*de Marées* 2003). Eine qualitativ gute Eiweißversorgung ist auch diesbezüglich notwendig.

Glykolyse

Insgesamt zehn nacheinander wirksam werdende Enzyme katalysieren in der Glykolyse den schrittweisen Abbau der Glukose (Traubenzucker) zur Brenztraubensäure (Pyruvat).

Diese Reaktion läuft im Sarkoplasma der Muskelzelle ab.

Wenn die Glukose dem Abbau von Glykogen entstammt, wird nur 1 Molekül ATP benötigt, da bei der Abspaltung der Glukose vom Glykogen ausreichend Energie zur Verfügung steht, um der Glukose ein freies Phosphatmolekül anzulagern. Im Gegensatz dazu benötigt der Organismus zum Abbau von in der Zelle befindlicher Glukose pro Molekül Glukose 2 Moleküle ATP. Der nächste Schritt, die Bildung der »aktivierten Essigsäure«, stellt eine Schlüsselreaktion beim oxidativen Abbau der Nährstoffe dar. Nicht nur Glukose, sondern auch die Fettsäuren und Aminosäuren werden über Acetyl-CoA unter Energiegewinn aerob weiterverarbeitet. Wer z. B. einen 10.000-m-Lauf in weniger als 30 min bewältigen möchte, ist auf eine große Bildungsrate von Acetyl-CoA angewiesen.

Zitronensäurezyklus und Atmungskette

Beim Durchlaufen des Zitronensäurezyklus wird das Acetyl-CoA in 8 enzymatisch gesteuerten Schritten abgebaut. Dieser Vorgang findet in den Mitochondrien statt, ebenso wie der nächste Schritt, die Atmungskette, welche auch als Elektronentransportkette bezeichnet wird. Hierzu wird Sauerstoff benötigt.

Energiebilanz der aeroben Oxidation

Tabelle 7 zeigt die ATP-Ausbeute des aeroben Glukoseabbaus.

Wenn die Ausgangssubstanz hingegen Muskelglykogen ist, so ergeben sich pro mol Glukose, welches in der Glykogenolyse vom Glykogen abgespalten wurde, sogar 31 mol ATP. Die Oxidation von Glukose zu CO_2 und H_2O kann je nachdem, welcher Transportmechanismus für Wasserstoff des $NADH^+H^+$, der in die Mitochondrien gebracht werden muss, 30 oder 32 mol ATP liefern.

Abbauschritt	Art der Phosphorylierung	ATP-Bilanz
Glykolyse	Substratkettenphosphorylierung = Bildung von ATP	2
Bildung von Acetyl-CoA		–
Zitratzyklus	Substratkettenphosphorylierung = Bildung von GTP	2
Atmungskette	Atmungskettenphosphorylierung • 2 NADH + 2 H (aus der Glykolyse) > 3 bzw. **5 ATP** • 2 NADH + 2 H (aus der Bildung von Acetyl-CoA > **5 ATP** • 6 NADH + 6 H (aus dem Zitratzyklus) > **15 ATP** • 2 $FADH_2$ (aus dem Zitratzyklus) > **3 ATP**	**26 (28)**
		= 30 (32)

Tab. 7: Gesamtbilanz der aeroben Oxidation (*de Marées* 2003)

Die Einschleusung der Fette in den Zitratzyklus erfolgt über das Acetyl-CoA. In der sogenannten Beta-Oxidation werden von den langen Fettsäurehälften Essigsäure-Moleküle abgespalten. Carnitin hat eine Carrier-Funktion bezüglich des Transports der Fettsäuren in die Mitochondrien. Aus nährstoffwissenschaftlicher Sicht ist der Hinweis angebracht, dass zusätzliche Gaben von Carnitin die Fettverstoffwechselungskapazität in den Mitochondrien nicht erhöhen können.

Auch ein Teil der Aminosäuren wird über den Zitronensäurezyklus in den aeroben Stoffwechsel eingebracht. Tabelle 8 fasst die Charakteristika der aeroben und anaeroben Oxidation zusammen.

2.8 Kohlenhydrate und körperliche Belastung

Die Verwertung von Glykogen als Energiequelle für die Muskelkontraktion ist vom

*   **Trainingszustand**
*   der **Dauer der Belastung**
*   der **Intensität der Belastung** abhängig.

In Ruhe wird die Energiebereitstellung in einem Verhältnis von ca. 90 % Fettsäuren zu 10 % Kohlenhydrate liegen. Lediglich das Zentralnervensystem (Gehirn) und rote Blutkörperchen sind auf Glukose angewiesen.

Bei **mäßig intensivem Sport** dauert es ca. 20 Minuten, bis ein metabolischer Steady State

Aerobe Oxidation	Anaerobe Oxidation
• mit Sauerstoff	• ohne Sauerstoff
• 36 mol ATP/mol Glukose	• 2 mol ATP/mol Glukose
• keine Laktatbildung	• mit Laktatbildung
• findet in den Mitochondrien statt	• findet im Cytoplasma statt
• Energiebereitstellung erfolgt relativ langsam	• Energiebereitstellung erfolgt relativ schnell
• die Energieflussrate ist relativ klein • die im Organismus gespeicherte Gesamtenergiemenge ist relativ groß	• die Energieflussrate ist relativ groß • die im Organismus gespeicherte Gesamtenergiemenge ist relativ klein
	• **anaerob-alaktazid:** über die energiereichen Phosphate ATP und CrP. Resynthese von ATP erfolgt sehr schnell, jedoch ist der Speicher nach wenigen Sekunden leer.
	• **anaerob-laktazid:** schnelle ATP-Resynthese, nach 40-60 Sek. wird der Prozess durch zuviel Laktat gehemmt
• Speicher: Glykogenspeicher des Muskels/der Leber, Fettspeicher des Muskels/der Leber	• Speicher: anaerob-alaktazid: ATP u. CrP-Speicher in der Muskelzelle • anaerob-laktazid: Muskelglykogen

Tab. 8: Die Charakteristika der aeroben und anaeroben Energiebereitstellung

erreicht ist. Das Verhältnis der Energielieferanten Substrate kann dann 50 % Fettsäuren zu 50 % Kohlenhydrate betragen.

Bei **höheren Belastungsintensitäten** beginnt der Organismus immer mehr Kohlenhydrate zu verwenden. In einer solchen Situation kann das Verhältnis der Energiezufuhr 10 % Fettsäuren zu 90 % Kohlenhydrate betragen. Dies liegt darin begründet, dass die maximale Energiemenge, die pro Zeiteinheit von den Kohlenhydraten geliefert werden kann, höher liegt als beim Fett. Außerdem wird zur Fettverstoffwechselung mehr Sauerstoff benötigt. Die **Leber** ist das größte Glykogenspeicherorgan. Nach den Mahlzeiten nimmt das Leberglykogen zu. Zwischen den Mahlzeiten, und ganz besonders **nachts** nimmt es ab, da die Leber permanent Glukose in den Blutkreislauf abgibt, um einen normalen Blutzuckerspiegel zu gewährleisten. Auch während einer körperlichen Belastung gibt die Leber Glukose ab. Das Leberglykogen stellt einen

wichtigen Faktor für die Aufrechterhaltung eines normalen Blutzuckerspiegels während der körperlichen Belastung dar. Ist der Vorrat in der Leber erschöpft, kann man bei einer hohen Belastungsintensität und -dauer in einen hypoglykämischen Zustand (Unterzuckerung – Hypoglykämie) geraten.

Studien von *Brouns* (1993) haben gezeigt, dass Sportler, deren Muskel- und Leberglykogenreserven durch Belastung und/oder eine kohlenhydratarme Diät entleert wurden, nur ca. 50 % ihrer maximalen Leistungskapazität erbringen können. Im umgekehrten Fall können Sportler, deren Kohlenhydratreserven in Leber und Muskulatur durch entsprechende Kohlenhydrat-Diät erhöht wurden, länger intensiv belastet werden.

Die Abbildung 13 gibt einen Überblick über den Weg der Kohlenhydrate im Organismus:

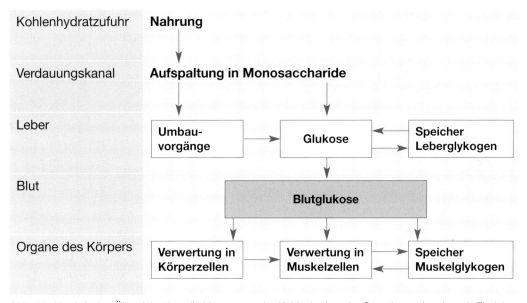

Abb. 13: Vereinfachte Übersicht über die Hauptwege der Kohlenhydrate im Organismus (mod. nach *Findeisen* 1976)

Glykogenentleerung während
körperlicher Belastung

Vier Faktoren entscheiden darüber, mit welcher Geschwindigkeit und in welchem Ausmaß die Kohlenhydratreserven aufgebraucht
werden:

- die Belastungsintensität
- die Dauer der Belastung
- der Trainingszustand
- die Zufuhr von Kohlenhydraten

Bei geringer **Belastungsintensität** werden
die Kohlenhydrat-Reserven langsam erschöpft. Bei einer Intensität von ca. 55 %
VO$_2$max geschieht dies in etwa 4 Stunden
und in weniger als 90 Minuten bei höheren
Intensitäten, wie Intervalltraining oder Tem-
potraining. Die Belastungsintensität beeinflusst zusammen mit der **Belastungsdauer**
den Abbau der Kohlenhydratvorräte. Je geringer die Intensität ist, desto länger halten
die Kohlenhydratvorräte. Umgekehrt sind die
Kohlenhydratvorräte bei höherer Intensität
schneller erschöpft. Dies muss bei Ballsportarten wie Fußball, Hockey, Basketball oder
auch Handball beachtet werden.

Durch Studien weiß man, dass hoch ausdauertrainierte Sportler im Vergleich zu weniger
trainierten Personen vermehrt in der Lage
sind, Fett als Energiequelle zu nutzen und dabei gleichzeitig ihre Kohlenhydratspeicher zu
schonen – insofern ist der **Trainingszustand**
relevant. Dies gilt jedoch nicht für den Wettkampf. Hier existiert kein Unterschied in Bezug auf Fett- bzw. Kohlenhydratumsatz.
Führt man während einer länger andauernden
Belastung Kohlenhydrate z. B. in flüssiger
Form zu, so verbrennt die Muskelzelle zuerst
die Glukose, welche über die Blutbahn ange-
liefert wird, und schont die Muskelglykogenspeicher.

> Kohlenhydratzufuhr bedeutet Muskelgly-
> kogeneinsparung während der Belastung.

2.8.1   Fette und körperliche Belastung

Die Bedeutung des Fettes in der Energiegewinnung hängt von der Belastungsintensität
sowie von der Verfügbarkeit der Kohlenhydrate ab. Bei körperlicher Belastung führen
verschiedene neuronale, metabolische und
hormonelle Stimuli sowohl zu einer erhöhten
Fettutilisation als auch zu einer erhöhten
Fettmobilisierung. Aus dem Fettgewebe werden die in den Muskelzellen vorhandenen
freien Fettsäuren vermehrt oxidiert. Das Absinken der freien Fettsäuren (FFS) im Muskel
stimuliert verstärkt die Aufnahme von FFS
und Noradrenalin. Die für die erhöhte Fettoxidation erforderlichen Schritte sind sehr
zahlreich und komplex, weshalb ein Steady
State der Fettoxidation ca. 20 Minuten Zeit
erfordert. Aus diesem Grund muss jeglicher
Energiemangel in der Anfangsphase einer
Belastung durch Kohlenhydrat-Verwertung
kompensiert werden. Beim Laufen in Wett-
kampftempo stellt Fett allein eine unzurei-
chende Energiequelle dar. Regelmäßiges
Ausdauertraining erhöht die Fähigkeit der
Skelettmuskulatur, Fett als Energiequelle zu
nutzen. Dadurch kann der Kohlenhydratanteil während der Belastung reduziert werden,
was den Zeitpunkt der Ermüdung hinausschieben kann. Die Muskelzellen werden zudem »sensibler« für die Fettverbrennung
(Enzyme). Bei maximaler Belastungsintensität wird die KH-Utilisation jedoch voll beansprucht, sodass die Erhöhung der FFS nicht
automatisch zu einer Verminderung des Mus-
kel- und Lebeglykogenverbrauchs führt.
In der Muskulatur wird Fett in Form von Tri-
glyzeriden als kleine Fetttröpfchen gespei-

chert, welche sich in der Nähe der Mitochondrien befinden. Die Muskeln eines Ausdauertrainierten weisen einen höheren Fettgehalt auf, obwohl der Ausdauertrainierte im Vergleich zum Untrainierten weniger Fettgewebe (Bauch) besitzt.

Im Verhältnis zum Gesamtkörperfett ist der intramuskuläre Fettgehalt sehr klein. Auch die intramuskulären Fettspeicher nehmen im Verlauf einer länger andauernden Belastung ab (*Brouns* 1993).

Die Abbildung 14 zeigt den Weg der Fette im Organismus.

Für Sportler ist folgender Zusammenhang wichtig: Wird drei Tage vor der Belastung eine **fettreiche Diät** durchgeführt, sinkt der Glykogenanteil im Muskel. Ein zu diesen Zwecken durchgeführter Belastungstest musste entsprechend früher, nämlich nach ca. 1 Stunde, abgebrochen werden. **Unter Nor-**

malkost konnte diese Belastung ca. 2 Stunden aufrechterhalten werden, nach **kohlenhydratbetonter Diät** ca. 4 Stunden.

Die Glykogengehalte bei unterschiedlichen Kostformen:

Kostform	Glykogengehalte in der Muskulatur
Normalkost	15–20 g pro kg Muskelfeuchtgewicht
Fettbetonte Kost	5–9 g pro kg Muskelfeuchtgewicht
Kohlenhydratbetonte Kost	**40–50 g pro kg Muskelfeuchtgewicht**

Neben Ausdauersportlern (Radrennsport, Leichtathleten, Skilangläufer) sollten v. a. Spieler der professionellen Ballsportarten (Handball, Fußball, Hockey, Basketball) diese Ergebnisse berücksichtigen.

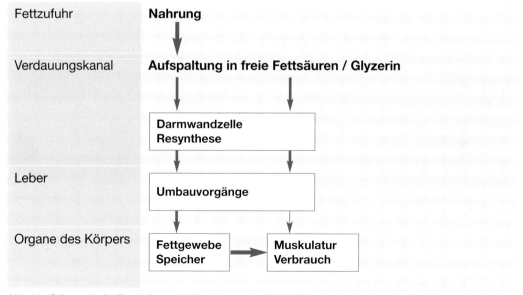

Abb.14: Schematische Darstellung der Hauptwege des Fettstoffwechsels (mod. nach *Findeisen* et al. 1976)

2.8.2   Proteine und körperliche Belastung

Die Zusammensetzung der Plasma-Aminosäuren wird durch körperliche Belastung verändert. *MacLean* et al. (1994) wiesen nach, dass die verzweigtkettigen Aminosäuren (BCAA = **B**ranched **C**hain **A**mino **A**cids) Valin, Leucin und Isoleucin zur Energieproduktion während Körperbelastungen beitragen. In der Folge nehmen die Plasmakonzentrationen ab. Ein Mangel an Kohlenhydraten steigert dramatisch den Bedarf an Proteinen in der Energiebereitstellung, insbesondere den der verzweigtkettigen Aminosäuren Valin, Leucin und Isoleucin. Die Defektierung der KH-Reserven führt zu einer Erhöhung der Aktivität von Enzymkomplexen, die an der Spaltung und Oxidation von BCAA beteiligt sind. Das Schema des Proteinstoffwechsels zeigt die Abbildung 15.

In extremen Ausbelastungssituationen kann Muskelprotein bzw. die Aminosäure als Mittel zur Energieproduktion freigesetzt werden. Weiterhin wird angenommen, dass das Absinken des BCAA-Spiegels im Blut einen wichtigen Faktor der zentralen Ermüdung darstellt. Durch eine Zufuhr von verzweigtkettigen Aminosäuren kurz vor oder während einer Belastung kann z. B. das Verhältnis Tryptophan zu BCAA im normalen Bereich gehalten werden. Dies führt dazu, dass bei täglich trainierenden Ausdauersportlern der tägliche Aminosäurebedarf erhöht ist. Vor allem in der Regeneration benötigt der Organismus Aminosäuren für die Wiederherstellung bestimmter Gewebestrukturen (vgl. *Brouns* 1993).

Nachfolgend eine Übersicht der Nahrungsmittel, welche reich an den unterschiedlichen BCAA sind:

BCAA-reiche Lebensmittel (Valin, Leucin, Isoleucin)	
Parmesan	Hartkäse
Bergkäse	Emmentaler
Chester Käse	Cheddar Käse
Limburger Käse	Tilsiter Käse
Gouda	Edamer
Rinderfilet	Hähnchenschenkel
Kalbfleisch	Putenschnitzel

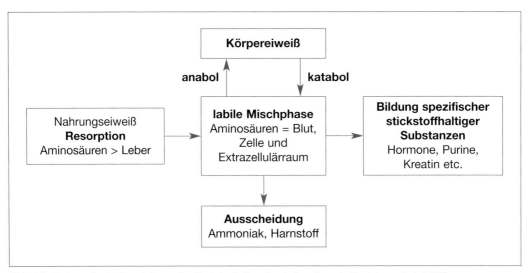

Abb. 15: Schematische Darstellung des Proteinstoffwechsels (mod. nach *Findeisen* et al. 1976)

Insgesamt gesehen kommt Eiweiß als Energiequelle nur zu 2–5 % in Betracht. Bei intensiven Belastungen ist auch eine energetische Beteiligung von Eiweiß von 5–15 % beschrieben worden.

2.9 Verhältnis von Kohlenhydraten und Fetten als Energielieferanten im Sport

Für einen Sprint über ca. 40–50 Meter (entsprechend ca. 20 maximalen Muskelkontraktionen) wird die Energie hauptsächlich den energiereichen Phosphatspeichern (ATP, KP) entnommen. Erst danach wird die benötigte Energie mehr und mehr durch anaerobe und aerobe Oxidation von Kohlenhydraten und Fetten bereitgestellt. Bei Ausdauerbelastungen tritt besonders das Glykogen als energieliefernde Substanz in den Vordergrund. *De Mareés* (2003) geht davon aus, dass die normal gefüllten Glykogendepots bei Ausdauerbelastungen bis zu 30 Minuten keine leistungslimitierende Größe darstellen.

Man kann daraus ableiten, dass eine Nahrungsaufnahme unmittelbar vor einer etwa 30 Minuten dauernden kontinuierlichen Belastung unter energetischen Gesichtspunkten nicht notwendig ist.

Verlängert sich die Dauer der Belastung über 30 Minuten hinaus, so wird es zunehmend wahrscheinlicher, dass die Glykogenmenge nicht mehr ausreicht und somit die Leistungsfähigkeit negativ beeinflussen kann. Eine logische Konsequenz ist, während länger andauernder Belastungen kohlenhydrathaltige Getränke zuzuführen bzw. vor Beginn der Belastung eine möglichst große Menge Glykogen in der Muskulatur zu speichern.

Ausdauerbelastungen, die mit 60–90 % der maximalen Sauerstoffaufnahme zu erbringen sind, können umso länger durchgehalten werden, je höher die Glykogenkonzentration in der beanspruchten Muskulatur ist.

Wichtig erscheint noch folgender Zusammenhang. Die bei Ausdauerbelastungen gezeigte **Arbeitsintensität** (z. B. Laufgeschwindigkeit) ist hauptsächlich von der maximalen Sauerstoffaufnahme und von der Laufkoordination abhängig, weniger jedoch von der Glykogenkonzentration in der Muskulatur.

Die **zeitliche Dauer**, über die z. B. eine hohe Laufgeschwindigkeit respektive eine hohe Arbeitsintensität erbracht werden kann, nimmt mit steigender Glykogenkonzentration im Muskel zu!

Werden kohlenhydratreiche Mahlzeiten **am Tage vor** einem Fußballspiel ausgelassen, so zeigen die Spieler in der zweiten Hälfte ein signifikant geringeres Laufpensum. Die nur halb gefüllten Glykogenspeicher waren bei diesen Spielern auch die Ursache für die eindeutig langsamer erfolgenden Positionswechsel im Spiel.

Analoge Überlegungen gelten auch für Hockeyspieler, Eishockeyspieler, Basketballer sowie Handballer und Tennisspieler.

2.9.1 Fette als Energielieferanten

Während des Sporttreibens steigt die Konzentration von Adrenalin im Blut durch die Freisetzung aus dem Nebennierenmark an, wodurch der Fettabbau angekurbelt wird. Gleichzeitig wird auch die Extraktion der freien Fettsäuren aus dem Blut in die arbeitende Muskulatur erhöht. Dies ist die Voraussetzung für eine zunehmende Energiebereitstellung aus Fettsäuren bei lang dauernden Belastungen.

Das Verhältnis von Kohlenhydraten und Fetten an der Energiebereitstellung wird nach *de Mareés* (2003) beim Sport durch folgende Faktoren bestimmt:

1. Kostzusammensetzung

Zur Energiebereitstellung bei der Muskelarbeit wird der Brennstoff verstärkt herangezogen, der auch in der Nahrung – über die Normalwerte hinaus – mit einem größeren Anteil vertreten ist. Ernährt man sich sehr kohlenhydratreich, werden primär Kohlenhydrate verstoffwechselt, bei fettreicher Kost steigt der Fettanteil entsprechend an.

2. Belastungsintensität

Der Energiebedarf steigt mit zunehmender Arbeitsintensität an. Dabei wird, sofern es noch realisierbar ist, die Fettsäureoxidation zunehmend durch die schnellere Glukoseoxidation ersetzt. Durch Oxidation der Glukose ergibt sich eine um ca. 10 % erhöhte Energieausbeute im Vergleich zur Fettoxidation. Wird die Belastungsintensität weiter gesteigert, so kommt es zu vermehrter anaerober Energiebereitstellung aus Glukose unter Milchsäurebildung. Hoch ausdauertrainierte Marathonläufer können allerdings selbst bei sehr hohen Laufgeschwindigkeiten (Endzeit 2.11 Std.) ca. 60 % ihres Energiebedarfs über die Oxidation von Fettsäuren decken.

3. Belastungsdauer

Mit zunehmender Belastungsdauer erhöht sich, aerobe Energiebereitstellung vorausgesetzt, der Fettanteil bei der Energiebereitstellung, allerdings bei abnehmender Belastungsintensität (vgl. *de Mareés* 2003).

Schlussfolgerungen

Unter normaler Mischkost erfolgt bei **leichter** und **mittelschwerer Belastungsintensität** wie z. B. beim Einlaufen die Energiebereitstellung aus Kohlenhydraten (Glykogen) und Fetten zu annähernd gleichen Teilen.

Bei **mittelschwerer Belastungsintensität** von **längerer Dauer** wie z. B. Trainingsbelastungen von 2–3 Stunden Dauer bei Radrennfahrern oder Skilangläufern steigt der Anteil der Fette an der Energiebereitstellung, wobei die erhöhte Adrenalinkonzentration in stärkerem Maße freie Fettsäuren aus dem Fettgewebe als Brennstoff zur Verfügung stellt.

Bei **hohen Belastungsintensitäten**, die nur eine begrenzte Zeit durchgehalten werden können wie z. B. ein 10.000-m-Lauf, entstammt der größte Anteil an der Energiebereitstellung aus den Glykogendepots (vgl. *de Mareés* 2003).

Bei den **Spielsportarten** Fußball, Handball, Basketball, Tennis, Tischtennis oder Hockey hängt viel davon ab, wie viel Laufarbeit (Sprints, Spielformen mit viel Bewegung, Beinarbeit) tatsächlich im Training mit welcher Intensität stattgefunden hat. Ist dieser Anteil als hoch zu bewerten, so wird auch hier der überwiegende Anteil bei der Energiebereitstellung aus den Glykogenspeichern erfolgen. In der **Erholungsphase** unmittelbar nach dem Training müssen diese Speicher schnellstmöglich wieder aufgefüllt werden.

2.9.2 Energieumsatz bei ausgewählten Sportarten

Wie viel Energie bei sportlichen Belastungen umgesetzt wird, hängt von zahlreichen Faktoren ab.

Hierzu zählen:
- Belastungsintensität
- Belastungsumfang
- Körpergewicht
- Bewegungsökonomie
- Bekleidung
- Klimatische Bedingungen
- Luftwiderstand
- Bodenbeschaffenheit
- Geländeprofil

Gehen – Walken

In einem Geschwindigkeitsbereich zwischen 3 km/h und 5 km/h steigt der Energieumsatz proportional zur Geschwindigkeit an. Aufgrund des Einflusses der Erdschwerkraft ist der Energieumsatz von der Körpermasse bzw. dem Körpergewicht des sich bewegenden Menschen abhängig. Tabelle 9 gibt einen Überblick:

Bergaufgehen mit ca. 9 % Steigung verdoppelt bei gleicher Geschwindigkeit den Energieumsatz. Eine Verdopplung des Energieumsatzes lässt sich beim Gehen im lockeren Sand beobachten. Entsprechend ist der Energieverbrauch beim Beach-Volleyball höher als beim Volleyball auf hartem Untergrund. Profi-Fußballmannschaften sind des Öfteren beim Joggen am Strand während des Trainingslagers zu beobachten. Die Spieler nehmen viele Mineralien durch die Atemluft auf, auch psychisch kann ein solcher Lauf zur Regeneration beitragen. Aus energetischer Sicht kann man diese Läufe jedoch nur bedingt als regenerative Läufe bezeichnen, wenn sie zu lange oder/und zu intensiv durchgeführt werden. Die Beschaffenheit des Untergrundes spielt eine nicht zu unterschätzende Rolle beim Energieverbrauch beim Gehen oder Walken sowie beim Joggen. Es macht sehr wohl einen Unterschied, ob man auf Gras, im

Körpergewicht	60 kg Verbrauch in kcal pro Stunde	80 kg Verbrauch in kcal pro Stunde	100 kg Verbrauch in kcal pro Stunde	150 kg Verbrauch in kcal pro Stunde
Gehen				
3 km/h	150	180	230	300
5 km/h	200	240	300	400
6,5 km/h	300	360	450	600
Laufen/Joggen				
8 km/h	300	360	450	600
10 km/h	450	550	700	900
12 km/h	600	750	950	1200

Tab. 9: Kalorienverbrauch pro Stunde bei verschiedenen Geh- bzw. Laufgeschwindigkeiten in Abhängigkeit vom Körpergewicht (mod. nach *Berg* 2007)

Sand, auf Waldboden, geschottertem Waldweg, einer Finnenbahn oder einer Tartanbahn läuft.

Beim Bergabgehen kann sich der Energieumsatz um bis zu 40 % reduzieren. Dies wäre z. B. bei 5 km/h Gehgeschwindigkeit und 9 % Neigung der Fall. Bei mehr als 5 km/h erhöht sich der O_2-Verbrauch je Wegmeter. Bis ca. 7,5 km/h ist das Gehen gegenüber dem Laufen energiesparender. Bei höheren Geschwindigkeiten ist dagegen das Laufen ökonomischer.

Laufen – Joggen

Vom Geschwindigkeitsspektrum her gesehen ist das Laufen sehr variabel. Es reicht vom 100-m-Sprint bis hin zum »Schneckenjogging«, mit ca. 2 km/h, welches eher im Bereich des langsamen Gehens liegt. Zusätzlich ist auch beim Laufen das Körpergewicht zu berücksichtigen. Dabei erhöht sich der Energieumsatz proportional zum Körpergewicht des Läufers. Bei einem Körpergewicht von 70 kg ergibt sich bei einer Laufgeschwindigkeit von 12 km/h ein Energieumsatz von ca. 870 kcal pro Stunde, während ein 90 kg schwerer Jogger bei gleicher Laufgeschwindigkeit ca. 1.050 kcal umsetzt.

Energieumsatz
Faustregel fürs Joggen / Laufen
Energieverbrauch ca. 1 kcal (4,18 kJ) pro kg Körpermasse und Kilometer gelaufenem Weg.

Ein weiterer Einflussfaktor ist beim Laufen in der Natur der Luftwiderstand. Abhängig von der Laufgeschwindigkeit kann er zwischen 2 % bei einem Marathonlauf und 8 % bei einem 100-m-Lauf ausmachen. Gegenwind führt zu einer weiteren Erhöhung des Energieumsatzes. So erfordert ein Gegenwind von 16 km/h einen um ca. 5 % erhöhten Energieumsatz im Vergleich zur Windstille.

Radfahren

Das Radfahren in der Ebene gehört zu den Fortbewegungsarten mit relativ geringem Energieumsatz im Hinblick auf die Geschwindigkeit der Fortbewegung. Verantwortlich dafür sind folgende Faktoren:
* ständige Körperschwerpunktbeschleunigung und -abbremsvorgänge gegen die Schwerkraft fallen weg
* die Bewegungsumfänge sind durch die feste Pedallänge relativ klein
* die Kontraktionsgeschwindigkeit der Beinmuskulatur ist relativ niedrig

Der Sauerstoffverbrauch beträgt bei 15 km/h pro Wegmeter nur ca. 1/3 gegenüber dem Laufen mit gleicher Geschwindigkeit. Im Straßenradrennsport erfordern hohe Geschwindigkeiten von bis zu 40 km/h sehr hohe Energiemengen pro Wegmeter. Hierbei nehmen auf den Energiebedarf folgende Faktoren Einfluss:
* Geländeprofil
* Luftwiderstand und Witterungsbedingungen
* Dimension des Rades (Sattelhöhe, Pedallänge, Weg pro Pedalumdrehung)

Ab einer Fahrtgeschwindigkeit von 25 km/h stellt der Luftwiderstand die entscheidende Widerstandskomponente dar. Verdoppelt sich die Fahrtgeschwindigkeit, so vervierfacht sich der Luftwiderstand. Aus diesem Grund sollten Radrennfahrer dem Wind möglichst wenig Angriffsfläche bieten. So »verbraucht« man bei Oberlenkerhaltung im Vergleich zur tiefen Unterlenkerhaltung weniger Energie, da die Windangriffsfläche um ca. 30 % reduziert ist. Ein weiterer wichtiger Aspekt ist das Windschattenfahren, bei dem bis zu 30–40 % Energie gespart werden kann.

Schwimmen

Im Vergleich zum Gehen mit gleicher Geschwindigkeit liegt der Energieumsatz beim Schwimmen (50 m/min) etwa 5-mal höher. Der Hauptgrund ist darin zu sehen, dass Wasser einen deutlich größeren Widerstand aufweist als Luft. Bei geringeren Geschwindigkeiten (weniger als 50 m/min) wird der Energieumsatz noch von der Wassertemperatur beeinflusst. Anhand des Schwimmens lässt sich der den Energieverbrauch beeinflussende Faktor der Bewegungsökonomie gut beschreiben. So wurde z. B. beim Kraul-

schwimmen bei einer Geschwindigkeit von 50 m/min ein um ca. 40 % geringerer Energieverbrauch bei einem Trainierten im Vergleich zu einem Untrainierten gefunden. Auch die Schwimmstile haben Einfluss auf den Energiebedarf. Er stellt sich folgendermaßen dar:

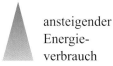

1. Delphinschwimmen
2. Brustschwimmen   ansteigender
3. Rückenkraul   Energie-
4. Kraulschwimmen   verbrauch

Die Beschreibungen des Schwimmens liefern eine mögliche Erklärung auf die Frage, weshalb viele ungeübte Schwimmer über starken Hunger nach dem Schwimmen berichten. Durch Schwimmen wird viel Energie verbraucht, die sich der Körper wieder holen möchte.

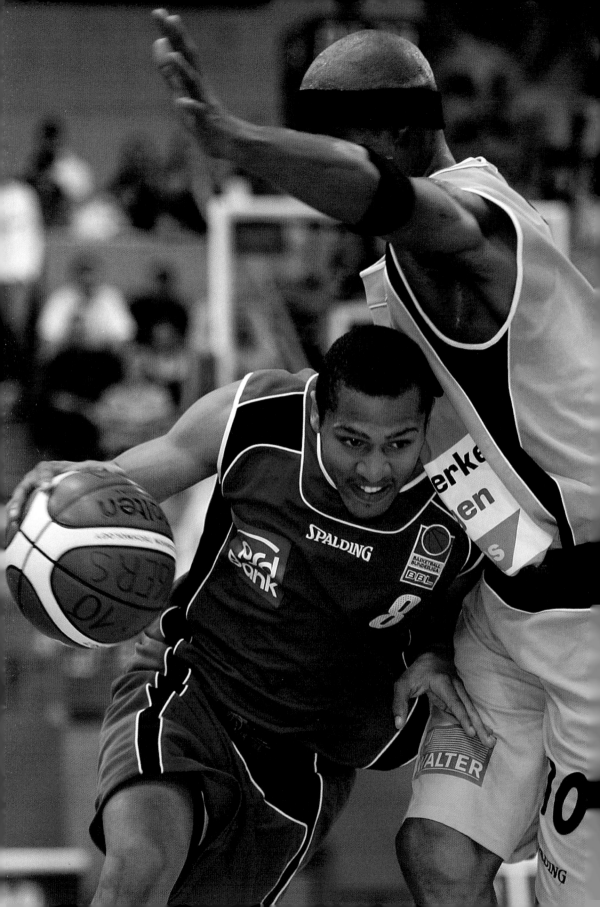

3 Kohlenhydrate – das »Superbenzin« für die Muskelzelle

Wissenschaftliche Untersuchungen haben gezeigt, dass die Kohlenhydrate, also Zuckerformen, ein sogenannter »schneller« Brennstoff sind, Fett dagegen ein »langsamer« Brennstoff. Die Energie kann aus Kohlenhydraten (KH) im menschlichen Muskel bis zu dreimal schneller freigesetzt werden als aus Fett. Eine logische Konsequenz aus diesem Unterschied ist, dass die Kohlenhydrate die am besten geeignete Energiequelle für hochintensive sportliche Belastungen kürzerer Dauer darstellen, während die Fette auf der anderen Seite für sportliche Belastungen mit niedriger Intensität und längerer zeitlicher Dauer am besten geeignet sind. Der menschliche Organismus ist von Natur aus für den jeweiligen Zugriff auf den zur Belastung passenden Nährstoff ausgestattet. Kohlenhydrate sind das wichtigste Nahrungsmittel für alle Sportler, welche länger als 1 Stunde hart trainieren oder deren Belastung in ihrer Sportart oder Disziplin länger als eine Stunde dauert. Gespeichert werden können die Kohlenhydrate in der Muskelzelle oder in der Leber. Das Glykogen in der Leber dient der Regulation des Blutglukosespiegels in Ruhe und auch unter Belastung. Wenn die Leberglykogenspeicher entleert sind, kann Glukose nicht länger ans Blut abgegeben werden. Als Folge davon sinkt die Blutglukosekonzentration auf ein niedriges Niveau, denn der Muskel nimmt weiterhin Glukose zur Energiegewinnung auf. In diese Situation gerät der Sportler, wenn Erschöpfung die Leistung im Ausdauerbereich reduziert. Der Muskel muss in der Folge mehr auf seine Fettspeicher zurückgreifen, was die Geschwindigkeit der Energiebereitstellung und ebenso die Leistungsintensität sinken lässt. Für den Skelettmuskel ist der Abbau des intrazellulären Glykogens energetisch ergiebiger als der Abbau der über die Blutbahn eingeschleusten Glukose. Aus Muskelglykogen kann 50 % mehr ATP gebildet werden als aus Blutglukose. Dies spricht dafür, vor allem im Wettkampf immer mit optimal aufgefüllten Glykogenspeichern an den Start zu gehen.

Praxistipp
Im Wettkampf immer auf optimal aufgefüllte Glykogenspeicher achten!

Das tägliche Training erfolgt normalerweise nicht mit vollen Glykogenspeichern. Die ständige Belastung, im Profibereich bei zweimaligem Training, verhindert eine vollständige Auffüllung der Glykogenspeicher. Dadurch wird zwangsläufig der Fettstoffwechsel mehr angekurbelt, was die Glykogenspeicher schont und einen zu starken Proteinabbau verhindert (vgl. *Neumann* und *Hottenrott* 2002).

Praxistipp
Wer viel und intensiv trainiert, hat einen erhöhten Kohlenhydratbedarf!

Wichtig sind die Kohlenhydrate auch für Sportarten, welche ebenso stark über mentale wie über neuromuskuläre Prozesse bestimmt werden. Der Hintergrund ist, dass sich das menschliche Gehirn fast ausschließlich von

Zucker ernährt. **Der Zucker als »Treibstoff« für das Gehirn kann nicht durch Eiweiß oder Fette ersetzt werden!**

Unter dem Sammelbegriff Kohlenhydrate fasst man zahlreiche organische Verbindungen zusammen, deren chemischer Grundaufbau, das CH_2O, dieser Nährstoffgruppe ihren Namen gab. Man unterscheidet dabei Mono-, Di- und Polysaccharide (siehe Tab. 10)

In den bekannten Nährstoffempfehlungen liegen die Mengenangaben für Kohlenhydrate deutlich höher als die für Eiweiße oder Fette, wie Abbildung 16 zeigt.
Die in dieser Abbildung angegebenen Prozentzahlen stellen *die* **Orientierung für die Basisernährung für Sportler** dar. Von Sportart zu Sportart können diese z. T. stark

variieren. Bei Kraftsportlern oder in Zeiten intensiven Krafttrainings kann die Eiweißzufuhr erhöht sein. Ausdauersportler oder die große Zahl der Spielsportler sollten etwas kohlenhydratbetonter essen. Auch in der Regeneration nach einem harten Wettkampf bzw. in Zeiten umfangreichen und harten Trainings (z. B. Vorbereitungsperiode) sind beispielsweise KH-Mengen von bis zu 70 % notwendig, um die entleerten Speicher möglichst schnell wieder aufzufüllen. Dass die Saisonplanung in der Ernährung beachtet werden sollte, hat im Radsport das Beispiel des ersten deutschen Tour-de-France-Siegers, *Jan Ullrich*, gezeigt. Immer wieder kam der Ausnahmefahrer mit zu hohem Übergewicht aus der weniger trainingsintensiven Zeit. Aus der Abbildung 16 kann der Sportler herauslesen, dass die Basisernährung für ihn kohlen-

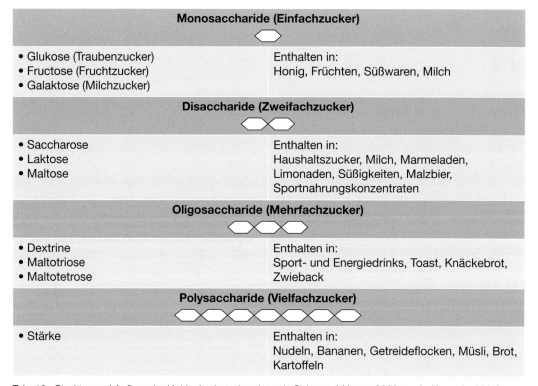

Monosaccharide (Einfachzucker)

| • Glukose (Traubenzucker)
• Fructose (Fruchtzucker)
• Galaktose (Milchzucker) | Enthalten in:
Honig, Früchten, Süßwaren, Milch |

Disaccharide (Zweifachzucker)

| • Saccharose
• Laktose
• Maltose | Enthalten in:
Haushaltszucker, Milch, Marmeladen,
Limonaden, Süßigkeiten, Malzbier,
Sportnahrungskonzentraten |

Oligosaccharide (Mehrfachzucker)

| • Dextrine
• Maltotriose
• Maltotetrose | Enthalten in:
Sport- und Energiedrinks, Toast, Knäckebrot,
Zwieback |

Polysaccharide (Vielfachzucker)

| • Stärke | Enthalten in:
Nudeln, Bananen, Getreideflocken, Müsli, Brot,
Kartoffeln |

Tab. 10: Struktur und Aufbau der Kohlenhydrate (mod. nach *Geiss* und *Hamm* 2002 sowie *Konopka* 2002)

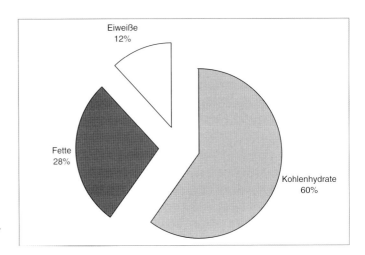

Abb. 16: Nährstoffrelationen in der
Basisernährung von Sportlern

hydratbetont sein muss. Fette sind wichtiger Bestandteil der Ernährung, weil sie einen riesigen Energiespeicher darstellen und wesentlich zum Geschmack der Nahrung beitragen. Die Eiweiße sind die kleinste Menge in der Nahrungsaufnahme.

Praxistipp
Die Basisernährung von Sportlern sollte kohlenhydratbetont und eher fettarm bzw. fettkontrolliert sein.

Fettkontrolliert bedeutet, dass der Sportler auf die Art der Fette bei der Nahrungsauswahl achten soll. Darauf wird in Kapitel 5 noch genauer eingegangen.

3.1 Einteilung der Kohlenhydrate

Die *Monosaccharide* stellen die Grundeinheit bzw. den Grundbaustein aller Kohlenhydrate dar. Glukose, Fructose und Galaktose sind die drei wichtigsten Monosaccharide in der menschlichen Ernährung. Glukose – oder Traubenzucker – ist das einzige Kohlenhy-

drat, das im Muskel zur Energiegewinnung verstoffwechselt werden kann. Die Galaktose und die Fructose müssen erst in Glukose umgewandelt werden, bevor sie zur Energiebereitstellung verwendet werden können. Diese Umwandlung findet primär in der Leber statt. Galaktose wird in freier Form normalerweise nicht aufgenommen und entsteht nach der Spaltung von Milchzucker, wobei Glukose und Galaktose frei werden (vgl. *Jeukendrup* 1999).

Die **Disaccharide** setzen sich aus zwei Monosacchariden zusammen. Monosaccharide und Disaccharide werden zusammen häufig auch als Zucker, Einfachzucker oder einfache Kohlenhydrate bezeichnet. Dabei sind die wichtigsten Disaccharide: Saccharose, Laktose und Maltose. Saccharose (Haushaltszucker, Rüben- oder Rohrzucker) ist mit Abstand das bedeutendste Disaccharid in der menschlichen Ernährung und liefert ca. 20–25 % der Energiezufuhr bei der typischen täglichen westlichen Ernährungsweise. Die Saccharose besteht aus Glukose und Fructose. Man findet sie im Pflanzenreich in Zuckerrüben, braunem Zucker, Ahornsirup und Honig. Laktose (Milchzucker) kommt hauptsächlich in der Milch vor und besteht aus Galaktose und Glukose. Maltose (Malzzucker) kommt z. B. im Bier und Cerealien vor und besteht aus zwei Glukosemolekülen.

Oligosaccharide bestehen aus drei bis neun Monosacchariden und kommen in vielen Gemüsearten vor.

Polysaccharide enthalten mehr als 10 Monosaccharide. Als Maltodextrine werden Polysaccharide bezeichnet, die aus 10–20 Monosacchariden bestehen. Solche, die mehr als tausend Monosaccharide enthalten, sind Stärke und Glykogen. Stärke oder sogenannte komplexe Kohlenhydrate kommen in Kartoffeln, Bananen, Reis oder Mais vor. Man findet sie des Weiteren im Brot, in Backwaren, Cerealien oder in Teigwaren (Nudeln). In der täglichen Ernährung macht Stärke ca. 50 % der KH-Aufnahme aus. Tabelle 11 zeigt Lebensmittel mit einem hohen glykämischen Index. Diese Nahrungsmittel lassen den Blutzuckerspiegel besonders schnell ansteigen.

Während lang andauernder Belastungen im Training oder Wettkampf (über 1–2 Stunden Dauer) ist es ratsam, Kohlenhydrate mit hohem glykämischem Index zu sich zu nehmen, um eine Depletion (Entleerung) der Leberglykogenspeicher zu verhindern. Ist der Leberglykogenspeicher beispielsweise entleert, kann Glukose nicht länger ans Blut abgegeben werden. Die Folge ist das Absinken der Blutglukosekonzentration auf ein niedriges Niveau, denn der Muskel nimmt weiterhin Glukose zur Energiegewinnung auf. Diese

Nahrungs-klassifizierung	Nahrungsmittel
Zuckerarten	• Glukose (Traubenzucker) • Saccharose (Haushaltszucker) • Maltose (Malzzucker)
Sirup/Gelee	• Honig • Kornsirup (leicht) • Melasse (mittel) • Rohr- und Ahornsirup
Getreideprodukte	• Brot (Weißbrot) • Knäckebrot • Cornflakes • Weizenkekse • Müsliflocken
Früchte	• Bananen • Birne oder Apfel (geschält!) • Rosinen • Honigmelone • Ananas
Gemüse	• Kartoffelbrei • Mais
Getränke	• 6 % Saccharoselösung • 7,5 % Maltodextrin und Zucker • 20 % Maltodextrinlösung

Tab. 11: KH-Nahrung mit hohem glykämischem Index von > 85 und <30 % Fett (mod. nach *Schek* 2002 und *Coyle* 1993)

Situation bezeichnet man als **Hypoglykämie** oder Unterzuckerung (vgl. Abb. 17).

Prinzipiell entsteht die Hypoglykämie folgendermaßen: Wenn man Traubenzucker zu sich nimmt, wird dieser innerhalb weniger Minuten ins Blut aufgenommen und führt in der Folgezeit zu einer starken Erhöhung des Blutzuckerspiegels. Da der Organismus ein Zuviel an Zucker im Blut nicht toleriert, produzieren die Langerhans´schen Inseln der Bauchspeicheldrüse das einzige blutzuckersenkende Hormon Insulin, welches den Transport des Traubenzuckers durch die Plasmamembran der Muskel- und Fettzellen bewirkt. Der Blutzuckerspiegel sinkt dabei jedoch mittelfristig unter den Normbereich, was beim gesunden Sportler zu Symptomen wie z. B. Mattigkeit, Kopfschmerzen, Gummiknie, Sehstörungen, Gleichgewichtsstörungen, Konzentrations- oder Koordinationsstörungen führen kann. Aus diesem Grund muss vor einem unbedachten Umgang mit Traubenzucker im Wettkampf gewarnt werden.
Die Hypoglykämie fällt häufig mit der Erschöpfung der Muskelglykogenspeicher zusammen. Das Endergebnis ist, dass die Geschwindigkeit der Energiebereitstellung sinkt und die Leistungsfähigkeit stark eingeschränkt wird. Hingegen führt die Aufnahme von geringen Glukosemengen während einer Belastung zu einer Abnahme der Glukoseabgabe aus der Leber und steigert insgesamt die verfügbaren Kohlenhydrate im Muskel (vgl. *Jeukendrup* 1999).
Aus Abbildung 17 ist zu entnehmen, dass bei Traubenzuckerzufuhr (Kurve A) der Blutzuckerspiegel nach relativ kurzer Zeit unter den Normbereich fällt. Dies ist die Hypoglykämie, welche vom Insulin bewirkt wird, da nur ein bestimmtes Quantum an Zucker im Blut toleriert wird.
Neben dem Skelettmuskel, welcher für den Sportler natürlich von überragender Bedeutung ist, stehen dem Organismus noch die Leber als größter Einzelspeicher von Kohlenhydraten und das Blut zur Verfügung, wie es in Tabelle 12 dargestellt ist. Die Mengenangaben zum Leber- und Muskelspeicher bei Ausdauertrainierten unterscheiden sich in den Literaturquellen sehr stark. Wichtig ist es zu wissen, dass alle drei Speicher in funktionaler Abhängigkeit zueinander stehen und die Leistungsfähigkeit der Sportler mehr oder weniger stark beeinflussen können.

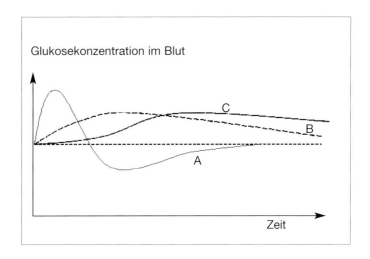

Abb. 17: Kurve A zeigt den Blutzuckerverlauf nach Traubenzuckerzufuhr (hoher GI), die Kurve B nach Zufuhr von Mehrfachzucker (mittlerer GI), die Kurve C nach Zufuhr von KH mit niedrigem glykämischen Index. Die gestrichelte Linie markiert den Normbereich des Blutzuckers.

	Untrainiert	Ausdauer-trainiert
Muskel	Glykogen 300 g	Glykogen 400–800 g
Leber	Glykogen 80 g	Glykogen 150 g
Blut	Glukose 40 g	Glukose 45 g

Tab. 12: Kohlenhydratgehalt unterschiedlicher Organe im untrainierten oder ausdauertrainierten Zustand

Ein Vorteil optimal aufgefüllter Kohlenhydratspeicher in der Muskulatur ist darin zu sehen, dass z. B. Ausdauersportler oder auch Spielsportler in der Lage sind, Belastungen (Training oder Wettkampf) von 90 bis 120 Minuten mit höchster Intensität ohne Nahrungsaufnahme durchzustehen. Sind die Kohlenhydratspeicher gut gefüllt, verbrennt der Organismus zu Beginn einer Belastung prozentual mehr Fette als in schlecht aufgefülltem Zustand! Ein ausdauertrainierter Sportler schont seine Glykogenspeicher, in-

dem er im Vergleich zum Untrainierten von Beginn der Belastung an mehr Fette verstoffwechselt (siehe Abb. 18). Er schont seine Kohlenhydrate zugunsten der Fette. Geht die Belastung zeitlich über diesen Rahmen hinaus, muss prinzipiell eine Kohlenhydratzufuhr stattfinden.

Glykogenspeicherfähigkeit kann man trainieren!

Grundsätzlich sollte demnach in den Mannschaftsspielen wie Handball, Fußball, Volleyball und Basketball während des Wettkampfspieles nichts gegessen werden. Gleiches gilt für Tischtennis, Squash und Badminton während des Spiels. Dies setzt allerdings voraus, dass man nicht nüchtern in ein Spiel geht.

Praxistipp
Niemals nüchtern in einen Wettkampf, ein Spiel oder ins Training gehen!

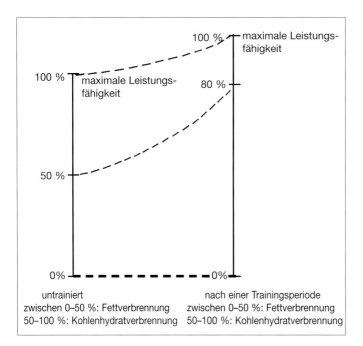

untrainiert
zwischen 0–50 %: Fettverbrennung
50–100 %: Kohlenhydratverbrennung

nach einer Trainingsperiode
zwischen 0–50 %: Fettverbrennung
50–100 %: Kohlenhydratverbrennung

Abb. 18: Unterschiede im Energieverbrauch zwischen Trainierten und Untrainierten bei maximaler Leistungsfähigkeit (*Janssen* 2003)

Wer mit schlecht aufgefüllten Kohlenhydratspeichern ins Training geht oder einen Wettkampf bestreitet, läuft Gefahr, unter den Symptomen des sogenannten »**Hungerastes**« zu leiden. Dies kann sich darin äußern, dass die Konzentrationsfähigkeit stark nachlässt und es zu Schwindelanfällen kommen kann. Es muss an dieser Stelle noch einmal betont werden, dass es ein immer noch weitverbreiteter Irrglaube ist, dass man nüchtern in einen Wettkampf gehen sollte. Vor allem in mittleren Leistungsklassen wie z. B. den Verbands- oder Oberligen im Fußball kommt es immer noch vor, dass Spieler am Wettkampftag weder gefrühstückt noch ein (bedarfsangepasstes) Mittagessen gehabt haben. Hier müssen die Trainer intervenieren!

Eine Kohlenhydrat-Depletion vermindert nicht nur die sportliche Leistung, sondern hat auch einen erhöhten Verbrauch an Proteinen zur Folge, die zu der Energiebereitstellung benötigt werden. Dabei wird Ammoniak gebildet, welches Ermüdung bewirkt. Gut gefüllte Kohlenhydratreserven führen zu einer Reduktion des Verbrauchs an Proteinen sowie zu einer Verminderung der Ammoniakproduktion. Dies hat eine Verzögerung der Ermüdung bzw. Steigerung der Leistung zur Folge (vgl. *Brouns* 1993).

Nüchterntraining führt dazu, dass die Fette zusätzlich mobilisiert werden, hat aber den Nachteil, dass das Leberglykogen dadurch zur Neige geht. Über Nacht wird der Blutglukosespiegel im Organismus von der Leber aufrechterhalten, wodurch der Leberglykogenspiegel morgens erniedrigt ist.

Für einen Profi, der auch morgens trainiert, ist es daher ratsam, vor dem Training immer zu frühstücken, um den Leberglykogenspiegel wieder aufzufüllen.

Um energetisch das Training optimal abzusichern, wäre es ratsam, 60–45 Minuten zuvor z. B. eine Fruchtschnitte oder Banane zu essen. Von der Aufnahme größerer Mengen reinen Traubenzuckers (Glukose) muss aufgrund der Hypoglykämiegefahr abgeraten werden.

Während Trainingsbelastungen von ca. 2 bis 3 Stunden Dauer, wie sie im Hochleistungssport vorkommen, sollten die Sportler Kohlenhydrate mit hohem glykämischem Index zu sich nehmen. Hier sind Sportgetränke das Mittel der Wahl. Ein Sportriegel oder Obst wären ebenfalls denkbare Alternativen. Schokoladenriegel, welche z. B. versprechen, die verbrauchte Energie zurückzugeben, sind nicht nur vor dem Sport, sondern auch danach ungeeignet. Nicht umsonst sagt man:

Schokoladenhydrate sind keine Kohlenhydrate!

Schokolade besteht bis zu 50 % aus Fett. Wie aus den Ausführungen über die optimale Zusammensetzung von Sportriegeln (vgl. Kapitel 3.3) hervorgeht, liegt dieser Fettanteil viel zu hoch.

Vor einem Wettkampf oder Spiel ist es ratsam, im zeitlichen Abstand von 45–60 Minuten eine Kleinigkeit zu essen, z. B. eine Banane, Fruchtschnitte oder einen Sportriegel. Der Magen wird dadurch normalerweise nicht belastet.

Zuvor wird geraten, ca. vier Stunden vor der Belastung (Wettkampf/Spiel) etwa 200–300 g Kohlenhydrate mit mittlerem GI zu verzehren (vgl. *Schek* 2005). Diese Menge ist im Hinblick auf die Magenbelastung unproblematisch, da die Kohlenhydrate relativ schnell verdaut und absorbiert werden.

Prinzipiell sind Kohlenhydrate in flüssiger Form vorzuziehen, die leicht verdaulich und schnell absorbierbar sind. Dabei besteht nach heutigem Kenntnisstand nicht die Gefahr, dass der Blutzuckerspiegel vor Beginn des Wettkampfes unter dem Normalniveau liegt, der Sportler also im Zustand des Unterzuckers an den Start gehen würde. Fruchtsäfte in jeglicher Konzentration sind wegen der Gefahr von Magen-Darm-Problemen und Durchfall auf jeden Fall zu vermeiden.

Praxistipp
Unmittelbar vor oder während des Wettkampfes keinen reinen Traubenzucker (Glukose/Dextrose) zu sich nehmen. Dies führt unweigerlich zu einer Unterzuckerung (Hypoglykämie) mit entsprechend negativen Folgen für die sportliche Leistung!

Allgemein sind während Spielen bis zu 90 Minuten Dauer die Kohlenhydrate in flüssiger Form vorzuziehen, da die Glukose so für den Spieler schneller verfügbar ist und gleichzeitig ein eventuelles Wasserdefizit im Organismus ausgeglichen werden kann. Es dauert länger, wenn die feste Nahrung als Gemisch mehrerer Nährstoffe im Verdauungstrakt erst aufgeschlossen werden muss, bevor die Glukose aufgenommen werden kann.

Im Gegensatz zur alltäglichen Basiskost, welche hauptsächlich langsam verdauliche und faserreiche (ballaststoffreiche) KH-Quellen mit niedrigem bis mittleren glykämischem Index enthalten sollte (siehe Tab. 13), sollte das Nahrungsmittel kurz vor und während des Wettkampfes keine oder möglichst wenig Nahrungsfasern enthalten und einen hohen glykämischen Index aufweisen (vgl. *Brouns* 1993).

Kohlenhydrate findet man nicht nur in fester Nahrung. Sportler nehmen v. a. im bzw. nach dem Wettkampf bzw. Training sehr viele Kohlenhydrate in flüssiger Form zu sich. In den Sportgetränken sind normalerweise Glukose, Fructose, Saccharose, Glukosepolymere wie Maltodextrine und Stärke enthalten (siehe Kapitel 9). Auf die Empfehlungen in Getränken wird in Kapitel 11 genauer eingegangen.

Weineck (2004a) beschreibt sehr anschaulich, wie unterschiedlich die Resorptionszeit bzw. die Wirkungsdauer der verschiedenen Darreichungsformen von kohlenhydrathaltigen Lebensmitteln sein kann. In Tabelle 13 ist dargestellt, wie schnell – von oben nach unten abnehmend – der Zucker der Lebensmittel ins Blut gelangt.

Nahrungsklassifizierung	Nahrungsmittel
Zuckerarten	• Milchzucker
Getreideprodukte	• Spaghetti, Makkaroni, Vollkornspaghetti • Naturreis, Parboiled-Reis • Haferkekse
Früchte	• Trauben (blau/weiß) • Orangen, Orangensaft
Gemüse	• Erbsen

Tab. 13: KH-Nahrung mit einem mittleren glykämischen Index von 60-85 und < 30 % Fett (mod. nach *Schek* 2005)

Traubenzucker	Kohlenhydrate *schießen* ins Blut, was zwischen 10 und 20 Minuten dauert.
Süßgetränke und Süßigkeiten	Kohlenhydrate *strömen* ins Blut, was zwischen 15 und 40 Minuten dauert.
Mehlprodukte	Kohlenhydrate *fließen* ins Blut, was zwischen 40 und 60 Minuten dauert.
Obst und Gemüse	Kohlenhydrate *tropfen* ins Blut, was zwischen 60 und 100 Minuten dauert.
Vollkorn und Vollwertprodukte	Kohlenhydrate *sickern* ins Blut, was zwischen 60 und 240 Minuten dauert.

Tab. 14: Schnelligkeit der KH-Aufnahme aus verschiedenen Lebensmitteln

Eine methodische Möglichkeit die Glykogenspeicher in der Muskulatur und der Leber anzuheben, besteht darin, mehrere Mahlzeiten über den ganzen Tag zu verteilen. Dies würde eine Abkehr von der klassischen Dreiteilung Frühstück, Mittag- und Abendessen bedeuten.

Ein mögliches Essensregime eines Tages mit empfohlenem Anteil der Mahlzeiten in Prozent der Gesamtenergie für Leistungssportler könnte folgendermaßen aussehen:
* Frühstück → 25 %
* 2. Frühstück → 10 %
* Mittagessen → 30 %
* Nachmittagssnack → 10 %
* Abendessen → 20 %
* Abendsnack → 5 %

Aus ernährungsphysiologischer Sicht wäre Obst im zweiten Frühstück sowie beim Nachmittagssnack wünschenswert. Um auch beim Gewicht auf der sicheren Seite zu sein, hat *Schek* (2005) die in Tabelle 15 wiedergegebenen Alternativen zusammengestellt.

Nicht ... ☹	sondern ... ☺
Kartoffelchips	Salzbrezeln, Salzstangen, Sesambrezeln
Karamellen, Bonbons	Trockenobst
Schokolade, Schokoladenriegel	Müsliriegel
Milchschnitte	Fruchtschnitte
Kekse	Reis-Snacks
Torten	Obstkuchen
Sahnejoghurt	fettarmer Naturjoghurt
Nuss-Nougat-Brotaufstrich	Konfitüre, fettarmer Käse

Tab. 15: Alternative Möglichkeiten bei Mahlzeiten zwischendurch (mod. nach *Schek* 2005

3.2 Ballaststoffe in der Sportlerernährung

Der Begriff »Ballast« ist irreführend, weil es diesen Stoffen ein Image gibt, das sie nach heutigem Wissensstand nicht verdient haben. Ganz im Gegenteil. Unter Ballaststoffen versteht man nicht verdaubare Anteile in der Nahrung, die vorwiegend in Getreide, Früchten, Blättern, Wurzeln und Gemüse enthalten sind. Die Ballaststoffe bestehen zum größten Teil aus Zellulose, also unverdaulichen Kohlenhydraten. Die Versorgung mit Ballaststoffen in der Ernährung gilt heute eher als Problem. Man führt es primär auf den Rückgang von Getreide, Kartoffeln und Gemüse in der Nahrung zurück. Ballaststoffe haben einen cholesterinsenkenden Effekt, aktivieren die Darmperistaltik (Darmbewegung) und sind für die Verdauung förderlich. Mit einer ausgewogenen Kost nimmt der Sportler normalerweise genügend Ballaststoffe auf. Dies setzt voraus, dass man reichlich Vollkornprodukte, Gemüse (v. a. Kartoffeln!) sowie von Zeit zu Zeit Hülsenfrüchte verzehrt. In der **Basisernährung** kommt der ballaststoffreichen Kost eine wichtige Bedeutung zu. Wer sich ballaststoffreich ernährt, muss parallel dazu viel trinken!

Anders sieht es jedoch am Wettkampftag aus. Der Sportler muss am Vorwettkampftag und am Wettkampftag bei der Nahrungsaufnahme unbedingt darauf achten, dass er keinerlei ballaststoffreiche Nahrungsmittel zu sich nimmt bzw. sich möglichst ballaststoffarm ernährt!

Praxistipp
Keine ballaststoffreichen Nahrungsmittel am Vorwettkampf- und Wettkampftag!

Wenn möglich sollten die zugeführten Nahrungsmittel ballaststoffarm, besser sogar ballaststofffrei sein. Dies gilt sowohl für Ausdauersportler (vgl. *Schek* 1997) als auch für Sportler anderer Disziplinen bzw. Sportarten. Das Frühstück am Wettkampftag sollte beispielsweise weiße Brötchen oder Weißbrot und keine Vollkornbrötchen oder Vollkornbrot beinhalten. Für extreme Ausdauersportler (Radsportler, Triathleten) können Nudeln, Reis oder Kartoffelpüree, Grießbrei sowie Weißbrot mit Marmelade oder Honig empfohlen werden (vgl. *Schek* 1997). Das Rezept für den Spaghettiklassiker am Morgen (!) besteht aus Spaghetti mit Olivenöl (und Salz/ Pfeffer). Aber auch höherklassige Fußballspieler, Handballer, Basketballer, die z. B. in Oberligen oder Regionalligen spielen und größere Anfahrten zu bewältigen haben, können sich an diesem Ernährungsregime orientieren.

Ein weiterer Vorteil der kohlenhydratbetonten Ernährung besteht für den Sportler darin, dass pro Gramm Kohlenhydrate ca. 2,7 Gramm Wasser mit aufgenommen werden. Dieses Wasser steht dem Sportler dann zur Körperkühlung durch das Schwitzen zur Verfügung. Ein Nachteil ist darin zu sehen, dass durch die gleichzeitige Aufnahme von Wasser das Körpergewicht des Sportlers mehr oder weniger stark ansteigen kann, was in Sportarten mit Gewichtsklassen beachtet werden muss.

3.3 Dem Hunger einen »Sport«-Riegel vorschieben

Die am Wettkampftag verzehrten Sportriegel sollten ebenfalls ballaststoffarm sein. Ballaststoffarm sind die von ihrer Konsistenz her optisch eher »feinen« Riegel, während »grobe« Riegel tendenziell eher ballaststoffreich sind. Energie- oder Sportriegel sind bei Athleten relativ beliebt. Auch an Sportriegel werden bestimmte Anforderungen gestellt. Die Tendenz ist im Augenblick, die Riegel fettarm anzubieten. Der Sportler sollte beim Kauf genau auf die auf der Verpackung angegebenen Inhaltsstoffe achten, denn manche Anbieter mischen den Riegeln Zusätze wie Guarana (koffeinähnliche Substanz), L-Carnitin oder Kreatin bei.

Eine Studie zur Wirksamkeit der Sportriegel wurde von *Mason* et al. (1993) durchgeführt. Dabei absolvierten sechs trainierte Testpersonen einen 2-stündigen Fahrradergometertest bei 65 % VO_2max. Sie erhielten dabei einmal ein Placebo (gesüßtes Wasser), eine 5%ige kohlenhydrathaltige Lösung respektive beim dritten Test einen 31-g-Riegel. Der glykämische Index der Kohlenhydratquellen war identisch. Der Blutglukosespiegel war bei flüssiger und fester Kohlenhydratgabe gleich hoch. Aus den Ergebnissen schlussfolgern die Autoren, dass Kohlenhydrat-Supplementation in fester oder flüssiger Form, aber identischem glykämischem Index während der Leistung die gleichen Effekte auf Blutglukose und Insulin hat.

Die Riegel sollen gut schmecken und die folgende Zusammensetzung aufweisen (Tab. 16):

Kohlenhydrate	Fette	Eiweiß
50 % (bis 70 %)	< 20 %	20 % (bis 15 %)

Tab. 16: Wünschenswerte Zusammensetzung von Sportriegeln

Praxistipp
Zu allen Energieriegeln, Sportriegeln oder Fruchtschnitten viel trinken!

Nur durch die gleichzeitige Flüssigkeitsaufnahme gelangen die wertvollen Inhaltsstoffe (in der Regel Zucker) auch entsprechend schnell zur Muskelzelle bzw. ins Gehirn. Ob man einen Riegel im Wettkampf oder Training benötigt, hängt von der Dauer und Intensität der Belastung ab. Bei Trainingseinheiten bis zu 1,5 Stunden ist es normalerweise nicht notwendig, einen Riegel zu verzehren.

Wenn Fußballer, Handballer, Volleyballer oder Basketballer vor einem Spiel ein Hungergefühl verspüren, können sie eine Stunde bis 45 Minuten vor Spielbeginn z. B. noch einen ballaststoffarmen, »feinen« Riegel verzehren.

Der Begriff »fein« ist auf den Zustand der Inhaltsstoffe im Riegel bezogen. Das Korn sollte ganz »fein« gemahlen und rein optisch nicht mehr zu erkennen sein. Diese Riegel gewährleisten eine optimal schnelle Resorption. Gleiches gilt für die Rückschlagspiele Tennis, Tischtennis, Badminton oder Squash, aber auch für Kampfsportarten wie Judo, Karate oder im Schwimmen.

Verschiedene empfehlenswerte Riegel sind in Tabelle 17 aufgelistet. Tabelle 18 zeigt Produkte eines Herstellers, welche sich besonders im Breiten-Freizeitsport anbieten und ein angemessenes Preis-Leistungs-Verhältnis bieten.
Wünschenswert wäre, dass die Riegel die Vitamine B1 und B2 enthalten, da diese im Kohlenhydratstoffwechsel eine wichtige Rolle spielen.
Im Breiten- und Freizeitsport wiederum können die Sportriegel auch Ballaststoffe enthalten, die ihre Energie langsam abgeben und zum Beispiel bei Radausfahrten eines Rad-

Produktname	Kohlenhydratgehalt (g pro 100 g)	Eiweißgehalt (g pro 100 g)	Fettgehalt (g pro 100 g)
Biestmilch Fruchtschnitte	57,9	8,5	13,9
Ultra Bar	54,9	16,3	11,5
Isostar High Energy	71,0	3,9	14,3
Maxim Energy Bar Crunchy	71,7	5,2	6,0
Maxim Energy Bar	70,9	5,8	2,1
Enervit Power Sport	65,5	17,8	4,9
Reiter K3 Trekking Bar	55,1	9,1	13,8
Nutraxx Energybar	68,4	8,6	3,5
Inkospor X-Treme Energy Bar	69,8	5,8	7,1
Cadion Multi Bar	69,5	6,9	3,3
Born Xtra Bar	69,1	5,0	8,9
Xenofit CarboBar	65,5	9,1	5,8
Sponser High Energy Bar	63,0	8,7	5,7
Power Bar Performance »Le Tour de France«	69,3	8,5	4,0
Power Bar Harvest	65,0	13,0	6,0
Power Bar Sporting Fuel-Up	60,7	9,9	9,9
Viba Sportsline	61,3	4,9	3,6
Schwartau Fruity	75,6	3,6	6,9
Sunsweet Fruit Bar	72,0	3,0	0,3
Allos Fruchtschnitte	52,3	5,6	12,6
Champ Energie	54,0	21,0	9,4
Champ Power-RX	64,0	8,5	6,7
Multipower Active Crunch Fit	63,0	8,7	16,0
Multipower Body Energy Balance	58,0	12,0	18,0
Multipower Active Fruit Attack	64,0	4,5	4,8
dm Molke-Riegel	54,9	17,4	13,6
Cadion Biker Riegel	69,0	6,1	3,6
High 5 Energybar	75,0	3,1	1,4
Krafticus Fitness (zum Selberbacken)	40,8	7,7	14,8

Tab. 17: Übersicht über Energieriegel (mod. nach Schmitz 2004)

	Kohlenhydrate (g pro 100 g)	Eiweiß (g pro 100g)	Fett (g pro 100g)
Corny Nussig	61,4	8,0	16,2
Corny Schoko	61,9	6,9	17,3
Corny Schoko Banane	59,4	5,8	20,6
Corny fruchtig-herb	71,5	6,5	8,6
Corny Kirsch Jogurt	60,0	7,1	18,2

Tab.18: Empfehlenswerte Riegel für den Breiten-Freizeitsport

treffs die Fahrer entsprechend lange mit Kohlenhydraten versorgen können. Für Breiten- und Freizeitsportler erfüllen diese eher »groben« Riegel ihren Zweck der Energienachlieferung. Außerdem sind diese Riegel kostengünstiger. Die Industrie hat mittlerweile spezielle Riegel für Breiten- und Freizeitsportler entwickelt.

Den Ballaststoffen kommt darüber hinaus noch eine wichtige Bedeutung für die Gesundheit zu. Der Mangel an Ballaststoffen in der Ernährung scheint im Zusammenhang mit der Zunahme an Darmkrebserkrankungen zu stehen. Ballaststoffe haben darüber hinaus noch Einfluss auf die Gallensäuren, da diese an die Ballaststoffe gebunden und ausgeschieden werden. Die Gallensäuren werden aus Cholesterin gebildet, sodass die Ballaststoffe in der Nahrung indirekt helfen, den Cholesterinspiegel zu senken.

Tendenziell sind die sogenannten «Milchriegel» für den Sport eher ungeeignet, da sie zu viel Fett und einfachen Zucker enthalten.

Wer in seiner Basiskost immer genügend Obst, Gemüse, Vollkornprodukte und Hül-

senfrüchte verzehrt, muss sich in der Regel keine Sorgen um eine Unterversorgung mit Ballaststoffen machen.

3.3.1 Alternative oder Ergänzung: Bananen

Die Banane stellt aus ernährungsphysiologischer Sicht eine optimale Ergänzung bzw. Alternative zum Sport- bzw. Energieriegel dar. Dazu trägt bei, dass die Banane das ganze Jahr über im Handel erhältlich ist und bereits äußerst umweltverträglich verpackt ist. Die Banane ist eine kleine »Kohlenhydratbombe«. Der Energiegehalt beträgt ca. 374 kJ/100 g (88 kcal/100 g) und ist damit fast doppelt so hoch wie bei Äpfeln, Birnen oder Zitrusfrüchten. Zudem wirkt die Banane basisch. Die Banane hat sich Mitte der 1980er Jahre als Snack für zwischendurch im Sport etabliert. Sie enthält auf 100 g Fruchtfleisch folgende Inhaltsstoffe:

- verdauliche Kohlenhydrate 20 g (Mono- und Disaccharide, Stärke)
- Ballaststoffe 2 g
- Eiweiß 1,2 g
- Fett < 0,2 g
- Wasser 74 g
- Vitamine: C, E, B_1, B_2, Niacin, B_6, Folsäure, Pantothensäure, Provitamin A

Die Banane enthält in mehr oder weniger hoher Konzentration alle wichtigen Mineralstoffe und ist damit wichtiger Bestandteil der Basisernährung für Sportler. Sie ist ebenso reich an Kohlenhydraten wie an Kalium: Pro 100 g Bananenfleisch findet man 393 mg Kalium. Aber auch das für den Muskelstoffwechsel wichtige Magnesium ist in der Banane enthalten, nämlich 36 mg pro 100 g Fruchtfleisch. Um den täglichen Magnesiumbedarf eines Erwachsenen zu decken (ca. 300 mg), müsste man allerdings fast 10 Bananen essen.

Das Angenehme beim Verzehr der Banane ist, dass sie nicht im Mund klebt und somit nicht unmittelbar mit Wasser nachgespült werden muss. Am besten zu verstoffwechseln ist die Banane für Sportler übrigens, wenn sie bereits die ersten kleinen schwarzen Punkte hat (= »Tigerbanane«). Der Glukoseanteil ist dann optimal. Da die Banane auch Stärke enthält, entfaltet sie die Wirkung einer Energie-Depotspritze. Die Glukose *schießt* sofort ins Blut, während die Stärke nur langsam ins Blut *tropft*. Dadurch wird eine Hypoglykämie (Unterzuckerung) wirksam vermieden. Wenn man dazu noch während des Wettkampftages Mineralwasser trinkt, liegt man mit seiner Ernährung genau richtig.

3.4   Verwertung aufgenommener Kohlenhydrate

Die mit der Nahrung aufgenommenen Kohlenhydrate werden zunächst in Form von Glukose durch das Blut zur Leber transportiert und können dann
1. zu Fett umgewandelt,
2. als Glykogen dort gespeichert oder
3. in die Blutbahn zum Transport z. B. in die Muskulatur eingeschleust werden.

Das Glykogen aus der Leber kann wieder zu Glukose umgewandelt und zu den Organen über die Blutbahn transportiert werden.

3.4.1   Magenentleerung, Verdaubarkeit, Absorption und Oxidation verschiedener Kohlenhydrate

Die erste Barriere im Prozess der Verdauung, Resorption und Verbrennung stellt der Magen dar. Mehrere Einflussfaktoren beeinflussen die Magenentleerung während des Sports:
• der Fett- und Proteingehalt
• die Energiedichte
• die Intensität der sportlichen Belastung
• die Partikelgröße
• der Anteil an Kohlenhydraten sowie
• die Osmolarität der Getränke

Die Magenentleerung ist insofern interessant, als dass der Sportler in der Regel schnell an die zugeführte Energie herankommen möchte. Der Zeitfaktor der Ernährung spielt vor allem im professionellen Bereich eine wichtige Rolle.

Eine große Anzahl Studien belegt, dass der Gehalt an Kohlenhydraten einen bedeutenderen Einfluss auf die Magenentleerung hat, als die Osmolarität der Getränke. Die Art der Kohlenhydrate hat offensichtlich kaum einen Einfluss auf die Magenentleerung.
Der Abbau der Stärke beginnt bereits im Mund durch die Einwirkung des Enzyms Speichelamylase. Am Ende entstehen Di- und Monosaccharide, die dann absorbiert werden und durch die Dünndarmwand (Mukosazelle) aufgenommen werden. Die Monosaccharide gelangen über die Pfortader in den Blutstrom und werden über die Leber zum Muskel transportiert.
Studien belegen, dass die Art der Kohlenhydrate und die Osmolarität der Flüssigkeit die

intestinale (= zum Darm gehörende) Absorption von Flüssigkeiten und Kohlenhydraten beeinflussen. So konnte *Shi* (*Shi* et al. 1995) zeigen, dass durch Glukose, Fructose und Saccharose in einem Getränk die Wasserresorption ohne erhöhte Osmolarität gesteigert werden kann.

Die Aufnahme von Kohlenhydraten während der Belastung führt zu einer Einsparung der Leberglykogenvorräte. Fructose und Galaktose werden mit relativ niedrigen Raten oxidiert, während Glukose, Saccharose, Maltose und Maltodextrine mit relativ hohen Raten oxidiert werden. Dies bedeutet, dass Sportler etwa 60 g Kohlenhydrate pro Stunde aufnehmen sollten, um eine optimale Verfügbarkeit zu erreichen und um gleichzeitig das Risiko von Magen-Darm-Beschwerden zu minimieren.

Nach *Jeukendrup* (1999) kann die wiederholte Aufnahme von Fructose in einer 6%igen Lösung das Risiko von Magen-Darm-Beschwerden vergrößern. Ähnlich wirkt sich Galaktose aus. Häufig führen Sportler diese gastrointestinalen Störungen auf die psychische Anspannung in ihrer Sportart bzw. Disziplin zurück. Trainer und Athlet sollten nach diesen Ausführungen die Ernährung als mögliche Ursache mit in ihre Überlegungen einbeziehen.

Die Mahlzeiten sollten zeitlich in einem Abstand gewählt werden, der für das Training oder den Wettkampf keine Belastung mehr darstellt. Tabelle 19 gibt einen Überblick über die unterschiedliche Verweildauer von Speisen im Magen.

Feste Nahrungsmittel und Getränke	Verweildauer der Speisen im Magen	
Honig, Traubenzucker, Alkohol	bis zu 30 min	
stilles Wasser, Mineralwasser ohne Kohlensäure, Tee, Kaffee, Cola-Getränke, Energieriegel mit Kohlenhydraten, Malzbier, Buttermilch	30 min bis 1 Std	☺
gekochter Fisch, Reis, gekochte Milch, weiches Ei, Kakao, Joghurt, Fleischbrühe, Weißbrot, helle Brötchen, Banane, Müsli, Energieriegel mit Proteinen	1 bis 2 Std	
Mischbrot, Kekse, Butterbrötchen, Kartoffeln, Rindfleisch, Huhn, Gemüse, Apfel, Rührei, Sahne	2 bis 3 Std	
Wurst, Schinken, Putenfleisch, Kalbsbraten, Huhn, Beefsteak, Schweinefleisch, Nüsse, Schwarzbrot, Spinat, Bratkartoffeln, Käse, Obst, Salat	3 bis 4 Std	☻
gebratenes Steak, Hülsenfrüchte wie Erbsen und Bohnen, Braten (Geflügel, Wild), Gurkensalat, Pommes frites, Erbsen, Linsen	4 bis 5 Std	
Speck, Heringssalat, Pilze, Thunfisch, Schweinebraten	5 bis 6 Std	
Ölsardinen, Aal, Gänsebraten, fettes Fleisch, Grünkohl	bis 7 Std	☹

Tab. 19: Verweildauer von Speisen im Magen (mod. nach *Konopka* 2002)

3.4.2 Einfluss der Kohlenhydrataufnahme während sportlicher Belastung auf die Leistungsfähigkeit

Zahlreiche Studien haben belegt, dass eine Zufuhr von Kohlenhydraten während körperlicher Belastung zu einer Steigerung der sportlichen Leistungsfähigkeit führt. Vor allem im Ausdauerbereich kann diese Ernährungsweise zu deutlich besseren Leistungen führen (vgl. Abb. 19).

Das in einer Muskelfaser gespeicherte Glykogen ist direkt nur für diese eine Faser verfügbar. Der Glykogenabbau innerhalb des Muskels ermöglicht hochintenisve Belastungen. Im Vergleich dazu kann der Fettabbau nicht schnell genug Energie freisetzen. Dauert eine Belastung länger und ist die Intensität so hoch, dass das Muskelglykogen ausgeschöpft wird und sich eine Unterzuckerung (Hypoglykämie) entwickelt, wird der Sportler gezwungen, seine Belastungsintensität zu reduzieren.

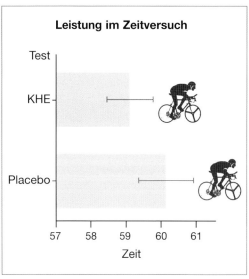

Abb. 19: Benötigte Zeit, um eine vorgegebene Arbeitsleistung mit Kohlenhydrat-Elektrolytgetränk (KHE) und Placebo zu erbringen (*Jeukendrup* et. al. 1997)

Ausdauerndes Laufen oder Radfahren mit einer Belastungsintensität von 60–80 % der maximalen Sauerstoffaufnahme (VO_2max) erschöpfen nach 90 bis 180 Minuten das Muskelglykogen. Nach maximaler Belastung gehen die Glykogenvorräte bereits nach ca. 60–90 Minuten zur Neige. Nun besteht die Welt des Sports nicht nur aus Läufern und Radrennfahrern. *Coyle* (1993) stellt fest, dass es bei Ballspielen wie Fußball oder Hockey nicht unüblich ist, dass am Ende eines harten Wettkampfes oder harten Trainings die Glykogenspeicher im Muskel entleert sind.

Quanz (1999) führte eine Untersuchung bei acht Amateurfußballern durch, welche in einem doppelblinden Cross-over-Placeboversuch entweder ein kohlenhydrathaltiges Sportgetränk oder ein Placebo erhielten. Nach seinen Ergebnissen wird den Fußballspielern empfohlen, während des Spiels entsprechend dem Untersuchungsdesign alle 15 Minuten einen Becher eines kohlenhydrathaltigen Sportgetränks zu trinken, vor allem um in der Endphase des Spiels intensive Belastungen weiter zu ermöglichen. *Petersen* und *Bangsbo* (1999) konnten zeigen, dass für Fußballprofis eine normale Mischkost nicht genügt, um einen erwünschten Muskelglykogenaufbau zu erreichen.

Dies ist nach Ansicht der Autoren nur durch eine Erhöhung des Kohlenhydratgehalts in der Kost erreichbar. Zu gering gefüllte Muskelglykogenspeicher wirken sich vor allem in der zweiten Spielhälfte nachhaltig aus. Fußball ist aufgrund seiner charakteristischen Struktur eine stark Glykogen entleerende Sportart (vgl. *Weineck* 1999). Wie in Abbildung 20 zu sehen ist, nimmt der Glykogengehalt in der Oberschenkelmuskulatur von Fußballern im Verlauf des Spieles kontinuierlich ab. Für Basketballer stellen *Weineck* und *Haas* (1999) fest: Je höher ihre initialen Gly-

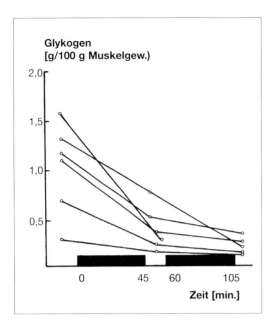

Abb. 20: Abnahme des Glykogengehalts im Quadriceps femoris (Oberschenkelmuskel) von Fußballspielern im Verlauf und nach Beendigung eines Meisterschaftsspiels der schwedischen A-Division (*Weineck* 1999)

kogenvorräte sind, desto größer ist die Fähigkeit, bei hoher Intensität Arbeit zu leisten. Auch in andern Sportarten sind und waren Auswirkungen mangelhafter Ernährung zu erkennen. Im Tennissport wurde in den überaus erfolgreichen Jahren des Wimbledonsiegers *Boris Becker* deutlich, wie wichtig die Ernährung in dieser Sportart ist. Kaum eine Spiel- oder Satzpause verging, in der der deutsche Spitzenspieler nicht etwas trank oder – bei längeren Matches – Bananen verzehrte. Dieses Verhalten zeigt *Beckers* professionelle Einstellung zur Ernährung im Tennis. Es ist bekannt, dass *Becker* sportmedizinisch beraten wurde. Dies hätte auch einem seiner damaligen Konkurrenten, dem Amerikaner *Michael Chang* gutgetan, der sich in einem denkwürdigen Match gegen *Ivan Lendl* in Paris von Beinkrämpfen gequält über den Platz schleppte.

Man kann die Ergebnisse der vorliegenden Studien mit gewissen Abstrichen auch auf andere Sportarten übertragen. In den Mannschaftsspielen wäre dies der Fall bei Handball, Basketball, Volleyball, Hockey und Eishockey. Bei den Rückschlagspielen hat man ähnliche Bedingungen im Tischtennis, Squash und Badminton. Alle diese Sportarten weisen im Grunde genommen eine intervallartige Belastungsstruktur auf. Phasen hochintensiver Belastung wechseln sich mit Phasen mittlerer und geringer Belastung ab. Mit steigendem Trainingsumfang wird die Bedeutung der Ernährung in diesen Sportarten immer wichtiger.

3.5 Optimierung des Muskelglykogens vor Wettkämpfen

Grundsätzlich sollten sich die Sportler – wie bereits erwähnt – kohlenhydratbetont ernähren. Stehen besonders wichtige Wettkämpfe auf dem Programm, so kann der Sportler sich gezielt durch die Ernährung auf diese vorbereiten. Dies trifft insbesondere auf Sportarten zu, welche sich in Turnierform zum Teil über Tage erstrecken, wie z. B. Leichtathletik, Judo, Tennis, Tischtennis oder auch der Tanzsport. Mehrere Möglichkeiten stellt Abbildung 21 dar.

Durch normale Mischkost beträgt der Glykogengehalt in der Muskulatur zwischen 1,5 und 2 Gramm pro 100 g Muskelfeuchtgewicht. Die Zunahme der Kurve 1 in Abb. 21 wird erreicht, wenn man von dieser Mischkost für drei Tage auf kohlenhydratbetonte Kost umstellt. Der Kohlenhydratanteil soll dabei ca. 70 % betragen! Diese Kostform bezeichnet man als »**Carboloading**«. Für die Einlagerung der Kohlenhydrate benötigt der Organismus Kalium. Kaliumspender sind

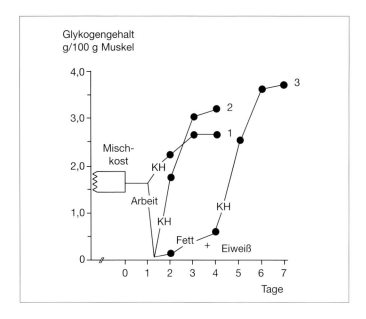

Abb. 21: Kohlenhydrataufnahme nach *Saltin* und *Hermansen* (aus *Geiss* und *Hamm* 2000)

z. B. Tomatensoße, Gemüse, Tomaten, Paprika, Quark oder Früchte. Eine weitere wichtige Funktion im Zusammenhang mit der Kohlenhydratspeicherung kommt dem Chrom zu. Es steigert die Glykogenbildung in Leber und Muskeln. Chromreiche Lebensmittel sind vor allem Edamer und Goudakäse, Pilze, Fleisch, Nüsse und Vollkornbrot. Durch den Verzehr dieser Lebensmittel wird die Einlagerung der Kohlenhydrate sinnvoll unterstützt (vgl. *Feil* und *Wessinghage* 2005).

Die Kurve 2 stellt die klassische Superkompensation der Kohlenhydratvorräte dar. Nach normaler Mischkost erfolgt ein das Glykogendepot stark entleerendes Stoßtraining (= Arbeit). Von dem Maß der Depletion der Speicher hängt es ab, wie stark die Muskeltanks mit dem Mehrausgleich reagieren. Nach diesem Training erfolgt eine dreitägige kohlenhydratbetonte Diät (Kohlenhydrate ca. 70 %), was fast zu einer Verdopplung der Kohlenhydratvorräte führt. Die Kurve 3 ergibt sich, wenn man sich nach dem harten Training zunächst eiweiß- und fettreich er-

nährt und danach drei Tage lang kohlenhydratbetont. Dadurch lässt sich die Kohlenhydrateinlagerung in der Muskelzelle weiter steigern. In der Praxis hat das Vorgehen nach Kurve 3 kaum noch Relevanz. Es kann zu Magen-Darm-Problemen kommen. Auch die klassische Superkompensation der Kurve 2 lässt sich z. B. bei Sportspielen nicht mehr problemlos anwenden. Ein stark ermüdendes Training zieht eine entsprechend lange Regenerationsphase nach sich. Außerdem steigt gegen Ende eines solchen Trainings die Verletzungsgefahr erheblich an. Hinsichtlich der Motivation ist diese Art von Training für manche Sportler ebenfalls belastend. Diese Methode kann man anwenden, wenn es in der Saison nur wenige Wettkämpfe gibt, wie z. B. in der Leichtathletik oder im Schwimmen.

Sherman (1989) stellte als Alternative die sogenannte Tapering-Methode vor, nach der der Sportler etwa 6–7 Tage vor einem Wettkampf bei submaximaler Intensität (ca. 75 % der VO_2max) ungefähr 1,5–2 Stunden trainieren sollte. In der Folgezeit bis zum Wettkampf soll der Belastungsumfang, das heißt die Dauer jeder Trainingseinheit, schrittweise täglich um ca. 20 Minuten reduziert werden. Die Intensität des Trainings muss jedoch hoch bleiben. In diesem Zeitraum soll die Kohlenhydratzufuhr in der täglichen Nahrung von ca. 55 % auf 70 % angehoben werden. Der Vorteil gegenüber der »alten« Superkompensation der Kohlenhydrate ist darin zu sehen, dass die Sportler bis unmittelbar vor ihren Wettkampf intensiv trainieren können, was für die Psyche sehr wichtig ist. Diese Methode eignet sich hervorragend für Leichtathleten, Radfahrer und Triathleten, also alle Sportler, die nicht in einen Spielrundenbetrieb wie z. B. im Handball oder Tischtennis eingebunden sind.

In den Sportspielen Fußball, Handball, Basketball und Volleyball gilt es verstärkt auf die kohlenhydratbetonte Basisernährung zu achten. Gleiches gilt für die Rückschlagspiele Tennis, Tischtennis, Badminton und Squash.

Wer im 3- bis 6-Tages-Rhythmus wichtige Bundesligaspiele zu absolvieren hat, kann weder mit Superkompensation noch mit Tapering etwas anfangen. Sportler zwischen zwei nur wenige Tage auseinanderliegenden Spielen maximal zu ermüden muss als trainingsmethodischer Fehler gewertet werden. Die Zeiträume sind schlichtweg zu knapp, um sinnvoll mit einer ausreichenden Regeneration arbeiten zu können.

Die Abbildung 22 zeigt, dass beim »Tapering« das tägliche Training reduziert und die Kohlenhydratzufuhr kontinuierlich gesteigert wird.

Für die meisten Sportarten ist es daher ratsam, auf besonders kohlenhydrathaltige Ernährung Wert zu legen. Man kann dazu ei-

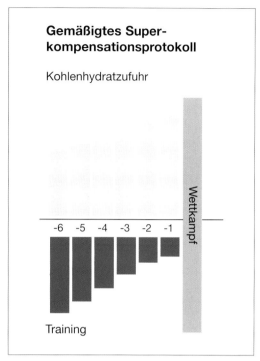

Abb. 22: Tapering zur Optimierung der Glykogenspeicher (*Jeukendrup* und *Brouns* 1997) (to taper [engl.] = abklingen, auslaufen)

gentlich allen Sportlern aus den Sportspielen raten. Optimal aufgefüllte Muskelglykogenspeicher erlauben eine hohe Belastungsintensität und ermöglichen dadurch bessere Wettkampfleistungen bei Spielern, die bis zu 90 Minuten ohne Nahrungsaufnahme auskommen müssen.

Wichtig ist hier wieder der Unterschied zu den Untrainierten. Ihre Glykogenspeicherfähigkeit ist begrenzt, weil ihnen das entscheidende Glykogenaufbauenzym, die Glykogensynthetase, nicht in entsprechender Menge zur Verfügung steht. Durch regelmäßiges Training, welches die Erschöpfung der Glykogenspeicher zur Folge hat, kann dies aufgebaut werden.

Eine zu hohe Zufuhr von Kohlenhydraten kann bei Untrainierten dazu führen, dass die Kohlenhydrate innerhalb der nächsten zwei bis drei Tage zu Fett umgebaut werden mit entsprechenden (negativen) Folgen für den Organismus.

Praxistipp
Der Glykogengehalt in Leber und Muskeln kann durch die Aufteilung der Mahlzeiten von z. B. drei auf sechs gesteigert werden. Also lieber häufiger kleinere Portionen an Kohlenhydraten aufnehmen als weniger häufig und dafür große Portionen (vgl. *Schek* 2005)!

Um den Kohlenhydratgehalt in der Nahrung sinnvoll ansteigen zu lassen, bieten sich Lebensmittel an, die vermehrt stärke-, ballaststoffreich und von Natur aus fettarm sind.

Tabelle 20 gibt eine Übersicht über empfehlenswerte **Kohlenhydratträger** in der Sportlernahrung für die tägliche Ernährung:

• Spaghetti	• Trockenfrüchte
• Haferflocken	• Hirse
• Makkaroni	• Zwieback
• Kartoffeln	• Erdbeeren
• Weizenvollkorn-	• Wassermelonen
flocken	• Honig
• Vollkornbrot	• Konfitüren
• Vollkornreis	• Grapefruit
• Müsli	• Orange
• Vollkorn-	• Mandarine
brötchen	• Pfirsich
• Vollkornnudeln	• Cornflakes
• Rosinen	(ungezuckert)
• Banane	• Honigmelone
• Apfel	• Birne
• Kiwi	• Ananas
• Fruchtschnitten	• Weintrauben

Tab. 20: Kohlenhydratreiche Lebensmittel für die tägliche Ernährung von Sportlern

3.5.1   Die Vorwettkampfernährung

Die sportgerechte Ernährung beginnt nicht erst am Wettkampftag sondern schon in den Tagen oder auch Wochen zuvor. Vor sehr wichtigen Wettkämpfen, wie Einzelturnieren in den Rückschlagspielen oder Play-off-Spielen z. B. im Basketball sollte unbedingt auf Alkohol verzichtet werden. Man kann auch im professionellen Sport um Supplementierung herumkommen, wenn man sich konsequent an der abwechslungsreichen Basisernährung orientiert. Die Unterstützung mit Tabletten oder Kapseln jeglicher Art am Wettkampftag ersetzt nicht die Einhaltung der Basisernährung, welche z. B. ausreichend Vitamine und Mineralstoffe enthält.

Konzentrierte Kohlenhydratmahlzeiten, die innerhalb von 4–6 Stunden vor dem Wettkampf gegessen werden, füllen die Glykogenspeicher in der Leber und Muskulatur noch weiter auf. Die Leber, welche den Blutglukosespiegel aufrechterhält, verlässt sich auf häufige Mahlzeiten, um ihren Glykogenspeicher auffüllen zu können.

Im *leichtathletischen Laufsport* hat sich die Nudelparty bzw. Kartoffelparty am Abend vor dem Wettkampf etabliert; die Glykogenspeicher werden nochmals aufgefüllt. Bedacht werden sollte, dass eine extreme Magenfüllung ungünstig ist, genauso wie Alkoholkonsum. Generell wird dazu geraten, 3 bis 7 Tage vor entscheidenden Wettkämpfen überhaupt keinen Alkohol zu konsumieren. Die Kohlenhydratzufuhr vor dem Lauf unterdrückt zum einen bei gut Trainierten den Fettstoffwechsel. Zum Anderen kann eine Unterzuckerung vermieden werden, wenn die Glukoseaufnahme (1g/kg Körpergewicht) etwa 30 Minuten vor dem Start erfolgt (vgl. *Neumann* und *Hottenrott* 2002). Da sich der

Insulingipfel ca. 45 Minuten nach Glukose-aufnahme einstellt, läge er innerhalb der ersten 20 Minuten des Laufes. Allerdings ist bei einer Ausdauerbelastung ein deutlicher Abfall der Insulinsekretion zu beobachten, sodass die blutzuckersenkende Wirkung geringer ausfällt. Aus praktischen Gründen empfiehlt es sich, dieses Ernährungsregime zuvor einmal auszuprobieren, um etwas über die individuelle Verträglichkeit und Reaktion zu erfahren.

Die **Wirkung der Kohlenhydrate** vor einem Lauf beschreiben *Neumann* und *Hottenrott* (2002) folgendermaßen:

1. Wenn spätestens 3–4 Stunden vor dem Lauf noch 140–330 g Kohlenhydrate aufgenommen werden, reicht dies noch aus zur Füllung der Muskel- und Leberglykogenspeicher. Bei gut gefüllten Glykogenspeichern kann die Leistung gesteigert werden.

2. Der Zeitpunkt der letzten Kohlenhydrataufnahme vor dem Start beeinflusst den Blutzuckerspiegel vor dem Beginn der Belastung. Glukosezufuhr provoziert die Insulinausschüttung und führt zum Blutzuckerabfall. Am günstigsten ist eine Kohlenhydrataufnahme etwa 20–30 Minuten vor dem Start. Wird 60–90 Minuten vor dem Start Glukose zugeführt, senkt diese die Blutglukose vor dem Start.

Folgende Richtlinien haben *Jeukendrup* und *Brouns* (1997) zur **Ernährung vor dem Wettkampf** aufgestellt:

• Fülle die Kohlenhydratspeicher mithilfe einer gemäßigten Superkompensations-diät wie Carboloading oder der Tapering-Methode.

• Stelle während der drei Tage vor dem Wettkampf eine KH-Zufuhr von etwa 600 g (entspricht 10 g pro kg Körpergewicht) sicher. Eine höhere Zufuhr verbessert die Glykogeneinlagerung nicht weiter.

• Trinke während der Tage vor dem Wettkampf ausreichend, um gut hydratisiert an den Start zu gehen. Sind während des Wettkampfes große Schweißverluste zu erwarten, achte ganz besonders auf die Auswahl deiner Getränke.

• Vermeide an den Tagen vor dem Wettkampf Lebensmittel mit hohem Gehalt an Nahrungsfasern, um gastrointestinalen Beschwerden vorzubeugen.

• Verzehre 2 bis 4 Stunden vor dem Wettkampf eine kohlenhydratreiche Mahlzeit, um die Leberglykogenreserven aufzufüllen. Vor Wettkämpfen mit kurzer Dauer empfiehlt es sich, leicht verdauliche kohlenhydrathaltige Nahrungsmittel oder Energiegetränke zu sich zu nehmen. Vor Wettkämpfen mit langer Dauer: halbfeste oder feste Nahrungsmittel wie z. B. Energieriegel oder Brot. Halte die Protein- und Fettzufuhr gering.

• Bei einzelnen Sportlern kann der Verzehr kohlenhydratreicher Mahlzeiten oder Getränke vor dem Wettkampf zu einer reaktiven Hypoglykämie führen. Diese Sportler sollten die Kohlenhydratzufuhr bis zur Aufwärmphase bzw. bis 5 Minuten vor dem Start hinausschieben. Spitzensportler sollten sich einem Kohlenhydrat-Toleranz-Arbeitstest unterziehen, um ihre individuelle metabolische Reaktion zu bestimmen.

• Vermeide jeglichen Alkoholkonsum in den letzten 7 Tagen vor dem Wettkampf!

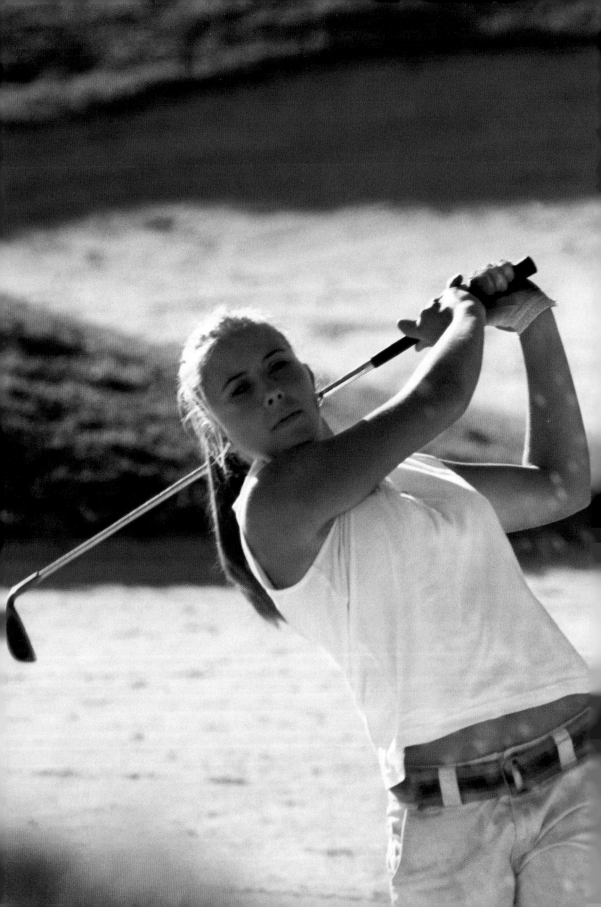

4   Ernährung, Training und Regeneration

In vielen Standardwerken der Trainingslehre findet man auch eigene Kapitel zur Ernährung (vgl. *Weineck* 2004a, *Janssen* 2003, *Hohmann* et al. 2003). Die Ernährung muss auf das Training bezogen werden, da der Sportler wesentlich mehr Zeit im Training verbringt als im Wettkampf. Somit findet auch der Hauptenergieumsatz im Training und nicht im Wettkampf statt. Ernährungsfehler hingegen sind im Training weniger folgenreich als im Wettkampf.

Zu einem optimalen Training gehört auch eine optimale Ernährung!

Trainingseinheiten unterscheiden sich im Hinblick auf ihren Umfang (= zeitliche Dauer) ihre Intensität sowie hinsichtlich ihrer Spezifik (= auf die Sportart bezogen) betrachtet. Es ist ein großer Unterschied, ob man nur einmal in der Woche 60 Minuten trainiert oder als Profi 8–10 Trainingseinheiten zu jeweils 2–2,5 Stunden zu absolvieren hat. Zudem stellt es energetisch einen Unterschied dar, ob die Technik bzw. Koordination im Vordergrund steht oder z. B. das sportartspezifische Konditionstraining. Bei Letzterem hat der Sportler beispielsweise einen höheren Energieverbrauch.

Für Freizeit-, Breiten- und Gesundheitssportler stellt eine ausgewogene und abwechslungsreiche Kost gemäß den beiden Nährstoffpyramiden in Abbildung 7 und 8 die optimale Basis dar.

In diesen Bereichen geht man von etwa zwei- bis dreimal 1,5–2 Stunden Training pro Woche aus. Im Grunde genommen kann man sich hier Sportgetränke oder Sportriegel sparen. Vor allem in den Sportarten Handball, Fußball, Volleyball, Basketball, Tischtennis, Tennis, Badminton oder Squash genügen die körpereigenen Glykogenspeicher vollkommen, um ein 90-minütiges Training energetisch abzusichern. Die Sportler sollten darauf achten, dass sie nicht unbedingt nüchtern trainieren und dass sie eine bis zwei Flaschen Mineralwasser zum Flüssigkeitsersatz mit ins Training nehmen. Die meisten Sportler müssen vor dem Training etwas essen, da sie sich mit leerem Magen nicht belasten können. Das Essen, meist das Abendessen, sollte nicht zu voluminös und nicht zu fetthaltig sein. Als Grundsatz kann man sich merken, dass man sich vor dem Training nicht satt essen sollte. Es sollten leicht verdauliche Kohlenhydrate mit hohem (bis mittlerem) glykämischen Index zugeführt werden. Der Vorteil von Nüchterntraining besteht darin, dass während des Trainings höhere Anteile an freien Fettsäuren umgesetzt werden. Zum Abschmelzen von unerwünschtem Körperfett, um das Körpergewicht zu reduzieren, ist dies also durchaus eine probate Methode.

»Im Training muss man trocken bleiben!« Diese alte Forderung, dass man im Training nichts trinken darf, ist physiologisch völlig unhaltbar. Dies gilt nicht nur für den Breiten- und Freizeitsport sondern natürlich auch für die Profis. Nach Berichten mancher Profis scheint dies jedoch immer noch eine beliebte psychologische Schikane von Trainern zu sein. Besonders in der warmen Jahreszeit, wenn auch in den Sporthallen sehr hohe

Temperaturen herrschen können, ist das Trinken zur Aufrechterhaltung der körperlichen und geistigen Leistungsfähigkeit unverzichtbar. Wenn der Sportler oder Athlet zeitlich vor dem Training nicht mehr zum Essen kam, kann er sich einen Riegel oder z. B. eine Banane mitnehmen.

Viele Sportler können oder wollen nach einem anstrengenden Training nichts essen. Nach dem Training sollte zuerst der Flüssigkeitshaushalt wieder ins Lot gebracht werden. Es ist unbedingt darauf zu achten, dass das erste Getränk nach dem Sporttreiben kein Alkohol ist! Der Körper hat im Training Flüssigkeit und Mineralstoffe verloren, die durch eine geeignete Getränkeauswahl ersetzt werden sollten. Relativ gut geeignet **nach dem Sporttreiben sind Fruchtsaftmischgetränke** wie z. B. die Apfelsaftschorle. Natürlich kann nach dem Training auch noch gegessen werden. Im Hinblick auf die Menge, die man essen sollte, trifft das, was für die Zeit vor dem Training gilt, auch nach dem Training zu. Die letzte voluminöse Mahlzeit sollte ca. 2 Stunden vor dem abendlichen Training stattfinden. Spätes Essen am Abend kann die Schlaftiefe beeinträchtigen und damit die Erholung negativ beeinflussen. Ob man durch ein spätes und voluminöses Abendessen eher zunimmt als durch ein Mittagessen, wird in der Literatur unterschiedlich gesehen. Sinnvoller wäre auch für den Breiten- und Freizeitsportler, über den Tag verteilt mehrere kleinere Mahlzeiten einzunehmen.

4.1   Ernährung bei Leistungs- und Hochleistungssportlern

Ungleich komplexer stellt sich die Situation bei Sportlern dar, die mehrmals am Tag mit einer hohen Intensität trainieren. Die Ernährung sollte gleichzeitig an die Saisonplanung angeglichen werden. Momentan gibt es zwei Systeme, welche je nach Sportart oder Disziplin zur Anwendung kommen können. Die Saisonplanung nach *Matwejew* (*Weineck* 2004a) trifft wohl auf die große Mehrzahl der Sportler zu, welche zwischen 3- und 5-mal pro Woche trainieren. Das Blocktraining bleibt dem professionellen Bereich vorbehalten.

4.2   Ernährung in der Saisonplanung

Nach dem klassischen Periodisierungsprinzip von *Matwejew* unterteilt man die Saison in Vorbereitungs-, Wettkampf- und Übergangsperiode.

Die **Vorbereitungsperiode** kann man in zwei weitere Phasen unterteilen. In der ersten Phase steht eine allgemein-konditionelle Vorbereitung im Vordergrund. Hier wird sehr umfangreich trainiert, vornehmlich im Ausdauer- und Kraftbereich. Gleichzeitig wird aber auch schon gezielt für die jeweilige Sportart trainiert. Der Sportler muss bei einer derartigen Trainingsgestaltung zunächst einmal auf eine optimale Eiweißernährung achten. Dies ist wichtig im Hinblick auf die Adaptationen der Muskulatur sowie für ein intaktes Immunsystem zur Krankheitsabwehr. Wird gleichzeitig zu viel Alkohol konsumiert, wirkt sich dies negativ auf den Testosteronspiegel aus, was in der Folge die Anpassungserscheinungen durch Krafttraining behindert. Wenn zum Aufbau der Grundlagenausdauer viel gelaufen wird, kann der Schweißverlust und damit in Folge der Mineralstoffverlust durch das Schwitzen erhöht sein. Entsprechend muss viel getrunken und auf qualitativ gute Mineralwässer geachtet werden. Ziel ist es, dass man sein »altes Kampfgewicht« möglichst bald wieder erreicht. Aus diesem Grund sind häufigere Gewichtskontrollen notwendig. Viele Sportler oder Athleten kommen mit ein paar Pfunden zu viel aus der Übergangsperiode bzw. Urlaubszeit. Das Beispiel von *Jan Ullrich* hat mehrfach gezeigt, dass es für die Formfindung nicht immer vorteilhaft ist, wenn man mit zu viel Gewicht das Training wieder aufnimmt.

Im zweiten Teil der Vorbereitungsperiode steht das spezifische Training im Vordergrund. Allerdings läuft das Konditionstraining weiter. Somit gelten die gleichen Voraussetzungen wie im Teil 1 der Vorbereitungsperiode.

Praxistipp
In der Vorbereitungsperiode vor allem auf eiweißbetonte sowie vitamin- und mineralstoffreiche Ernährung achten!

In der **Wettkampfperiode** gilt es, sich abwechslungsreich und ausgewogen nach einer der Ernährungspyramiden – oder Mischformen von beiden – zu ernähren. Die tägliche körperliche und geistige Belastbarkeit wird entscheidend von der Ernährung mit beeinflusst. Stehen besonders wichtige Turniere, Ranglisten oder Veranstaltungen auf dem Wettkampfplan, so sollte man sich entsprechend gezielt auch durch die Ernährung darauf vorbereiten. Diese Vorbereitung muss langfristig über mehrere Wochen angelegt sein. Dies kann nach der »Tapering«-Methode geschehen oder durch eine kohlenhydratbetonte Diät. Es ist viel wichtiger, dass die Ernährung über einen längeren Zeitraum stimmt, als dass man sich Wunderdinge von Substitutionen am Wettkampftag selbst verspricht. Generell sollte mit Alkohol äußerst zurückhaltend umgegangen werden. In den Umkleidekabinen sollten nach dem Training bzw. nach dem Spiel oder in den Vereinsbussen auf der Heimfahrt vom Auswärtsspiel keine Bierkästen auf die Sportler warten – dies ist physiologisch völlig absurd! Alkohol entwässert den Organismus des Sportlers, spült also Mineralstoffe heraus. Wenn man im Training oder Spiel viel geschwitzt hat, verschlechtert man seinen Elektrolythaushalt durch ein solches Verhalten noch mehr. Cola-Getränke sind nach dem Sporttreiben ebenfalls nicht zu empfehlen, da sie kaum Mineralien enthalten und die Diurese (Harnausscheidung) ebenso wie Alkohol fördern.

Der Alkoholabusus nach dem Training behindert massiv den Regenerationsprozess der Sportler und Athleten!

Das erste Getränk nach Beendigung des Trainings sollte nach neuesten Erkenntnissen ein Gemisch aus ca. 30 % Proteinen und ca. 70 % Kohlenhydraten enthalten. Dadurch lässt sich die Wiederauffüllungsgeschwindigkeit der Glykogenspeicher um 38 % verbessern (vgl. *Neumann* und *Hottenrott* 2002). Die Sporternährungsindustrie hat zu diesem Zwecke besondere Getränke entwickelt, auf die im Kapitel 10 näher eingegangen wird.

Besonders innerhalb der ersten 1–2 Stunden spricht man von der sogenannten »**open-window**«-**Theorie**, wonach die für die Regeneration verantwortlichen Systeme und Mechanismen besonders aktiv sind, das Fenster also geöffnet ist. Speziell hingewiesen werden kann auf die Glykogensynthetase, ein Hormon, welches in dieser Zeit besonders aktiv ist. Nach ca. 3–4 Stunden schließt sich dieses Fenster wieder, was bedeutet, dass die

Regeneration von nun an zeitlich deutlich verzögert abläuft.

> In der Erholungsphase unmittelbar nach dem Training gilt es primär,
> • Kohlenhydrate und Proteine
> • viel Flüssigkeit
> • und Kalium
> zu ersetzen!

Das Kalium benötigt der Organismus zur Einlagerung der Kohlenhydrate. Zudem spielt es eine wichtige Rolle in der Reizübertragung. Von Zeit zu Zeit sollten Gewichtskontrollen vor und nach dem Training durchgeführt und vom Coach dokumentiert werden. In der Wettkampfperiode sollten die Sportler keine Ernährungsexperimente durchführen. Dies kann zu Einbrüchen in der Leistungsfähigkeit führen.

In der **Übergangsperiode** sinken der Umfang und die Intensität des Trainings. Gleichzeitig muss der Sportler oder Athlet seine Ernährung an diese veränderten Bedingungen anpassen. Weniger Umsatz an Energie bedeutet, dass man nicht genau die gleichen Mengen wie in der Wettkampfperiode zu sich nehmen darf. Sonst nimmt man zwangsläufig an Körpergewicht zu. Es ist der Gesundheit und auch der folgenden Vorbereitungsperiode nicht sonderlich zuträglich, wenn man sich in der Übergangsperiode im Ernährungsbereich gehen lässt. Zu bedenken ist hierbei, dass die Übergangsperiode fließend in die Vorbereitungsperiode übergeht und somit in diese hineinwirkt.

Die Übergangsperiode ist die geeignete Zeit, mittel- bzw. langfristige Umstellungen in seiner Ernährung vorzunehmen oder bestimmte kurzfristige Ernährungstipps auszuprobieren.

4.3   Blockstruktur der Saisonplanung

Im modernen Hochleistungssport hat sich in den letzten Jahren immer mehr das sogenannte Blocktraining durchgesetzt. Bei diesem Training arbeitet man gezielt, meist mehrere Wochen, an einer spezifischen konditionellen Fähigkeit. Im Prinzip gelten genau dieselben Ernährungsregeln wie in der Saisonperiodisierung nach *Matwejew*.

Man unterscheidet dabei Ausdauerblöcke, Kraftblöcke und Schnelligkeitsblöcke voneinander. Die Saisonvorbereitung beginnt z. B. in den Sportspielen parallel mit einem Ausdauerblock und einem Kraftblock. Während früher lediglich für Zeiten intensiven Krafttrainings empfohlen wurde, die Proteinzufuhr zu erhöhen, gilt dies mittlerweile auch für Ausdauerathleten. Sie haben gegenüber Nichtsportlern beispielsweise einen um ca. 60–70 % erhöhten Proteinbedarf, was ungefähr 1,4 g Protein pro kg Körpergewicht entspricht. Bei Kraftsportlern kann er bis zu 2 bzw. 2,5 g pro kg Körpergewicht am Tag betragen. Da **Schnelligkeitstraining** ebenfalls stark von den Adaptationsmechanismen der Muskulatur abhängt, ist auch während eines Schnelligkeitsblocks auf hochwertige Eiweißernährung zu achten.

Wenn man nun – was trainingsmethodisch den Sinn des Blocktrainings ausmacht – während der Saison bestimmte intensive Blöcke einbaut, muss entsprechend mit der Ernährung darauf reagiert werden.

4.4   Zusammenfassung

Die Kohlenhydrate stellen den wichtigsten Nährstoff für hochintensive Körperbelastungen dar. Die Energiefreisetzung erfolgt bei Kohlenhydraten dreimal so schnell wie bei

Fetten. Die Kohlenhydratspeicher sind jedoch begrenzt, sodass der Organismus nur für eine begrenzte Zeit, in der hochintensive körperliche Arbeit geleistet wird, auf sie zurückgreifen kann. Gehen die Kohlenhydratspeicher zur Neige, greift der Organismus verstärkt auf die Proteine zurück, was einen Ammoniakanstieg und damit Ermüdung hervorruft. Eine bedarfsangepasste Zufuhr von Kohlenhydraten während des Trainings oder Spiels bzw. Wettkampfes schont die Muskelglykogenvorräte und reduziert den Proteinverbrauch, was die Ermüdung verzögert bzw. die Leistung steigern kann. Diese Ernährungsform bleibt in der Regel stark leistungsorientierten Sportlern vorbehalten. Während des Wettkampfes oder Spiels sollten schnell resorbierbare Kohlenhydrate – am besten in flüssiger Form – zugeführt werden. Vollkorn-produkte sind am Tag des Wettkampfes (am besten auch schon am Vorwettkampftag) zu meiden, da die Inhaltsstoffe aufgrund des hohen Fasergehaltes langsamer ins Blut übergehen als z. B. Weißbrot und den Magen-Darm-Trakt eher belasten. Besondere Situationen wie Trainingslager, hochintensive täglich mehrfache Trainingsbelastungen, stark belastende Wettkämpfe oder Spiele und eine hohe Wettkampf- oder Spieldichte erfordern besondere Maßnahmen in dem Sinne, dass kommerziell erhältliche Kohlenhydratkonzentrate (Sportriegel, Sportgetränke etc.) empfohlen werden können. Nach dem Training oder Wettkampf ist es wichtig, die Kohlenhydratvorräte rasch wieder aufzufüllen. Dabei hat sich ein Kohlenhydrat-Protein-Gemisch als besonders effektiv erwiesen (vgl. *Kindermann* et al. 2005).

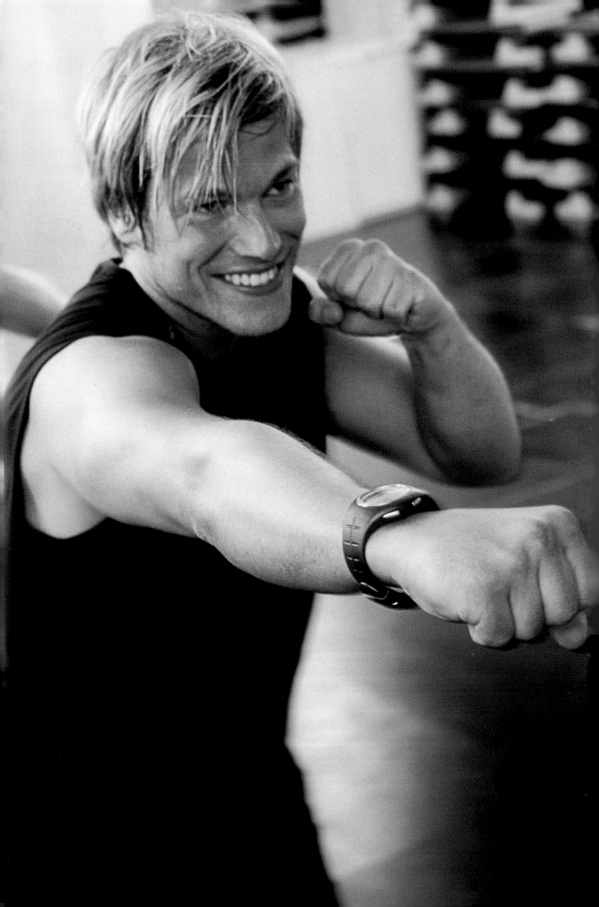

5 Fette – ein besonderer Energieträger

Die Fette (Lipide) stellen im menschlichen Organismus das mit Abstand größte Energiedepot dar. Fette haben in der Regel einen schlechten Ruf, der bei genauerer Analyse eigentlich ungerechtfertigt ist. Für manchen ist ein zu großes Energiedepot der Hauptgrund, mit dem Sporttreiben anzufangen, nach dem Motto: Der Speck muss weg! Im Gegensatz zu den Kohlenhydraten besteht bezüglich der Speicherfähigkeit der Fette kein Problem. Bei der Fetternährung geht es einerseits um die Menge, andererseits aber auch um die Qualität der Lipide. Die Fette erfüllen wichtige Aufgaben im menschlichen Organismus. Sie spielen z. B. in der Energiebereitstellung eine entscheidende Rolle und liefern mit 9,3 kcal pro Gramm mehr als doppelt so viel Energie wie die Kohlenhydrate mit 4,1 kcal pro Gramm. Bestimmte Belastungen wie etwa Marathon oder Triathlon sind ohne Fette nicht durchführbar. Wann und in welchem Umfang die Fette zur Energiebereitstellung herangezogen werden, hängt
1. von der Belastungsintensität sowie
2. von der Verfügbarkeit der Kohlenhydrate und damit von der Belastungsdauer ab.

Der Fettanteil der Körpermasse beträgt bei Frauen ca. 20–35 % und ca. 10–25 % beim Mann (unter Umständen auch etwas mehr). Insbesondere durch Ausdauerbelastungen wie Laufen, Walken, Radfahren, Inlineskaten oder Schwimmen wird die Fähigkeit des Organismus gesteigert, die Fette für die Energiebereitstellung zu mobilisieren. In den Zellen – genauer: in den Mitochondrien – wird die entsprechende enzymatische Voraussetzung geschaffen, Fette zu verstoffwechseln. Möchte man durch Sport seinen Körperfettanteil reduzieren, so muss man entweder bei einer geringen Intensität sich ausdauernd belasten oder sich entsprechend lange belasten, damit der Fettstoffwechsel angekurbelt werden kann. Daraus kann man folgende zentrale Feststellung ableiten:

Der Fettstoffwechsel kann trainiert werden!

Das Fett wird in Form von Triglyceriden in den Fettzellen (Adipozyten) gespeichert. Kleinere Mengen an Triglyceriden sind außerdem in den Muskelzellen gespeichert sowie an das Albumin im Blut gebunden. Der größte Teil des Fettgewebes befindet sich unter der Haut (subkutanes Fettgewebe) sowie im Bereich der Bauchorgane. Fett liefert sehr viel Energie, weshalb es oft pauschal als Dick- und Krankmacher verurteilt wird. Doch obwohl sich viele Menschen fettarm ernähren, steigt die Zahl der Übergewichtigen und der ernährungsbedingten Krankheiten. Fett alleine macht nicht fett, aber es sollte schon das richtige Fett sein, wenn man sein Wohlbefinden steigern will (vgl. *Worm* 2004). Je nach den Ernährungsbedingungen kann dieser Speicher sehr klein werden oder bei andauernder positiver Energiebilanz (Überernährung) stark anwachsen. Bei gut trainierten Sportlern kann diese gespeicherte Fettmenge im Vergleich zu körperlich inaktiven Personen wesentlich kleiner sein. Bei Männern kann sie dann zwischen extrem niedrigen 4–5 und 10 %, bei Frauen zwischen 7–8 und 10 % liegen (vgl. *Brouns* 1993).

5.1   Zur Biochemie der Fette

Bei Fetten handelt es sich um wasserunlösliche Moleküle, welche zu den essenziellen Bestandteilen einer jeden menschlichen Zelle gehören. Chemisch betrachtet sind sie Ester des dreiwertigen Alkohols Glycerin mit Fettsäuren. Fette sind löslich in organischen Lebensmitteln wie z. B. Alkoholen oder Benzolen. Wenn alle drei Alkoholgruppen des Glycerins mit Fettsäuren abgesättigt sind, so spricht man von einem Triglycerid oder Neutralfett. Die Fettsäuren unterscheiden sich im Bezug auf ihre Kettenlänge (Anzahl der Kohlenstoffatome) und ihres Sättigungsgrades (Anzahl der Doppelbindungen). In menschlichem und tierischem Gewebe überwiegen gesättigte Fettsäuren, die keine Doppelbindungen haben und aus Glukose gebildet werden können. Bei den Pflanzen dominieren die sogenannten ungesättigten Fettsäuren – entweder einfach oder mehrfach ungesättigt – je nach Anzahl ihrer Doppelbindungen.
Essenziell für den menschlichen Organismus sind die Linol- und Linolensäure. Sie haben die größte biologische Bedeutung und kommen in größerer Menge im Maiskeimöl (Linolsäure) und Leinsamenöl (Linolensäure) vor. Beide können vom menschlichen Organismus nicht synthetisiert werden und müssen somit über die Nahrung aufgenommen werden.

Lipide, welche reich an ungesättigten Fettsäuren sind, haben folgende Eigenschaften (mod. nach *Geiss* und *Hamm* 2000):
- weiche bis flüssige Konsistenz (= Öle)
- einen niedrigen Schmelzpunkt

- eine leichte Verdaulichkeit
- einen Schutzeffekt vor Herz-Kreislauf-Erkrankungen

In den letzten Jahren machen immer mehr die in Fisch und Fischölen enthaltenen Eikosapentaensäuren von sich reden. Die sogenannten Omega-3-Fettsäuren findet man in fetten Kaltwasserfischen, Lachs, Thunfisch, Makrele, Hering und Sardine. Dieses »gute« Fett schützt vor Herz-Kreislauf-Erkrankungen, senkt das Herzinfarktrisiko, den Bluthochdruck und erhöhte Blutfette.

Relativ unbekannt ist, dass auch das Fleisch von Tieren diese Fettsäuren enthält. Bei Tieren, welche auf Steppen, Wiesen oder im Wald weiden durften, kann das Fleisch beachtliche Mengen dieser gesundheitsfördernden Fettsäuren aufweisen. Dies ist bei Tieren, welche aus konventioneller Aufzucht stammen, eher nicht der Fall.

Praxistipp
Achten Sie von Zeit zu Zeit darauf, Fleisch oder auch Wurstwaren von Tieren aus artgerechter Haltung zu essen. Man kann generell empfehlen, so oft wie möglich Omega-3-reiche Lebensmittel sowie dunkelgrüne Gemüsesorten zu konsumieren und zur Zubereitung Rapsöl zu verwenden (vgl. *Worm* 2004).

Lipide, die reich an gesättigten Fettsäuren sind, haben folgende Eigenschaften (mod. nach *Geiß* und *Hamm* 2000):
- eine feste Konsistenz
- einen hohen Schmelzpunkt
- eine schwere Verdaulichkeit
- erhöhen den Blutfettspiegel

Fette ganz allgemein zu verdammen ist, wie bisher gezeigt werden konnte, nicht korrekt. Für den menschlichen Organismus haben sie weitere wichtige Bedeutung, denn sie dienen ihm nach *Baron* (1999) als

1. **Energiequelle:** Fett liefert pro Gramm ca. 9,3 kcal Energie, Kohlenhydrate etwa 4,1 kcal. Zwischen dem Glukose- und Fettstoffwechsel bestehen enge Beziehungen.
2. **Wärmeproduzent, Wärmespeicher, Isolierungsschicht:** An der Aufrechterhaltung einer konstanten Körpertemperatur des Menschen ist das Fett entscheidend beteiligt. Das Unterhautfettgewebe schützt vor übermäßiger Wärmeabstrahlung und Abkühlung des Organismus. Auf der anderen Seite schützt es den Organismus ebenso bei heißen Temperaturen vor Überwärmung.
3. **Stütz- und Polstersubstanz:** Das Fettgewebe schützt empfindliche Organe vor Druckbelastungen.
4. **Lösungsvermittler für die fettlöslichen Vitamine:** Bei zu geringer Fettaufnahme besteht grundsätzlich die Gefahr einer verminderten Aufnahme der fettlöslichen Vitamine A, D, E und K. Durch Vitaminmangelzustände kann es zu Störungen im Stoffwechsel kommen.
5. **Zellbausteine:** Nicht nur die menschlichen Zellen, sondern auch ihre Organelle wie z. B. die Mitochondrien werden von Membranen umgeben. Die Membranen bestehen aus Fett-Eiweiß-Komplexen.
6. **Zwischenstoffwechsel der Zellen:** Fehlen in unseren Nahrungsfetten essenzielle Fettsäuren, so kann es zu Mangelerscheinungen kommen. Die verschiedenen Fette sind nicht untereinander ersetzbar.

5.2   Zum Fettstoffwechsel

Fettsäuren werden im Organismus als Triglyceride in den Fettzellen gespeichert. Es wir außerdem in Form von kleinen, intramuskulären Tröpfchen im Muskelgewebe gespeichert. Wenn z. B. wenig Energie produziert wird, etwa bei körperlich inaktiven Menschen, bewirkt eine fettreiche Mahlzeit eine Erhöhung der Fettsäurenkonzentration in der Zelle. Dies führt zu einer Erhöhung des Triglyceridgehaltes der Fettzelle.

Im Falle eines erhöhten Energiebedarfs, wie bei sportlichen Belastungen, werden die Fettsäuren zur Energieproduktion verwendet. Dies führt in der Folge zu einer Abnahme der Fettsäurenkonzentration, welche die Spaltung der Triglyceride in freie Fettsäuren und Glycerin stimuliert.

Für den Sport ist wichtig:
Freie Fettsäuren werden innerhalb des Zitronensäurezyklus aerob verstoffwechselt. Fette können nicht anaerob metabolisiert werden. Eine erhöhte Fettsäureoxidation hemmt sowohl die Glykolyserate als auch die Umwandlung des Pyruvats im Zitronensäurezyklus. In der Folge wird die gesamte Kohlenhydratoxidation reduziert. Umgekehrt hemmt ein erhöhter Kohlenhydratstoffwechsel – z. B. durch Trinken eines Kohlenhydratgetränkes – die Lipolyse und vermindert dadurch die Oxidation von Fetten. Zur Fettoxidation benötigt der menschliche Organismus etwa 16 % mehr Sauerstoff als zur Oxidation von Kohlenhydraten: Fette sind also im Vergleich zu Kohlenhydraten sehr energiereich, »brennen« aber schlecht. Sie werden zusammen mit den »gut brennenden« Kohlenhydraten in den Zitronensäurezyklus eingeschleust.

Wenn nicht genügend Glukose zur Verbrennung vorhanden ist, verbrennen auch keine Fette. Daher lautet ein alter biologischer Lehrsatz: **Die Fette verbrennen im Feuer der Kohlenhydrate**.

In die Praxis umgesetzt bedeutet dies: Eine gut trainierte aerobe Grundlagenausdauer ermöglicht es dem Sportler schon früh zu Belastungsbeginn vermehrt Fette zur Energiebereitstellung heranzuziehen und die wichtigen Kohlenhydrate zu schonen. Man kann dadurch den Zeitpunkt der Erschöpfung hinauszögern. Um an die schnellen Kohlenhydrate zu gelangen, empfiehlt es sich daher bei Belastungen, welche länger als 30 Minuten dauern, eine zusätzliche Kohlenhydrataufnahme. Je besser die Kohlenhydratspeicher aufgefüllt sind, umso besser lassen sich die Fette zur Energieproduktion heranziehen.

Die für die Erreichung einer erhöhten Fettoxidation erforderlichen Schritte sind sehr zahlreich und komplex, weshalb ein Steady State (= Gleichgewicht im Hinblick auf Atmung und aeroben Stoffwechsel) ca. 20 Minuten erfordert. In der Anfangsphase einer länger andauernden Belastung wird daher die Energie primär über die Kohlenhydratverwertung kompensiert (vgl. *Brouns* 1993).

5.3   Fettzufuhr beim Sport treibenden Menschen

Die Menschen in den westlichen Industrieländern nehmen ca. 35–45 % der insgesamt zugeführten Energie in Form von Fett ein. Dabei nimmt der Mensch viele ungesunde, gesättigte Fette über den Butter-, Sahne- und Wurstkonsum auf. Auch das Kokos- und Palmkernfett, sogenannte »Transfette«, werden oft als billige Rohstoffe bei der Herstellung von Fertigprodukten verwendet, sind aber ungünstige Fette. Man findet Sie häufig in

* Back- und Frittierfetten,
* Fast-Food-Produkten,
* Fertigsoßen und
* Gebäck.

Leistungssportlich orientierte Athleten sollten diese Produkte meiden oder ihren Konsum auf ein Minimum beschränken. Die oben genannten Zahlen sind im Vergleich zu den Empfehlungen von ca. 30 % für Nichtsportler und 20–30 % für Sportler relativ hoch. Untersuchungen weisen darauf hin, dass eine Fettzufuhr, welche 30 % nicht überschreitet, dazu beiträgt, das Risiko zur Entstehung von Übergewicht, Herz-Kreislauf-Erkrankungen und Dickdarmkrebs zu senken. Nichtsportlern und vor allem Sportlern wird allgemein empfohlen, die Fettaufnahme zu reduzieren.

In der Praxis kann man den Fettanteil in der Nahrung dadurch reduzieren, dass man den Verzehr von Lebensmitteln mit versteckten Fetten wie z. B. Mayonnaise, Schlagsahne, verschiedene Wurst- und Käsesorten und Schokolade einschränkt. Tabelle 21 von *Schek* (2005) gibt einen Überblick.

Bei der Zubereitung von Speisen sollte man der Auswahl von Ölen besondere Aufmerksamkeit schenken (Tab. 22).

Neben den pflanzlichen Ölen liefern auch Fleisch und Fisch wertvolle Fette. Die Fettqualität lässt sich durch entsprechende Kombinationen verbessern: Fischmahlzeiten mit Olivenöl sowie Fleischgerichte mit Rapsöl (geschmacksneutral und hoch erhitzbar) zubereiten. Zum Fleischkonsum ist noch anzumerken, dass er gesünder ist, als man denkt, da z. B. Muskelfleisch überwiegend ungesät-

Energieprozent-Bereiche	Lebensmittel
30–39 En%	Müsliriegel
40–49 En%	Big Mac, Pommes frites, Salz-Kräcker, Butterkekse
50–59 En%	Eiscreme, Croissant, Milchschnitte, Nuss-Nougat-Brotaufstrich, Kartoffelchips, Milchschokolade
60–69 En%	Hühnerei, Sahnetorte
70–79 En%	Wiener Würstchen, Camembert (50 % F.i.Tr.), Gouda (45 % F.i.Tr.), geröstete Erdnüsse, Erdnussbutter
80–89 En%	Leberwurst, Salami, Haselnüsse
90–99 En%	Avocado, Schlagsahne, Mayonnaise

Tab. 21: Lebensmittel mit mittlerem und hohem Gehalt an versteckten Fetten in Energieprozent (vgl. *Schek* 2005)

	Gesättigte Fettsäuren	Einfach ungesättigte Fettsäuren	Mehrfach ungesättigte Fettsäuren	
			Omega-6	Omega-3
Sonnenblumenöl	12,0 %	25,0 %	62,5 %	0,5 %
Rapsöl	6,0 %	63,5 %	20,5 %	10,0 %
Leinöl	10,0 %	18,0 %	14,0 %	58,0 %
Olivenöl	14,0 %	75,5 %	9,5 %	1,0 %
Walnussöl	9,0 %	16,5 %	60,5 %	14,0 %
Kokosfett	90,5 %	7,0 %	2,5 %	0,0 %

Tab. 22: Fettsäurenzusammensetzung verschiedener Öle (mod. nach *Worm*, 2004)

tigte Fettsäuren enthält. Beim Schwein und beim Rind können dies mehr als 50 % sein, bei Geflügelfleisch sogar rund 70 % der gesamten Fettmenge. Es enthält vor allem einfach ungesättigte Fette, aber auch kleine Mengen mehrfach ungesättigter Fettsäuren. Darüber hinaus enthält Fleisch auf natürliche Weise das wichtige Kreatin.

Praxistipp

Für den leistungssportlich orientierten Athleten ist es wichtig, am Wettkampftag entweder auf Fette völlig zu verzichten oder die Aufnahme zumindest auf ein Minimum zu reduzieren!

Weitere Tipps zum bewussten Umgang mit Fetten (vgl. *Bogdanski* 2005):

- Bevorzugung von fettarmen Wurstsorten (Geflügel/Schinken)
- versuchen Sie mindestens 1 x pro Woche Fisch zu essen
- zum Braten beschichtete Pfannen verwenden
- zum Braten oder Backen pflanzliche Öle verwenden (Rapsöl!)
- verwenden Sie zur Herstellung von Salatdressings hochwertige Öle
- anstelle von Sahnetorten auch mal Obstkuchen essen
- bei Milchprodukten die fettärmere Variante wählen

• versuchen Sie 1 x pro Woche kein Fleisch und keine Wurst zu essen

Tabelle 23 stellt eine Übersicht der Empfehlungen verschiedener Autoren dar, wie hoch der Fettanteil an der heutigen Nahrungsaufnahme sein sollte.

5.4 Bedeutung der mehrfach ungesättigten Fettsäuren für den Sportler

Die mehrfach ungesättigten Fettsäuren stellen einen Schutz vor den Folgen hoher Belastung für die Muskulatur dar. Wichtige Determinanten für die belastungsinduzierte Stressreaktion werden über die Fettsäuren mit gesteuert. In einer Querschnittuntersuchung an 63 Triathleten war die Muskelstress- und Entzündungsreaktion signifikant negativ mit dem Anteil an mehrfach ungesättigten Fettsäuren und signifikant positiv mit dem Anteil an gesättigten bzw. einfach ungesättigten Fettsäuren im Plasma korreliert (vgl. *Berg* et al. 1996). Besonders gefährdet sind Sportarten mit hoher exzentrischer Belastung wie Basketball, Volleyball, Tennis oder die Sportarten, in denen viel Sprungkraft trainiert wird. Darunter können auch Sportarten wie Handball, Fußball oder Tischtennis fallen. Als Indikatoren für einen erhöhten Bedarf an mehrfach ungesättigten Fettsäuren gelten Fehlernährung, Erschöpfungszustände, rezidivierende orthopädische Beschwerden, muskuläre Belastungsunverträglichkeit etc.

5.5 MCT in der Sporternährung

Mittelkettige Triglyceride (engl. Medium Chain Triglycerides – MCT) werden als Alternativbrennstoff zur Verbesserung der Ausdauerleistungsfähigkeit angepriesen. Bodybuilder und Kraftsportler verwenden sie als eine alternative Fettquelle zur Nahrungszubereitung. Weiterhin wird vermutet, dass MCT zur Gewichtsabnahme beitragen können. *Jeukendrup* (1996) stellt dazu fest, dass MCT schnell aus dem Magen entleert, absorbiert und oxidiert werden. Die Oxidation der MCT kann durch die gleichzeitige Verabreichung von Kohlenhydraten gesteigert werden. Die Aufnahme von größeren Mengen MCT verursacht gastrointestinale Störungen. Der Gebrauch von MCT zur Leistungssteigerung oder Gewichtsabnahme kann durch die momentane wissenschaftliche Beweisführung aber nicht unterbaut werden.

5.6 L-Carnitin

Bei Carnitin handelt es sich um eine vitaminähnliche Verbindung, die v. a. den Transport langkettiger Fettsäuren in die Mitochondrien (Zellorganellen, in denen der aerobe Stoffwechsel abläuft) zum Zwecke der Energieproduktion ermöglicht. Über Carnitin wird häufig die Vermutung geäußert, dass es zu einer erhöhten Verwendung von freien Fettsäuren als Substrat für die Energieproduktion führen soll und dass dadurch die Muskelglykogenvorräte geschont werden könnten. Dies

	Berg et al. (1996)	Kindermann et al. (2005)	Feil und Wessinghage (2005)	Schek (2005)	Geiss und Hamm (2000)	Konopka (2002)
Fettzufuhr	25–30 %	20–25 %	25 %	30–35 %	28–30 %	25–30 % <

Tab. 23: Zufuhrempfehlungen an Fetten an der Gesamtenergiezufuhr in der täglichen Ernährung von Sportlern

hätte zur Folge, dass die Ermüdung hinausgezögert werden könnte. Bei übergewichtigen Sportlern soll es durch die gesteigerte Fettverbrennung als »Fatburner« zusätzlich zur Gewichtsabnahme beitragen.

Wagenmakers (1998) kommt zu folgenden Feststellungen:

1. Carnitin trägt nicht zu Gewichtsverlust oder einer Reduktion der Körperfettmasse bei. Es gibt keine theoretische Basis anzunehmen, dass Carnitin-Supplementation diesen Effekt haben könnte.

2. Carnitin-Supplementation ändert die Carnitinkonzentration im Muskel nicht und kann daher keine Wirkung auf den Stoffwechsel des ruhenden Muskels haben.

3. Bei Belastung mit 90 % VO$_2$max sinkt die Konzentration an Carnitin im Muskel auf eine Niveau, das die Fettoxidation im Muskel limitieren könnte.

4. Carnitin-Supplemente erhöhen die Fettoxidation beim Ausdauer-Radfahren oder Ausdauer-Laufen nicht und reduzieren auch nicht den Glykogenabbau.

5. Carnitin-Supplementation steigert die Carnitinkonzentration im Muskel nicht und verbessert daher Ausdauerleistungen nicht über einen Effekt auf den Muskelstoffwechsel.

5.7 Cholesterin

Cholesterin ist eine spezielle Lipidform und bildet die Grundsubstanz für eine ganze Reihe wichtiger Körpersubstanzen wie für das Steroidhormon (Stresshormon) Cortisol, das weibliche und männliche Sexualhormon, für Vitamin D, für das Aldosteron und für die Gallensäure. Das Cholesterin wird im Organismus in genügenden Mengen synthetisiert, um die beschriebenen Aufgaben zu erfüllen.

Steigt die Zufuhr über die Nahrung, wie z. B. durch Fleisch oder Eier als tierische Eiweißquellen, so passt sich die endogene Synthese der gesteigerten Zufuhr an. Wenn allerdings die Cholesterinzufuhr mit der Nahrung die Eigenbildung übersteigt, kommt es zu einem Anstieg des Blutcholesterins. Das Cholesterin wird proteingebunden in der Blutbahn transportiert. Man unterscheidet dabei:

VLDL	=	Very Low Density Lipoprotein
LDL	=	Low Density Lipoprotein
IDL	=	Intermediate Density Lipoprotein
HDL	=	High Density Lipoprotein

Die absolute Bestimmung des Cholesterinwertes geht an der Tatsache vorbei, dass es auf die Höhe der einzelnen Werte ankommt, also HDL einen möglichst hohen Wert erzielen sollte, während das LDL und VLDL eher niedrigere Werte aufweisen sollten.

Durch Sporttreiben (> 2000 kcal/Woche) kann der HDL-Wert erhöht und parallel dazu der LDL-Wert gesenkt werden. Die Cholesterinproblematik als Risikofaktor für koronare Herzkrankheiten stellt sich für Sportler nicht in dem Maße wie für körperlich inaktive Menschen. Von Zeit zu Zeit sollte der Athlet bzw. Sportler seine Cholesterinwerte überprüfen lassen.

5.8 Zusammenfassung

Der Fettbedarf des Sportlers sollte bei maximal 25 %, aber auf jeden Fall unter 30 % der täglichen Energiezufuhr liegen. Häufig liegt die tatsächliche Energiezufuhr jedoch deutlich höher. Eine zusätzliche Fettaufnahme steigert die Fähigkeit des Organismus bei Ausdauerbelastungen nicht, in der Energiebereitstellung vermehrt auf Fette zurückzugreifen. Regelmäßiges Ausdauertraining erhöht die Fähigkeit der Muskulatur, während der Belastung Fette als Energiequelle zu nutzen, senkt den Fettgehalt im Blut und wirkt sich positiv auf die Cholesterinfraktion aus. Eine Steigerung der Ausdauerleistungsfähigkeit kann durch ein spezielles »Fatloading« nicht erzielt werden (vgl. *Schek* 2005). Bei der täglichen Nahrungsaufnahme sollte der Sportler bzw. Athlet darauf achten, Lebensmittel mit versteckten Fetten zu meiden und auf fettarme Produkte zurückgreifen. Gerade die Auswahl magerer Lebensmittelprodukte sowie ein Verzicht auf den Verzehr von Innereien

begrenzt die Fett- und Cholesterinzufuhr. Bei der Zubereitung des Essens sollte auf die Verwendung von qualitativ hochwertigen kalt gepressten Ölen geachtet werden, da diese entsprechend hohe Gehalte an ungesättigten Fettsäuren aufweisen. Einfach ungesättigte Fettsäuren wie Ölsäure, die man reichlich in Oliven- und Rapsöl findet, können den LDL-Spiegel im Blut absenken. Als Streichfett für Brote und Brötchen wird Diätmargarine empfohlen, da andere Margarinesorten z. T. hohe Anteile an den sogenannten Transfetten aufweisen (vgl. *Kindermann* 2005).

6 Eiweiße – Power nicht nur für Kraftsportler

Während der Kohlenhydrat- und Energiebedarf im Sport über Jahre hinweg sehr genau untersucht worden ist, wurde der Festlegung der Bedürfnisse in Bezug auf Eiweiß wesentlich weniger Aufmerksamkeit geschenkt. Dem Eiweiß (Protein, vom Griechischen »protos« = das Erste; die Namensgebung macht die Bedeutung von Eiweiß deutlich) kommt im Organismus sowohl anabole als auch katabole Funktion zu. Im Katabolismus können bestimmte Aminosäuren auch Glukose und damit Energie liefern. In Abhängigkeit von der Sportart bzw. Disziplin kann die Eiweißverstoffwechslung bis zu 37 % des totalen Energiebedarfs decken. Im Sport bringt man sie gemeinhin mit dem Kraftsport in Verbindung, bestehen die Muskeln doch zu ca. 20 % aus Protein. Aber auch im Ausdauersport sowie den Sportspielen erfüllen sie wichtige Funktionen. Für Sportler kann sich nach *Geiß* und *Hamm* (2000) unter bestimmten Umständen ein Mehrbedarf an Proteinen ergeben:

1. Mehrbedarf für Muskelneubildung (Aufbau-Training)
2. erhöhter Erhaltungsbedarf für größere Muskelmasse (Abnutzungsquote)
3. erhöhter »Verschleiß« an Funktionsproteinen
4. möglicher »Stimulierungseffekt« auf die Proteinsynthese
5. Der Pool an freien Aminosäuren im Gewebe ist ein zusätzlicher Energiespeicher und ein Schutz vor Abbau an Körperprotein.

6.1 Chemie der Proteine

Proteine findet man in jedem Teil einer menschlichen Zelle. Ein Protein besteht aus einer genetisch festgelegten, charakteristischen Sequenz von Aminosäuren. Die aufeinanderfolgenden Aminosäuren sind in unverzweigten Ketten angeordnet und durch Amidbrücken (Peptidbindung) miteinander verbunden. Am Kettenende befindet sich eine freie Säurengruppe. Eiweiße sind demnach Polypeptidketten, deren Glieder Aminosäuren sind. Die Aminosäuren werden in elf **nicht essenzielle** (d. h. entbehrliche) und neun **essenzielle** (unentbehrliche) **Aminosäuren** eingeteilt, was in Tabelle 24 dargestellt ist:

Essenzielle Aminosäuren	Nicht essenzielle Aminosäuren
• Valin	• Glycin
• Leucin	• Alanin
• Isoleucin	• Serin
• Threonin	• Cystein
• Methionin	• Asparagin
• Lysin	• Glutamin
• Phenylalanin	• Asparaginsäure
• Tryptophan	• Glutaminsäure
• Histidin	• Arginin
	• Tyrosin
	• Prolin

Tab. 24: Essenzielle und nicht essenzielle Aminosäuren

Wichtig ist zu wissen, dass die nicht essenziellen Aminosäuren im menschlichen Organismus aus den essenziellen gebildet werden können, nicht aber umgekehrt. Aus diesem Grund müssen die essenziellen mit der Nahrung zugeführt werden.

Die Proteinverdauung beginnt im Magen und wird im Dünndarm fortgeführt. Die Proteine werden dort mit einer Wasserhülle umgeben. Die entscheidenden Proteine des Magens sind die Proteasen, vor allem das Pepsin: Es spaltet die Proteine zu Peptiden. Die Aminosäuren werden absorbiert und über die Pfortader zur Leber transportiert. In der Leber erfolgt ein erster Umbau, bevor die Aminosäuren an den Blutkreislauf abgegeben werden (vgl. *Schek* 2005).

6.2   Aufgaben der Proteine

Die Eiweiße haben im Körper mannigfaltige Aufgaben. Sie sind an vielen biochemischen Prozessen beteiligt (vgl. *Baron* 1999):

- **Enzymatische Katalyse:** Alle Stoffwechselvorgänge im Organismus werden durch Enzyme katalysiert, die wiederum aus Proteinen bestehen.
- **Transport und Speicherung:** Das Protein Hämoglobin dient z. B. als Transportvehikel für den Sauerstoff. Das Eisen kann durch das Protein Ferritin in der Leber gespeichert werden.
- **Bewegungskoordination:** Durch die aus Eiweiß bestehenden kontraktilen Elemente des Muskelgewebes ist eine gerichtete Bewegung möglich.
- **Mechanische Stützfunktion:** Durch Kollagenfasern gewinnen Gewebe und Knochen an Zugfestigkeit. Kollagen stellt ein Faserprotein dar.
- **Abwehrfunktion:** Die im menschlichen Organismus kreisenden Antikörper sind spezifische Proteine, die durch eine Antigen-Antikörper-Reaktion Fremdsubstanzen binden können.
- **Übertragung von Nervenimpulsen:** Rezeptorproteine übertragen Nervenimpulse an den Synapsen.

- **Übertragung von Erbinformationen**
- **Kontrolle der Differenzierung im genetischen Bereich:** Repressorproteine hemmen in einer Zelle alle, die genetischen Informationen, die für die spezielle Aufgabenstellung der Zelle nicht vonnöten sind.

6.3   Proteinreserven

Der Organismus verfügt über keine Proteinreserven oder Proteinspeicher, die dem großen Speicher des Körperfetts oder kleineren Speicher des Glykogens entsprechen würden. Alle Eiweiße, die sich im menschlichen Körper befinden, sind funktionelle Proteine, d. h., sie sind Bestandteil der Gewebsstrukturen oder gehören Stoffwechselsystemen an.

Überschüssiges Protein kann nicht gespeichert werden, sondern wird chemisch gespalten und der Stickstoff letztendlich mit dem Harn ausgeschieden. Der Rest wird in der Energieproduktion verwendet oder als Glykogen bzw. Fett gespeichert. Dennoch besitzt der Organismus **drei funktionelle Aminosäurepools**, aus denen unter Stressbedingungen wie z. B. Nahrungsentzug oder Energiedepletion Aminosäuren zur Verfügung gestellt werden können:

1. Plasmaproteine und Aminosäuren
2. Muskelproteine und intrazelluläre Aminosäuren
3. Eingeweideproteine und intrazelluläre Aminosäuren

Zwei wichtige Plasmaproteine sind das Albumin und das Hämoglobin, Letzteres auch bekannt als der rote Blutfarbstoff. Er ist eine Komplexverbindung, die aus Globin (Eiweiß) und einem eisenhaltigen Farbstoff (Hämochromogen) besteht. Frauen haben einen etwas geringeren Hämoglobingehalt im Blut als Männer. Dem Hämoglobin können mehrere lebenswichtige Funktionen zugeordnet werden:

1. Sauerstofftransport
2. indirekte Beteiligung am Transport der Kohlensäure
3. die Pufferfunktion und damit Regulation der absoluten Reaktion des Blutes.

Die erste Funktion ist besonders im Sport interessant. Dabei ist das Hämoglobin in der Lage mit dem Sauerstoff bei dessen Überdruck, wie z. B. in der Lunge, eine leicht reversible Bindung einzugehen und ihn im Gewebe, wo das Kohlendioxid einen höheren Druck hat, wieder abzugeben. Das mit Sauerstoff beladene Oxyhämoglobin hat eine hellrote Farbe, es geht dabei in reduziertes Hämoglobin über und nimmt eine dunkelrote Farbe an (vgl. *Nöcker* 1984).

Jede Abnahme des Proteingehaltes führt zu einer Beeinträchtigung des Stoffwechsels und beeinflusst dadurch die Leistungsfähigkeit negativ, v. a. im Ausdauerbereich. Durch körperliche Belastung nimmt die Plasmakonzentration der Aminosäuren ab. Der abgespaltene Stickstoff führt zur Bildung von Ammoniak, welches eine zentrale Müdigkeit verursacht. Ein Mangel an Kohlenhydraten steigert den Bedarf an Proteinen für die Energiebereitstellung dramatisch (vgl. *Brouns* 1993, *Brouns* und *Kovacs* 1998). Durch Supplementierung mit Kohlenhydraten können diese negativen Veränderungen minimal gehalten werden.

Die Muskeln stellen den größten Proteinpool des gesamten menschlichen Organismus dar. Muskelprotein ist kontraktionsfähig und dadurch in der Lage, mechanische Arbeit zu erzeugen. Die Gewebe der Organe stellen nach der Muskulatur den größten Proteinspeicher.

6.4 Empfehlungen zur Eiweißzufuhr

Die Zufuhr von Eiweiß ist nicht gleichzusetzen mit Eiweißdrinks oder ähnlichen Präparaten. Generell enthalten pflanzliche Lebensmittel weniger essenzielle Aminosäuren als tierische Lebensmittel. Proteine aus pflanzlichen Lebensmitteln sind zudem schlechter verdaulich. So ist von der Qualität her gesehen tierisches Eiweiß besser als pflanzliches. Im Zentrum einer intelligenten Eiweißzufuhr steht die biologische Wertigkeit der Nahrungsmittel. Sie gibt an, wie viel Gramm Nahrungseiweiß benötigt werden, um 100 Gramm Körpereiweiß zu ersetzen. Je höher der Wert, umso wertvoller die Kombination.

Konkret kann man folgende Nahrungsmittelkombinationen empfehlen:

Getreide mit Milchprodukten:
* Müsli mit Joghurt, Buttermilch, Molke, Kefir
* Vollkornbrot mit Käse
* Nudeln mit Käse überbacken, Käsespätzle

Getreide mit Hülsenfrüchten:
* Bohnen mit Nudeln, Reis oder Kartoffeln
* Erbsen mit Nudeln, Reis oder Kartoffeln
* schwäbische Variante: Linsen und Spätzle
* Erbsen- oder Bohnensuppe mit Vollkornbrot

Getreide mit Eiern:
* Pfannkuchen, Waffeln
* Vollkornbrötchen und Rührei

Kartoffeln mit Ei oder Milchprodukten:
* Pellkartoffeln mit Quark oder Spiegelei
* Kartoffeln mit Käse
* Rührei mit Kartoffeln
* Spiegelei und Pellkartoffeln

- Kartoffelbrei
- Kartoffelauflauf mit Käse überbacken

Aus Tabelle 25 kann die biologische Wertigkeit von tierischen und pflanzlichen Lebensmitteln und deren Kombinationen entnommen werden.

Besondere Beachtung sollte der **gezielten Eiweißaufnahme im Kraft- und Ausdauerbereich** zukommen. Aber auch in den **Sportspielen** sollte die Bedeutung von qualitativ hochwertiger Eiweißkost nicht unterschätzt werden. So wird in bestimmten Sportspielen entsprechend umfangreiches Ausdauer- und Krafttraining absolviert.

Die Aminosäuren haben z. T. recht spezifische Wirkungen im Organismus. Tabelle 26 zeigt die Wirkungsweise einiger ausgewählter Aminosäuren sowie die natürlichen Quellen auf.

6.5   Glukose-Alanin-Zyklus

Eine zu geringe Zufuhr von Glukose kann zu folgender Problematik führen: Das Gehirn und die roten Blutkörperchen benötigen zum richtigen Funktionieren einen beständigen Zustrom von Glukose. Normalerweise wird dieser über das Leberglykogen gewährleistet. Es kann jedoch im Sport vorkommen, dass durch intensive Belastung die Glykogenvorräte erschöpft werden. In dieser Situation springt der Glukose-Alanin-Zyklus ein. Dabei handelt es ich um einen Stoffwechselweg, lokalisiert in der Leber, der aus bestimmten Aminosäuren Glukose zur energetischen Absicherung der wichtigen Aufgaben von Gehirn und Blut herstellt. Diese Notlösung bedeutet für den Körper, dass es zu einer katabolen (körperabbauenden) Situation kommt. Die Leber verwendet als Glukose liefernde Aminosäuren Valin, Leucin und Isoleucin. Wird die Muskulatur in einem solchen Zu-

Lebensmittel	Biologische Wertigkeit	Lebensmittel	Biologische Wertigkeit
Hühnerei + Kartoffeln	136	Hühnerei	100
Kuhmilch + Weizenmehl	125	Thunfisch	92
Hühnerei + Soja	124	Kuhmilch	91
Hühnerei + Milch	119	Edamer Käse	85
Hühnerei + Weizenmehl	118	Schweinefleisch	85
Kuhmilch + Kartoffeln	114	Soja	84
Rindfleisch + Kartoffeln	114	Reis	81
Hühnerei + Mais	114	Rindfleisch	80
Hühnerei + Bohnen	108	Roggenmehl	76
Bohnen + Mais	100	Linsen	71
		Kartoffeln	71
		Erbsen	56
		Mais	54

Tab. 25: Biologische Wertigkeit unterschiedlicher Lebensmittel (mod. nach *Schek* 2005)

Aminosäure	Wirkung	Natürliche Quellen
Tryptophan	• Produktion von Serotonin, große Bedeutung für den Schlafrhythmus • senkt die Schmerzempfindlichkeit • senkt Angst und Stress	• Milch und Milchprodukte • Fisch, Fleisch, Pute • Bananen, Datteln • Erdnüsse
Phenylalanin	• natürliches Aufputschmittel • Signalübermittlung zwischen Nervenzellen und Gehirn • senkt das Hungergefühl • Gedächtnissteigerung	• Sojaprodukte • Hüttenkäse • Mandeln, Erdnüsse • Kürbis • Sesamkörner
Lysin	• lebenswichtig für bestimmte Proteine • Wachstum, Gewebesynthese • vermindert Hautprobleme • Produktion von Hormonen und Enzymen • Antikörperproduktion • Konzentrationssteigerung • Fettsäureverwertung zur Energie-produktion	• Milch, Käse • Soja • Fleisch • Fisch
Arginin	• Immunreaktion und Wundheilung • Stoffwechsel von Speicherfett • Stabilisierung des Muskelgewebes • Freisetzung und Synthese des Wachs-tumshormons der Hirnanhangdrüse	• Nüsse • Johannisbrot • Gelatine • Rosinen • Hafergrütze • Sonnenblumen- und Sesamkerne
Glutamin und Glutaminsäure	• Brennstoff für das Gehirn • Intelligenzsteigerung • vermindert Erschöpfung • Muskelschutzfunktion • Muskelaufbau	• Milch • Soja • Weizen

Tab. 26: Wirkungsweise und natürliche Quellen ausgewählter Aminosäuren (mod. nach *van Dam* 2003)

stand nicht beansprucht, entscheidet sich der Körper, dort verzweigtkettige Aminosäuren zu holen. Wird jedoch – wie im Sport üblich – Muskulatur beansprucht, baut unser Körper die das Immunsystem stabilisierenden Aminosäuren ab.

Welche Konsequenzen hat dies für den Sport?

1. Gerade bei Sportarten, bei denen die Psyche stark beansprucht wird (Eins-zu-eins-Verhalten: Tennis, Tischtennis, Badminton, Squash, Fechten, Judo, Karate), findet man eine starke Beanspruchung des Glukose-Alanin-Zyklus. Bis zu 37 % des totalen Energieverbrauchs kann in solchen »Stress-Sportarten« aus dem Eiweißabbau resultieren. Beim Marathonlauf bzw. Straßenradrennen sind es zwischen 12 und 15 %.

2. Bei Sportarten mit Gewichtsklassen wird häufig der Kohlenhydratkonsum stark reduziert, da Kohlenhydrate viel Wasser binden. Die Folge davon ist, dass der Glukoseverbrauch über Eiweißabbau abgedeckt wird.

3. Beim Bodybuilder ist es so, dass durch die Wassereinlagerung in die Muskulatur die Definition geringer wird. Daher verzehren Bodybuilder in der Vorwettkampfphase kaum noch Kohlenhydrate.

Die Konsequenz in allen drei beschriebenen Fällen ist eine erhebliche Verringerung der Immunkapazität durch den Abbau der Immunoglobuline. Diese verringerte Funktionsfähigkeit des Immunsystems führt dann, häufig genau im falschen Moment, zu einer Erkältung.

Logischerweise liegt die Lösung des Problems nicht in einer Vergrößerung des Kohlenhydratkonsums, sondern sollte zu einem gezielten Eiweißkonsum aus den entsprechenden Quellen führen (vgl. *van Dam* 2003).

6.5.1   Eiweißzufuhr im Sport

Die meisten Sportler nehmen an, dass eine hohe Eiweißzufuhr im Rahmen eines optimalen Krafttrainings erforderlich sei, und dass es theoretisch möglich sei, sowohl Muskelkraft als auch Muskelumfang durch die Kombination einer extrem hohen Eiweißzufuhr mit einem Krafttrainingsprogramm zu verbessern. Die wissenschaftliche Datenlage zu diesem Sachverhalt ist jedoch nicht so eindeutig, wie dies vermutet werden könnte. Die Zufuhrempfehlungen weisen z. T. eine erhebliche Streubreite auf.
Bei Bodybuildern und Gewichthebern kann man von ca. 2 g pro Kilogramm Körpergewicht (KG) ausgehen. Wurde die Menge auf 2,4 g/Kg/KG angehoben, so konnte keine weitere Verbesserung festgestellt werden (*Lemon* 1994). Im Gegensatz zu der Annahme vieler Sportler hat eine erhöhte Pro-

teinsynthese offensichtlich keinen linearen Bezug zur Eiweißaufnahme, sondern erreicht eher ein Plateau bei einem relativ mittelmäßigen Zufuhrspiegel.
Für ein **muskelerhaltendes Krafttraining** ist nach *Schek* (2005) der Proteinbedarf um ca. 17 % erhöht. **Muskelaufbautraining** (Zunahme der Muskelmasse) erhöht diesen Bedarf um weitere 5 %.
Für Kraftsportler stellt es häufig ein Problem dar, dass proteinreiche Lebensmittel meist auch einen hohen Fettanteil aufweisen. Tabelle 27 zeigt, wo sich Fett einsparen lässt.

Wie kommt Muskelwachstum zustande?

Eine körperliche Belastung, wie im Training oder Wettkampf, führt in Abhängigkeit von der Art und dem Umfang der Belastung immer zu einer Eiweißabnutzung. Es wird also Material zerstört. Dabei bilden sich Bruchstücke des Strukturmaterials mit einem niedrigen Molekulargewicht. Diese Bruchstücke informieren den Zellkern über Art und Umfang der Zerstörung. Dieser erkennt dann, welches Reparaturprogramm gestartet werden muss. Je mehr verzweigtkettige Aminosäuren (Branched Chain Amino Acids = BCAA) der Zellkern vorfindet, desto mehr Ribosomen werden aktiviert und bauen kontraktile Proteine oder Mitochondrien auf (vgl. *van Dam* 2003).

Um Muskeltrainingsarbeit effektiver zu gestalten, gibt van Dam folgende Hinweise:
1. Das Training sollte nach Bodybuildingkriterien erfolgen.
2. Man sollte ungefähr 10 Minuten nach Beendigung des Trainings ca. 2–4 g BCAA mit einem kohlenhydrathaltigen Getränk einnehmen. Wichtig: In dieser Phase kein Eiweiß verwenden, da dies nur die BCAA »verdünnen« würde.

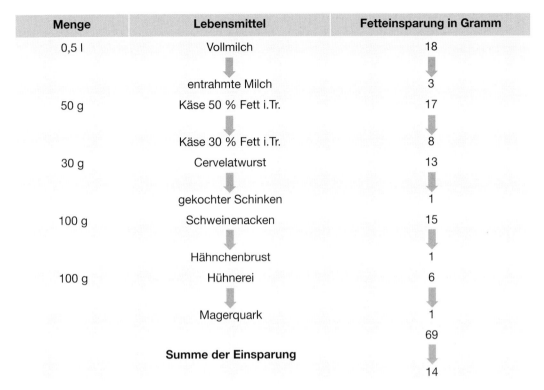

Menge	Lebensmittel	Fetteinsparung in Gramm
0,5 l	Vollmilch	18
	entrahmte Milch	3
50 g	Käse 50 % Fett i.Tr.	17
	Käse 30 % Fett i.Tr.	8
30 g	Cervelatwurst	13
	gekochter Schinken	1
100 g	Schweinenacken	15
	Hähnchenbrust	1
100 g	Hühnerei	6
	Magerquark	1
		69
	Summe der Einsparung	
		14

Tab. 27: Möglichkeiten der Fetteinsparung durch gezielte Lebensmittelauswahl für Kraftsportler

3. Nach ca. 40 Minuten sollte man mit der Zufuhr von hochwertigem Eiweiß beginnen. Die BCAA dienen als Reiz für den Strukturaufbau, das Eiweiß findet nun als Baumaterial dazu Verwendung.
4. Für ausreichende Vitaminzufuhr sorgen (v. a. Vitamin C u. B_6).

Bei allen anderen Sportarten und Disziplinen (Spielsportarten) weist *Lemon* (1994) darauf hin, dass Krafttraining den Nahrungseiweißbedarf pro Tag auf etwa 1,4 bis 1,7 Gramm pro Kilo Körpergewicht erhöht.

Auch **Ballspiele** wie Fußball, Handball oder Volleyball beinhalten hochintensive Belastungen, die z. T. hohe Anforderungen an Kraft und Ausdauer stellen. Deshalb ist es auch in diesen Sportarten erforderlich, zu-

sätzliche Energiereserven bereitzustellen und für eine genügende Versorgung mit Aminosäuren zu sorgen, um eine Verminderung der Muskelproteinsynthese zu verhindern.

Sportler, welche niederkalorische Diäten zu sich nehmen – wie etwa **Turner**, **Tänzer** oder **rhythmische Sportgymnastinnen** sowie **Kinder und Jugendliche** –, neigen dazu, weniger als die optimale Menge an Nahrungseiweiß zuzuführen. **Vegetarier** sollten etwa 10 bis 20 % mehr Eiweiß zuführen, da Unterschiede in der Verdaulichkeit zwischen tierischem und pflanzlichem Eiweiß bestehen.

Im **Ausdauerbereich** verhält es sich so, dass mit zunehmender Belastungsdauer immer mehr glukogene Aminosäuren in der Leber zu Glukose umgewandelt werden und umso mehr Leucin in der Muskelzelle oxidiert wird. *Schek* (2005) empfiehlt, zwischen 10 und 15 % des täglichen Energiebedarfs in Form von Proteinen aufzunehmen.

Ein Problem, welches sich für viele Sportler stellt, ist, dass sie häufig mit Proteinen auch unerwünschte Mengen an Fett zu sich nehmen. Für Kraftsportler oder Sportler, welche auch intensiv im Kraftraum trainieren wie Bodybuilder, Radfahrer, leichtathletische Werfer etc. kann es indiziert sein, den Eiweißbedarf über Eiweißkonzentrate zu decken. Die Eiweißpulver schließen die nachteiligen Folgen einer überhöhten Fett- und Purinmenge, welche beinahe unvermeidlich tierische Eiweißquellen (Fleisch, Fleischprodukte) begleiten, aus. *Schek* (2005) weist darauf hin, dass Eiweißkonzentrate unter Um-

ständen mit anabol androgenen Steroiden, den sogenannten Prohormonen, versetzt sein können. Hier können die sportmedizinischen Institute der Universitäten oder die Oekotrophologen der Olympiastützpunkte beratend weiterhelfen.

Tabelle 28 kann bei der Auswahl fettarmer Lebensmittel mit mittlerem bis hohen Gehalt an Proteinen behilflich sein.

Wer mit **Proteinkonzentraten** arbeitet, sollte den Empfehlungen der Literatur folgend mindesten 3 Liter Flüssigkeit am Tag zu sich nehmen, um die Nieren zu entlasten. Die Empfehlungen bis zu 2 g/Tag liegen unter denen, die als gefährlich eingestuft werden

Energieprozent-bereiche	Lebensmittel	
4–7 En%	• pflanzlich: Bananen, Maronen, Dörrpflaumen	😐
8–11 En%	• pflanzlich: Erdbeeren, Orangen, Aprikosen, Kiwi, Feigen, Naturreis, Cornflakes, Zwieback	
12–15 En%	• pflanzlich: Kartoffeln, Roggenvollkornbrot, Eierteigwaren, Haferflocken • tierisch: Molke	
16–23 En%	• pflanzlich: Himbeeren, Holunderbeeren, Mais • tierisch: Sauermilch, Kefir	
24–31 En%	• pflanzlich: Kichererbsen, Linsen	
32–39 En%	• pflanzlich: Sellerie, Lauch, Bohnen, Erbsen	
40–47 En%	• pflanzlich: Blumenkohl, Fenchel • tierisch: Magermilch, Buttermilch, Magerjoghurt	
48–55 En%	• pflanzlich: Feldsalat, Wirsing, Brokkoli, Rosenkohl, Grünkohl • tierisch: Hüttenkäse, Schweinefilet	
56–63 En%	• pflanzlich: Pfifferlinge	
64–71 En%	• pflanzlich: Spinat • tierisch: Rinderfilet	
72–79 En%	• pflanzlich: Endivien, Champignons • tierisch: Magerquark	
> 80 En%	• tierisch: Hühnereiweiß, Magerfische, Kalbsfilet, Hühnerbrust, Putenbrust, Sauermilchkäse	😊

Tab. 28: Fettarme Lebensmittel mit mittlerem und hohem Gehalt an Proteinen in Energie-% (nach *Schek* 2005)

	van Dam	Konopka	Tarnopolsky (in Schek 2005)	Geiss/Hamm
Ausdauersportler	1,2–1,6	1,5–2,0	1,6	1,2–1,5
Kraftsportler	1,8–2,5	1,5–3,2	1,2	1,5–2,0
Schnellkraftsportler	1,5–2,0	1,5–3,0	k.A.	1,5–1,7
Gesundheitssportler	1,0	k.A.	k.A.	k.A.

Tab. 29: Empfohlene Eiweißaufnahme für verschiedene Sportarten. Angaben in Gramm pro Kilo Körpergewicht am Tag.

können. Tabelle 29 stellt eine Übersicht aus verschiedenen Quellen dar.

Taurin ist eine weitverbreitete freie Aminosäure, die dadurch bekannt wurde, dass sie einem Getränk beigemischt war, welches körperlich und geistig Flügel verleihen sollte. Es sind bisher aber keine gut kontrollierten Studien bekannt, die eine positive Wirkung von Taurin-Präparaten auf die körperliche Leistungsfähigkeit oder das Konzentrationsvermögen zeigen. In dem entsprechenden Getränk ist die Wirkung auf das hoch dosierte Koffein zurückzuführen. Von dem Gebrauch muss aufgrund der möglicherweise bestehenden gravierenden Nebenwirkungen sogar abgeraten werden.

Zu einer optimalen Funktionsweise der Eiweiße gehört eine optimale Versorgung mit Vitaminen und Spurenelementen!

6.6   Exkurs: Kreatin und Sport

In den letzten Jahren ist das *Kreatin* oder die α-Methylguanido-Essigsäure, ein physiologischer Wirkstoff, der für die Muskelkontraktion unentbehrlich ist, immer mehr in den Blickpunkt des Interesses gekommen. Von den ungefähr 90 bis 140 g Kreatin im menschlichen Körper werden ca. 95 % in der Skelettmuskulatur gespeichert, wobei ungefähr zwei Drittel als Phosphokreatin und ungefähr ein Drittel als freies Kreatin vorliegen. Der menschliche Körper bildet täglich etwa 1–2 Gramm Kreatin. Zusätzlich muss täglich eine Aufnahme von etwa 1 g hauptsächlich über den Verzehr von Fleisch und Fisch erfolgen. Hier wird deutlich, dass Vegetarier über ihre pflanzliche Nahrung kaum Kreatin aufnehmen und somit ihre Kreatinphosphatspeicher Defizite aufweisen. Dies macht sich negativ bei allen körperlichen Belastung im anaerob-alaktaziden Bereich bemerkbar. Durch eine zusätzliche Aufnahme von Kreatin über mehrere Tage hinweg kann man den muskulären Kreatinspeicher erhöhen und die Kreatinneubildung anheben. Durch Kreatinsupplementation kann die alaktazide Leistungsfähigkeit nachweislich erhöht werden.

Die Folge erhöhter Kreatinphosphatspeicher ist sowohl eine Zunahme der alaktaziden Leistungsfähigkeit als auch eine schnellere Regeneration nach Schnelligkeits- und Ausdauertraining. Damit empfiehlt sich die Supplementation im professionellen Sportspielbereich wie Fußball, Handball, Basketball oder Hockey. Auch von professionellen Tennisspielern, Tischtennisspielern, Radrennsportlern oder Läufern ist bekannt, dass sie Kreatin zuführen. Der Sauerstoffbedarf ist bei Wiederholungsbelastungen unter Supplementierung von Kreatin geringer. Unter den Sporttreibenden gibt es jedoch ca. 10–20 % sogenannte »Non-Responder«, Sportler, die nicht auf Kreatinzufuhr reagieren. Gegenwärtig wird das Kreatin in erster Linie in niedrigen Dosierungen (1–2 g/Tag) genommen. Dabei ist wichtig zu wissen, dass Berichte über Kreatin im Zusammenhang mit Doping falsch und unbegründet sind, da sie auf einer Kontamination der Reinsubstanz mit Prohormonen bei der Auslandsproduktion beruhen. *Kreatin ist kein Dopingmittel.* Es ist nach heutigem Wissen für den Körper unschädlich. Das in der Zelle vorhandene Kreatin führt zu einer schwächeren Oxidation der Aminosäuren und zu einem verminderten Abbau der Muskelproteine nach der Belastung (vgl. *Neumann* und *Hottenrott* 2002). Kreatin bindet Wasser und führt so zu einer Gewichtszunahme, was bei Sportarten mit Gewichtsklassen zu berücksichtigen ist.

Da noch keine humanen Langzeitstudien mit hohen Kreatindosierungen vorliegen, sollte augenblicklich bei der Anwendung von Kreatin als ergogene Hilfe auf eine hohe Dosierung über einen längeren Zeitraum hinweg (d. h. mehrere Monate) verzichtet werden. Die sogenannten »Kreatinkuren« sollten nach gegenwärtigem Wissensstand nicht länger als ca. 6 Wochen dauern. Tabelle 30 gibt ein paar Beispiele zur Anwendung und Dosierung von Kreatin (mod. nach www.dopinginfo.ch/de/content/view/200/56).

Zu beachten ist:

> Im Kinder-, Jugend-, Breiten-, Freizeit- und Gesundheitssport sollte kein Kreatin genommen werden! Zusätzliche Kreatinzufuhr bleibt – wenn überhaupt – dann ausschließlich dem Hochleistungssport vorbehalten!

Des Weiteren sollte die Kreatinsupplementierung im Spitzensport nur unter ärztlicher Kontrolle erfolgen. Am besten ist der betreuende Teamarzt miteinzubeziehen, da z. B. beim Kauf von Kreatin auf einen nachgewiesenen hohen Reinheitsgrad geachtet werden muss (vgl. *Weineck* 2004b).

Durch Kreatin oder ein anderes Nahrungsergänzungsmittel besteht die Gefahr des unbewussten Dopings, da viele Nahrungsergänzungsmittel Stoffe enthalten können, die auf der Dopingliste aufgeführt sind. Als praktischer Tipp sei hier auf die Kölner Liste verwiesen, die sichere, auf Anabolika und Stimulantien getestete Nahrungsergänzungsmittel angibt (siehe www.koelnerliste.com).

6.7   Zusammenfassung

Kindermann et al. (2005) empfehlen Sportlern allgemein eine tägliche Proteinaufnahme zwischen 1,2 und 1,6 g/kg Körpergewicht. Auch der Eiweißbedarf von Ausdauersportlern ist erhöht, genau wie der von Kindern und Jugendlichen, welche leistungssportlich trainieren. In der Nahrung sollten möglichst viele essenzielle Aminosäuren enthalten sein. Dies kann man besonders leicht durch das Mischen von tierischem und pflanzlichem Eiweiß bewerkstelligen. Das tierische Eiweiß ist für Sportler zu bevorzugen, da es mehr essenzielle Aminosäuren enthält als die pflanzliche Nahrung und zudem besser zu verdauen ist. Dabei kann der Eiweißbedarf über die diversen Milchprodukte gut abgedeckt werden. Mit tierischem Eiweiß nimmt man unter Umständen gleichzeitig entsprechende Mengen an Fetten auf. *Berg* (1996) weist darauf hin, dass mit zunehmender Eiweißzufuhr die Flüssigkeitsaufnahme ebenfalls gesteigert werden muss, um die stickstoff- und schwefelhaltigen Substanzen über den Urin ausscheiden zu können. Der Anteil von tierischem Protein an der Gesamtproteinzufuhr sollte bei maximal 40–50 % und von pflanzlichem Protein bei über 50 % liegen. Bei einer ausgewogenen Ernährung und Kalorienzufuhr wird der Proteinbedarf des Sportlers in der Regel gedeckt. Nur in Ausnahmefällen kann die zusätzliche Einnahme von Eiweißpräparaten angezeigt sein.

Prinzip	Ladephase	Erhaltungsphase	Absetzphase
Fast Load	0,3 Gramm pro kg Körpergewicht (KG) pro Tag • Einnahme mit kohlenhydratreicher Flüssigkeit Dauer: 5–7 Tage	0,03 Gramm pro kg KG pro Tag • Einnahme mit kohlenhydratreicher Flüssigkeit Dauer: ca. 6–8 Wochen	Nach jedem Lade-/Erhaltungszyklus Dauer: ca. 3–4 Wochen
Fast Load modifiziert nach pharmakologischen Überlegungen	20 Gramm aufgeteilt in 4–5 Einzeldosen, kombiniert mit je 500 ml Kohlenhydratgetränk, 30 Minuten nach der Kreatineinnahme • Dauer: 1. Tag 20 Gramm, aufgeteilt in 4–5 Einzeldosen, kombiniert mit je 40–50 g schnell verfügbaren Kohlenhydraten und je 50 g Protein ca. 30 Minuten nach Kreatineinnahme • Dauer: 2. Tag	3–5 Gramm pro Tag Dauer: ca. 6–8 Wochen	Nach jedem Lade-/Erhaltungszyklus Dauer: ca. 3–4 Wochen
Slow Load	3 Gramm pro Tag aufgeteilt auf ca. 2 Einzeldosen, kombiniert mit ca. 250 ml kohlenhydratreicher Flüssigkeit Dauer: ca. 4 Wochen	0,03 Gramm pro kg KG pro Tag Kombiniert mit ca. 250 ml kohlenhydratreicher Flüssigkeit Dauer: ca. 4 Wochen	Nach jedem Lade-/Erhaltungszyklus Dauer: ca. 3–4 Wochen

Tab. 30: Beispiele zur Anwendung und Dosierung von Kreatin

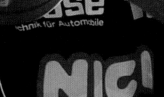

7 Mikronährstoffe und Sporternährung

7.1 Vitamine

Durch einen Mangel an Gemüse und Obst in der Ernährung können bestimmte Erkrankungen auftreten, die durch die Zufuhr ebendieser Nahrungsmittel wieder rückgängig gemacht werden können. Diese essenziellen Nahrungsbestandteile, welche der Organismus nicht herstellen kann, sind die Vitamine. Sie müssen über die Nahrung zugeführt werden. Ein Mangel führt daher zu einer suboptimalen Funktion des Stoffwechsels, was langfristig Leistungsminderung oder Erkrankung zur Folge haben kann. Weiterhin wirken einige Vitamine als sogenannte Antioxidanzien und haben eine Schutzfunktion für Gewebe und Zellen. Die Mengen, die der Mensch benötigt, sind sehr gering und kalorisch betrachtet bedeutungslos.

Die Vitamine sind im Rahmen der Energieproduktion und des Proteinstoffwechsels als Co-Enzyme an zahlreichen metabolischen Reaktionen beteiligt. Man unterscheidet die wasserlöslichen und die fettlöslichen Vitamine (siehe Tab. 31).

Vitamine sind allerdings keine Energielieferanten. Eine Verbesserung der körperlichen Leistungs- und Regenerationsfähigkeit ist durch eine erhöhte Vitaminzufuhr nur dann zu erwarten, wenn zuvor eine Unterversorgung bestand. Bei einer ausreichenden Versorgung mit Nährstoffen kann man mit einer zusätzlichen Vitamingabe keine leistungssteigernden oder leistungsverbessernden Effekte bewirken (vgl. *Berg* 1996).

Die von der deutschen Gesellschaft für Ernährung (DGE) empfohlenen Werte entsprechen nicht denen eines Sport treibenden Menschen. Daher kann für Sportler eine Vitaminsubstitution oder -supplementation sinnvoll sein. Unter Substitution versteht man dabei den erlaubten Ausgleich eines Mangels, während Supplementation einer Zufuhr über den eigentlichen Bedarf hinaus entspricht.

Wasserlöslich	Fettlöslich
• Thiamin (Vitamin B_1) • Riboflavin (Vitamin B_2) • Nikotinsäureamid • Pantothensäure • Biotin (Vitamin H) • Folsäure • Pyridoxin (Vitamin B_6) • Cobalamin (Vitamin B_{12}) • Ascorbinsäure (Vitamin C)	• Tokopherol (Vitamin E) • Retinol (Vitamin A) • Calciferol (Vitamin D) • Phyllochinon (Vitamin K)

Tabelle 31: Aufteilung der Vitamine nach ihrer Löslichkeit

7.2   Funktionen im Stoffwechsel und natürliche Quellen

7.2.1   Wasserlösliche Vitamine

Thiamin – Vitamin B_1
Funktion: Wirkt als Coenzym bei den Reaktionen im Kohlenhydratstoffwechsel mit. Benötigt wird es bei der Umwandlung von Kohlenhydraten in Lipide. Für die Organe, welche einen hohen Umsatz von Kohlenhydraten haben und welche Pyruvat und Laktat als Energiequelle nutzen: Skelettmuskel und Herzmuskel. Entsprechend hoch ist seine Bedeutung für den Sportler.
Natürliche Quellen: Körner/Vollkornmehl, Haferflocken, Fleisch, Kartoffeln, Fisch, Erbsen, Gemüse, Vollkornreis, Nüsse, Bierhefe, Milch

Riboflavin – Vitamin B_2
Funktion: Als Coenzym wirkt es im oxidativen Stoffwechsel mit, speziell beim Abbau von Fettsäuren.
Natürliche Quellen: Milch, Käse, Hefe, Vollkornprodukte, Eier, Fisch, Fleisch, grünes Gemüse, Mais, Reis

Nikotinsäureamid
Funktion: Das Vitamin spielt als Coenzym beim Auf- und Abbau von Fettsäuren, Kohlenhydraten und Aminosäuren eine wichtige Rolle. Diese Funktionen hängen mit der Energiegewinnung zusammen.
Natürliche Quellen: Fleischprodukte, Hefe

Pantothensäure
Funktion: Wirkt als Coenzym im Zwischenstoffwechsel von Kohlenhydraten, Fetten, Cholesterin und verschiedenen Aminosäuren mit. Es ist ebenfalls an Entgiftungsprozessen sowie der Hautheilung (Verletzungen) beteiligt.

Natürliche Quellen: Fleisch, Eigelb, Fisch, grünes Gemüse, Hülsenfrüchte, Getreide, Weizenkleie, Vollkornreis, Hefe

Biotin – Vitamin H
Funktion: Wirkt als Coenzym bei der Glukoseneubildung, der Fettsäuresynthese und dem Abbau von Aminosäuren mit. Es ist sehr wichtig für die Muskelfunktion. Kann zur Senkung des Cholesterinspiegels beitragen.
Natürliche Quellen: Nüsse, Gemüse, Obst, Milch, Fleisch, Vollkorn, Eigelb, Reis, Sojabohnen.

Folsäure
Funktion: Wirkt als Coenzym an der Zellteilung und Hämoglobinbildung mit.
Natürliche Quellen: Blattgemüse, Salat, Spinat, Spargel, Tomaten, Gurken, Vollwertgetreide, Eier, Milch, Obst, Blumenkohl, Weizenkeime, Käse

Pyridoxin
Funktion: Wirkt als Coenzym im Stoffwechsel der Aminosäuren mit. Es ist ebenso am Kohlenhydrat- und Proteinstoffwechsel beteiligt. Die Synthese von Hämoglobin ist B_6-abhängig. Bei einem Mangel ist der Sauerstofftransport behindert.
Natürliche Quellen: Fleisch, Eigelb, Milch, Hefe, Getreideprodukte, grünes Gemüse (Brokkoli), Kartoffeln, Avocados, Möhren, Fisch

Cobalamin – Vitamin B_{12}
Funktion: Wirkt als Coenzym beim Fettsäurenabbau. Bedeutung bei der Blutbildung und Regeneration der Erythrozyten. An der Synthese von Adrenalin beteiligt. Interaktion mit Folsäurefunktionen. Wichtig zur Erhaltung eines gesunden Nervensystems, hemmt Nervenentzündungen.

Natürliche Quellen: Milch und Milchprodukte, Eier, Fleisch, Hering und andere Fischsorten

Ascorbinsäure – Vitamin C
Funktion: Vitamin C wirkt als Radikalenfänger, ist ein hochwirksames Antioxidans. Es ist an sehr vielen Prozessen im Organismus beteiligt:
- schützt die Gefäßwand
- fördert den Eisenstoffwechsel (Bildung roter Blutkörperchen)
- hemmt die Bildung von Nitrosamin aus Nitrit und Aminen
- stärkt das Immunsystem: Vorbeugung gegen virale und bakterielle Infekte
- heilt Hautwunden, verbessert die Wundheilung postoperativ
- ist beteiligt an der Kollagenbildung (Bindegewebe, Knorpel, Knochen)
- trägt zur Wiederherstellung des Stoffwechselgleichgewichts nach Infektionen und Entzündungen bei
- beeinflusst die Bildung der Neuro- und Immunotransmitter wie Noradrenalin, Dopamin, Adrenalin

Natürliche Quellen: besonders in frischen Früchten; Zitrusfrüchte, Blattgemüse, Tomaten, Kohl, Paprika, Kiwi, Sanddorn, Hagebutten, Beeren, schwarze Johannisbeeren, Kartoffeln, Salat, Petersilie

7.2.2   Fettlösliche Vitamine

Tokopherol – Vitamin E
Funktion: ist ein Radikalenfänger, ein wichtiges Antioxidans der Zellmembran. Es ist an sehr vielen Prozessen im Organismus beteiligt:
- verhindert die Peroxidation der Fette
- schützt vor Arteriosklerose
- verbessert den Sauerstoffaustausch in den Zellen
- trägt zur Krebsprophylaxe bei
- vermindert das Risiko am grauen Star zu erkranken
- vermindert Muskelbeschwerden
- schützt die Lunge zusammen mit Vitamin A bei Luftverschmutzung
- verbessert die Narbenheilung, auch bei Verbrennungen

Natürliche Quellen: Keime (v. a. Weizenkeime), Sojabohnen, Pflanzenöle, Vollkorngetreide, Gemüse, Kohl, Eier, Blattgemüse, Milch, Butter

Retinol – Vitamin A
Funktion: Wird nur in Anwesenheit von Fetten resorbiert. Retinol ist am Aufbau des Sehpurpurs beteiligt, hat also Bedeutung für den Sehvorgang. Höhere Dosen von Vitamin A können das Wachstum von Tumorzellen hemmen.
Natürliche Quellen: Butter, Milch, Eigelb, Karotten, Grünkohl, Spinat, Salat, Hagebutten, Paprika, Kürbis, Aprikosen; als Ester reichlich in Fisch, Lebertran vom Dorsch, Thunfisch enthalten

Calciferol – Vitamin D
Funktion: Beeinflusst die Resorption von Kalzium und Phosphor im Darm. Dies ist wichtig für Knochen und Zähne. Dient zur Erkältungsprophylaxe zusammen mit Vitamin A und C. Kann zur Behandlung von Bindehautentzündungen eingesetzt werden. Verbessert die Vitamin-A-Aufnahme
Natürliche Quellen: Fischöle, Milch und Milchprodukte, Butter, Lebertran

Phyllochinon – Vitamin K
Funktion: Vorbeugung gegen innere Blutungen, fördert die Blutgerinnung, ist beteiligt an der Bildung von Osteocalcin (Knochen).

Natürliche Quellen: Joghurt, Alfalfa, Eigelb, Safloröl, Wirsing, Grünkohl, Sojabohnen, Lebertran

(Aufstellung mod. nach *van Dam*, 2003)

Vitamine können durch Erhitzen zerstört werden. Man sollte daher schonende Verfahren bei der Zubereitung der Speisen verwenden. Als Praxistipp sollte man Nahrungsmittel erst nach dem Waschen zerkleinern und sofort nach der Zubereitung verzehren. Auf diese Art und Weise gehen wenig Vitamine verloren.

Tabelle 32 gibt einen Überblick über den Verlust an Vitaminen durch das Kochen.

Vitamine	Küchentechnische Zubereitung (Verlust in Prozent zum Ausgangswert)
Vitamin A	bis zu 30 %
Vitamin D	gering
Vitamin E	gering
Vitamin B_1	50 %, auch höher
Vitamin B_2	30 %, auch höher
Nicotinsäure	20 %, auch höher
Vitamin B_6	35 %, auch höher
Folsäure	bis zu 95 %
Pantothensäure	bis zu 50 %
Vitamin B_{12}	bis zu 30 %
Vitamin C	40 %, auch höher

Tab. 32: Zubereitungsbedingte Verluste ausgewählter Vitamine (mod. nach *Keul* und *Hamm* 2000)

7.3   Antioxidanzien und Sport

Die Vitamine A, E, C und das Spurenelement Selen besitzen antioxidative Funktionen. Sie sind in der Lage, sogenannte freie Radikale zu neutralisieren. Freie Radikale sind aggressive Abkömmlinge des Sauerstoffs und verbreiten sich kaskadenartig im menschlichen Körper. Dabei handelt es ich um Atome oder Molekülbruchstücke, welche ein freies, ungepaartes Elektron besitzen. Die Radikale entstehen z. B. physiologisch im Rahmen des O_2-Umsatzes in der Atmungskette als Abfallprodukt. Sie können den Organismus von innen heraus schädigen. Es gibt eine Vielzahl von Studien, die beweisen, dass die Antioxidanzien den antioxidativen Schaden (z. B. Lipidperoxidation, Zerstörung der Mitochondrienmembranen, Zerstörung der DNS) und die damit verbundenen Erkrankungen verringern können. Stellvertretend seien die *Linxian Studie* (1993) zur Magenkrebssterblichkeit oder die *Harvard-Studie* (1993) zum Risiko koronarer Herzerkrankungen genannt. Man spricht vom sogenannten *oxidativen Stress*, wenn die prooxidativen gegenüber den antioxidativen Faktoren überwiegen. Folgende Ursachen können Radikale produzieren:

- Fehlernährung
- Entzündungen
- Traumen
- Operationen
- starke Stressbelastung (physisch/mental)
- Ozon
- UV-Strahlung
- Nikotin- und Alkoholabusus
- Pestizid-, Blei-, Quecksilberbelastung

Es ist anerkannt, dass dieser oxidative Stress langfristig chronische Erkrankungen und Alterungsprozesse auslöst oder in ihrer Entwicklung beschleunigt.

Dem Organismus stehen zur Entgiftung zwei Systeme zur Verfügung, das nicht-enzymatische und das enzymatische System (Tab. 33).

Nicht enzymatisches System	Enzymatisches System
• Vitamin C • Vitamin E • Beta-Carotin (Vitamin A) • Selen	• Glutathion-peroxidase • Katalase • Superoxid-dismutase

Tab. 33: Nicht enzymatisches und enzymatisches Schutzsystem gegen Radikale

Das nicht enzymatische System kann der Mensch durch seine Ernährung beeinflussen. Beide Systeme hängen zusammen. So ist z. B. die Glutathionperoxidase auf Selen angewiesen.

7.3.1 Oxidativer Stress im Sport

Durch ein moderates Sportreiben von bis zu fünf Trainingseinheiten zu jeweils 2 Stunden baut der Sportler einen Schutz gegen freie Radikale auf. Durch intensive sportliche Belastung steigt die Belastung durch freie Radikale bei Sportlern an. Training im anaerob-laktaziden Bereich stellt für die Zellen Stress dar und erhöht das Risiko für Sportler deutlich, an einer banalen Infektion zu erkranken. Sportler zählen zu den Personen, welche eine erhöhte Exposition gegenüber oxidativem Stress haben.
Die Einnahme von Antioxidanzien verbessern nach *Berg* und *König* (2000) die muskuläre Leistungsfähigkeit und Belastbarkeit nicht.

Positiv wirken sich Antioxidanzien im Hinblick auf die Verringerung der Lipidperoxidation und die Verringerung der Infektneigung

aus. Wer krank ist, kann nur eingeschränkt oder überhaupt nicht trainieren. Damit ist die sportliche Form in Gefahr.
Eine Untersuchung von 84 Probanden vor dem Comrades-Marathon in Südafrika zeigte, dass die 42 Probanden, welche drei Wochen vor dem Marathon 600 mg Vitamin C täglich zu sich nahmen, ein um 50 % geringeres Risiko hatten, nach dem Marathon an einer banalen Infektion zu erkranken. Die Symptome dauerten bei der Verum-Gruppe nicht so lange an und waren auch weniger stark ausgeprägt als bei der Gruppe, welche lediglich das Placebo einnahm. *Pauling* (1990) empfiehlt bei sich entwickelnden Erkältungskrankheiten, die tägliche Vitamin-C-Dosis auf 4–5 g pro Tag zu erhöhen. Dies ist mit einer Veränderung der Stuhlkonsistenz verbunden. Ansonsten bestehen keine Bedenken, da Vitamin C nicht toxisch ist und das überschüssige Vitamin C mit dem Urin aus dem Körper gespült wird.

Vitamin C ist in der Lage, den Sportler vor Erkältungskrankheiten zu schützen!

Buzina und *Suboticanec* stellten 1985 fest, dass die maximale Sauerstoffaufnahme als Funktion des Plasma-Vitamin-C-Spiegels ansteigt, bis 0,86 mg/l erreicht sind. Dies entspricht einer Zufuhr von ca. 80 mg Vitamin C pro Tag. Somit hat der Vitamin-C-Spiegel eines Athleten Auswirkungen auf seine Ausdauerleistungsfähigkeit. Dazu trägt weiterhin bei, dass Vitamin C die Eisenresorption aus der Nahrung verbessert und damit Anämien bei Ausdauersportlern vorbeugt.

Schmiedel (1993) weist darauf hin, dass man durch die Verwendung eines No-Name-Ascorbinsäure-Pulvers aus der Apotheke, welches man z. B. in einen Fruchtsaft hineinmischt, gegenüber Fertigtabletten enorme Kosten sparen kann.

Für intensiv Sport treibende Menschen geben *Berg* und *König* (2000) folgende Zufuhrempfehlungen, für die aufgrund epidemiologischer Studien eine Unbedenklichkeit auch bei Einnahme über eine längere Zeit gegeben ist:

*   Vitamin C   1g
*   Vitamin E   400 mg
*   Beta-Carotin   4 mg

Besonders in der kalten Jahreszeit sollte der Sportler generell darauf achten, sich mit Vitamin-C-haltigen Nahrungsmitteln zu ernähren. Für Breiten- und Freizeitsportler werden **2–5 Portionen pro Tag (five a day)** empfohlen, wovon 2 aus Obst und 3 aus Gemüse bestehen sollten.

Das Essregime kann folgendermaßen erreicht werden:

*   zum Frühstück ca.
    150–200 ml Obstsaft   = die 1. Portion

*   zum zweiten Frühstück
    1 Apfel/Orange etc.   = die 2. Portion

*   zum Mittagessen
    einen Salat   = die 3. Portion

*   als Nachmittagssnack
    eine Möhre   = die 4. Portion

*   zum Abendessen
    eine Tomate oder
    Gurkenscheiben   = die 5. Portion

Täglich trainierende Sportler und Profis können bis zu 1–1,5 g Vitamin C täglich zu sich nehmen. Wichtig ist, dass bei Supplementation von Vitamin C in Pulverform immer genügend getrunken wird.

Ähnlich sollten sich vor allem *Profis* vor für sie sehr wichtigen Veranstaltungen vermehrt um eine ausreichende Versorgung mit Vitamin C bemühen. Nicht selten werden sie unmittelbar vor der Veranstaltung krank und gehen geschwächt in den Wettkampf. Eine erhöhte Vitamin-C-Zufuhr ist ebenfalls bei Athleten und Sportlern angesagt, welche viel (v. a. international) unterwegs sind, um zu ihren Wettkämpfen zu gelangen.

Auf ein **ausgewogenes Verhältnis der Nährstoffe** sollte geachtet werden:
Vitamin E, Vitamin C, und Beta-Carotin sollten im Verhältnis 1 : 2 : 0,1 stehen, das entspricht z. B. 30 mg Vitamin E : 60 mg Vitamin C : 3 mg Beta-Carotin.

Es geht also nicht nur um die Zufuhr eines einzigen Antioxidans, sondern um deren Kombination. Der Grund ist darin zu sehen, dass die Antioxidanzien sich nach ihrer Zerstörung gegenseitig wieder resynthetisieren können.

Schek (2005) bezeichnet die Antioxidanzien Provitamin A (Beta-Carotin), Vitamin E, Vitamin C sowie das Vitamin B_6 (Pyridoxin) als kritische Mikronährstoffe. Tabelle 34 gibt Hinweise auf fettarme Lebensmittel, welche diese Mikronährstoffe enthalten.

7.4   Zusammenfassung

Grundsätzlich haben Sportler gegenüber nicht Sport treibenden Menschen einen erhöhten Vitaminbedarf. In der Regel wird dieser durch eine ausgewogene und bedarfsangepasste Ernährung abgedeckt. Für Sportler ist es besonders wichtig auf eine ausreichende Vitamin-C-Versorgung zu achten, wenn z. B. eine erhöhte Infektanfälligkeit besteht. Selbst höhere Dosen von Vitamin C sind nicht toxisch, überschüssiges Vitamin C wird mit dem Urin aus dem Körper herausgespült. Im Hinblick auf die Antioxidanzien sollen

Kritische Vitaminversorgung	Enthalten in folgenden Lebensmitteln
Vitamin C	**Obst:** Kiwi, schwarze Johannisbeeren, Erdbeeren, Orangen, Grapefruit, Mango, rote Johannisbeeren, Stachelbeeren, Honigmelone, Pfirsich **Gemüse:** Paprika, Brokkoli, Meerrettich, Rosenkohl, Grünkohl, Fenchel, Blumenkohl, Kohlrabi, Spinat, Rotkohl, Wirsing
Vitamin E	**Getreideerzeugnisse:** Weizenkeime, Knäckebrot, Popkorn, Haferflocken
Vitamin A	**Gemüse:** Karotte, Fenchel, Spinat, Grünkohl, Feldsalat, Mangold, rote Paprika, Brokkoli, Kürbis, Chicoréesalat, Endiviensalat, Tomate **Milchprodukte:** Sauermilchkäse, Sauermilch, Kefir, Hüttenkäse **Fisch:** Forelle, Meeräsche, Heilbutt, Sardine
Vitamin B$_6$ (Pyridoxin)	**Fleisch/Geflügel:** Schweine-, Rind-, Kalbfleisch, Hühner-, Truthahnbrust **Fisch:** Sardine, Heilbutt, Flunder, Scholle, Kabeljau **Getreideerzeugnisse:** Weizenkeime, Hirse, Naturreis, Vollkornbrot **Gemüse:** Paprika, Rosenkohl, Grünkohl, Bohnen, Lauch, Feldsalat **Obst:** Bananen, Datteln, Feigen, Rosinen

Tab. 34: Kritische Vitaminversorgung und Lebensmittel, in denen diese Vitamine zu finden sind (nach *Schek* 2005)

Breiten- und Freizeitsportler sich entsprechend obst- und gemüsereich ernähren. Für intensiv und häufig trainierende Sportler kann unter Umständen eine Supplementation von Antioxidanzien sinnvoll sein. Niedrig dosiert können sie in jedem Fall in Zeiten intensiven Trainings oder in Perioden mit beschränkter Nahrungsaufnahme sinnvoll sein. *Kindermann* et al. (2005) sehen insbesondere die Versorgung mit Vitaminen der B-Gruppe als kritisch. Darunter fallen B$_1$ für den Ausdauersportler und B$_6$ für den Kraftsportler. Vor sogenannten Megadosen bei den Vitaminen soll an dieser Stelle gewarnt werden, da sie möglicherweise negative Folgen nach sich ziehen können. Dies gilt es für das Vitamin A, das Vitamin D und größere Mengen von Vitamin C zu beachten. *Schek* (2001)

empfiehlt Nahrungsergänzungsmittel als eine Notwendigkeit für Athleten, die mehr als 4.000 kcal für sportliche Betätigung aufwenden, da eine vollwertige Ernährung nicht mehr ausreicht. Bei Freizeitsportlern sieht sie die Empfehlung solcher Ergänzungen als reine Marketingstrategie, da diese Sportler derartige Produkte nicht benötigten.

7.5 Mineralstoffe und Spurenelemente

Durch intensives Sporttreiben können dem Athleten bzw. Sportler entsprechend größere Mengen an Mineralstoffen und Spurenelementen verloren gehen – während der Belastung im Schweiß und in der Erholungsphase im Urin. Die Mineralien sind Substanzen, die im menschlichen Organismus für zahlreiche biologische Vorgänge unverzichtbar sind. Spurenelemente und Elektrolyte sind keine Energieträger, sind aber für die Aufrechterhaltung der körperlichen Leistungsfähigkeit absolut notwendig. Von einer zusätzlichen Zufuhr über das notwendige Maß hinaus kann man ebenso wie bei den Vitaminen keine Leistungsverbesserung erwarten. Man unterteilt die Mineralstoffe in der Regel in Mengen- und Spurenelemente. Die Atome und Moleküle der Mengenelemente tragen nach außen eine elektrische Ladung, weshalb man sie auch als Elektrolyte bezeichnet. Den Gesetzen der Isotonie und Elektroneutralität folgend, sind der Flüssigkeits- und Elektrolythaushalt untrennbar miteinander verbunden.

7.5.1   Funktionen im Stoffwechsel und natürliche Quellen

Die Funktionen der Mineralstoffe kann man folgendermaßen zusammenfassen (vgl. *Keul* und *Hamm*, 1998):

1. Sie dienen als Bestandteile von Enzymen (Biokatalysatoren) und sind damit an der Steuerung von Stoffwechselvorgängen beteiligt.
2. Sie sind am Puffersystem und der Flüssigkeitsverteilung beteiligt.
3. Sie dienen der Aufrechterhaltung der Neutralität, insbesondere an Grenzflächen der Zelle.
4. Sie sind an der Reizbildung, Reizbeantwortung und an den Kontraktionsvorgängen beteiligt.
5. Sie sind als Baustoff beteiligt, hauptsächlich im Skelettsystem.

Berg et al. (1996) berichten davon, dass ca. 25 % der von ihnen untersuchten Leistungssportler nicht die sportmedizinisch geforderten Normwerte für Magnesium, Eisen und Zink erreichten. Die Aufnahme von Mineralien ist von der Qualität der Nahrung und von der eingenommenen Energiemenge abhängig.

Den Elektrolyten kommen ganz bestimmte biologische Funktionen zu, die im Folgenden beschrieben werden sollen (mod. nach *Schek* [2005], *van Dam* [2003], *Brouns* [1993]).

Elektrolyte

Calcium

Funktion: In Kombination mit Magnesium und Phosphor für die Knochenstabilisation und gesunde Zähne zuständig. Beteiligt am Eisen- und Kollagenstoffwechsel, Übermittlung von Nervenimpulsen, Reizübermittlung zwischen Körperzellen. Stabilisierung von Zellmembranen, beteiligt an der Blutgerinnung.

Natürliche Quellen: grünes Gemüse (insb. Brokkoli), Fenchel, Sellerie, Linsen, Hülsenfrüchte, Käse, Milch und Milchprodukte, (Magermilch, Magerjoghurt, Kefir, Buttermilch, Molke), Vollkornprodukte, Haferflocken, Sardinen, Lachs, Nüsse, Getreide, Reis, Kartoffeln, Orangen, Mandarinen, Kiwi, Himbeeren

Magnesium

Funktion: Erregungsfunktion in Nerven und Muskeln, beteiligt an der Muskelkontraktion, hemmt alle Erregungsvorgänge. Gegenspieler vom Calcium, Beteiligung an Knochenmineralisation, neuromuskuläre Reizübertragung, Cofaktor von ATP.

Natürliche Quellen: Vollkornprodukte, Keimlinge, Weizenkeime, Hülsenfrüchte, Grünkohl, Weißkohl, grüne Bohnen, Tomaten, Spargel, Spinat, Fenchel, Mais, Kohlrabi, Hirse, Naturreis, Haferflocken, Bananen, Brombeeren, Himbeeren, Kiwi, Erdbeeren,

Erdnussbutter, Cashewnuss, Mandeln, Haselnuss, Edamerkäse, Goudakäse, Buttermilch

Kalium

Funktion: Beeinflusst das Volumen und den osmotischen Druck innerhalb der Zellen, Erhaltung der Elektrolythomöostase, Wachstum der Zellmasse, Übertragung von Nervenimpulsen, Aufrechterhaltung des normalen Blutdruckes. Beeinflusst die Kontraktilität des Skelett- und Herzmuskels; wird gleichzeitig mit Glykogen in der Muskelfaser gespeichert.

Natürliche Quellen: Bananen, Orangen, Kartoffeln, Tomaten, Paprika, Fruchtsäfte, Trockenfrüchte, Steinpilze, Bierhefe, Aprikosen, weiße Bohnen, Pistazien, Petersilie, Erbsen, Mandeln, Erdnussmus, Linsen, Haselnuss, Roggenkorn, Avocado, Fenchel, Fisch, Fleisch, Tomate, Joghurt

Natrium

Funktion: Beeinflusst das Volumen und den osmotischen Druck der extrazellulären Flüssigkeit. Bestandteil der Verdauungssäfte, beeinflusst den Säure-Basen-Haushalt, Aufrechterhaltung des Membranpotenzials, beteiligt an Enzymaktivierung.

Natürliche Quellen: Kochsalz, gesalzene und geräucherte Lebensmittel

Selen

Funktion: Antioxidative Funktion, senkt Oxidationsprozesse an Geweben; wichtige Funktion bei der Synthese der Glutathionperoxidase (enzymatisches Abwehrsystem), Gewebeelastizität, Stabilisierung der Zellatmung (Mitochondrien), Schutz vor Umweltgiften, Antiallergikum.

Natürliche Quellen: Vollkornprodukte, Getreide, ungeschälter Reis, Keimlinge, Meeresfrüchte, Thunfisch, Weizen, Zwiebeln, Nüsse, Brokkoli, Tomaten

Eisen

Funktion: Produktion von Hämoglobin und Myoglobin, Baustein spezieller Enzyme, Wachstumsunterstützung, Widerstandsfähigkeit gegen Krankheiten. Vermindert Erschöpfungszustände (beteiligt an Enzymen der Atmungskette). Verhindert Anämien, beeinflusst die Thermoregulation.

Natürliche Quellen: Rinderfilet, Rehrücken, Kalbskotelett, Eigelb, Austern, Nüsse, Bohnen, Spargel, Haferflocken, Schnittlauch, Petersilie, Feldsalat, Mangold, Fenchel, Grünkohl, Erbsen, Zucchini, Endivie, Brokkoli, Hirse, Bierhefe, Zander, Hecht, Barsch, Aprikosen, Kiwi

Zink

Funktion: Erhaltung des Enzymsystems (Kohlenhydrat-, Protein- und Fettstoffwechsels), verbessert die Wundheilung, Stabilisierung des Immunsystems. Wichtig für die Proteinsynthese, Abbau von Cholesterinablagerungen, beteiligt an Insulinspeicherung.

Natürliche Quellen: Rindfleisch, Lamm, Kalbsfilet, Schweinefilet, Felchen, Hecht, Flunder, Kabeljau, Forelle, Sauermilchkäse, Hüttenkäse, Buttermilch, Weizenkeime, Roggenkeime, Bierhefe, Kürbissamen, Eier, Austern, Weizenkleie, Haferflocken, Nüsse, Erbsen, Mais, Brokkoli, Rosenkohl, Käse, gemahlene Senfkörner

Jod

Funktion: Verbrennung überflüssiger Fette, Wachstumsförderer, Energiespender, geistige Beweglichkeit, Regulation der Körpertemperatur (Schilddrüsenhormone), Wasserhaushalt, Sauerstoffverbrauch, Funktion im zentralen Nervensystem.

Natürliche Quellen: Meeresfrüchte, Feldsalat, Spargel, Grünkohl, Zwiebeln, Meersalz, Schellfisch, Meeräsche, Scholle, Kabeljau, Rotbarsch

Spurenelemente

Ein Mikronährstoffdefizit ergibt sich als Folge sportlicher Aktivität und einer nicht angemessenen Ernährungsweise. Hier in Kurzcharakteristik die wichtigsten Spurenelemente und ihre Funktion bzw. natürlichen Nahrungsquellen.

Kupfer ist für die Funktion zahlreicher Enzyme erforderlich. Weiterhin spielt es bei der Blutbildung und im Stoffwechsel des Bindegewebes eine Rolle. Besonders kupferreich sind Fische, Schalentiere und Nüsse.

Mangan dient ebenfalls zur Aktivierung verschiedener Enzyme. Natürliche Quellen sind grüne Gemüse, Nüsse und besonders Tee.

Chrom ist im menschlichen Organismus für den Kohlenhydratstoffwechsel notwendig. Beim Carboloading spielt es daher eine sehr wichtige Rolle. Eine optimale Chromversorgung kann den Cholesterinspiegel senken, die Fettsynthese vermindern und die Kohlenhydratverwertung verbessern. Man findet es in Bierhefe, Honig, Edamer, Gouda, Emmentaler, Pilzen, Vollkornbrot, Weißbrot, Nüssen, Fleisch.

Nickel ist am Aufbau der Zellmembran und Ribonukleinsäure sowie an der Blutbildung beteiligt.

Kobalt kommt im Stoffwechsel des Menschen ausschließlich im Vitamin B_{12} vor. Es ist in Fleisch und Milchprodukten enthalten.

Molybdän ist ebenfalls Bestandteil von Enzymen, welche für die Synthese von Harnsäure aus Purinbasen und für den Alkoholabbau zuständig sind. Sehr molybdänreich sind Innereien, Milch und Früchte. Hohe Molybdänaufnahme kann zu Gicht führen.

Fluor findet man hauptsächlich im Skelett und in den Zähnen, wo es zur Kariesprophylaxe beiträgt. Besonders reich an Fluor ist Schwarztee.

Silizium spielt in der Knochenentwicklung eine besondere Rolle.

Zinn ist notwendig für verschiedene Redoxreaktionen im Organismus.

7.5.2   Kritische Elektrolyte und Spurenelemente

Bei folgenden Mineralstoffen kann beim Sport treibenden Menschen eine Unterversorgung auftreten (Tab. 35).

Kritische Elektrolyte und Spurenelemente bei Sportlern bzw. Athleten

- Natrium, Chlorid
- Magnesium
- Kalium
- Calcium
- Eisen
- Zink
- Kupfer
- Chrom
- Jod

Tab. 35: Kritische Spurenelemente und Elektrolyte bei Sportlern bzw. Athleten (nach *Berg* et al. 1996, *Brouns* 1993, *Kindermann* 2005, *Schek* 2005)

Bei der Ernährung sollte der Sportler entsprechend gezielt auf Nahrungsquellen zugreifen, welche die in Tabelle 35 aufgeführten Mineralstoffe reichlich enthalten. Vor allem frisch zubereitete Speisen sowie der häufige Verzehr von Obst und Gemüse gewährleisten eine mineralstoffreiche Ernährung.

Tabelle 36 zeigt den Schätzbedarf der Minimalzufuhr ausgewählter Mineralstoffe.

Zu einer Verarmung der Magnesiumspeicher kommt es häufig, wenn nicht genügend kohlenhydratreiche pflanzliche Lebensmittel verzehrt werden. Um einem Magnesiummangel vorzubeugen, empfiehlt es sich grundsätzlich

Mineralstoff	Kinder 7–10 Jahre	Kinder 10–13 Jahre	Kinder und Jugendliche > 13 Jahre	Erwachsene
Natrium	460	510	550	550
Chlorid	690	770	830	830
Kalium	1600	1700	1900	2000
Magnesium	170	230–250	310–400	300–400
Calcium	900	1100	1200	1000

Tab. 36: Schätzwert für Minimalzufuhr in mg pro Tag (mod. nach IDM, 2003). Durch Schweißverluste kann der Bedarf erheblich ansteigen.

zunächst einmal die oben aufgeführten natürlichen Quellen zu nutzen. Wenn man substituieren möchte, sollte dem Magnesiumaspartat der Vorzug gegenüber dem Magnesiumzitrat gegeben werden, da Zitrat etwas schlechter resorbiert wird.

7.6   Supplementierung

Unter Supplementierung versteht man die Zufuhr über den eigentlichen Bedarf hinaus. Ein Mangel an Spurenelementen oder Elektrolyten kann zur Beeinträchtigung der sportlichen Leistungsfähigkeit führen. Vor allem für folgende Sportler und Athleten sollte eine Supplementierung in Betracht gezogen werden:

- vegetarische Sportler
- Sportler, welchen für die Aufnahme größerer Nahrungsmengen zu wenig Zeit zur Verfügung steht
- Sportler, welche über längere Zeit eine Reduktionsdiät einhalten
- Sportler aus Disziplinen bzw. Sportarten mit Gewichtsklassen
- Sportler, welche häufig auf Reisen (insb. ins Ausland) sind
- Leistungs- und Hochleistungssportler
- Sportler, welche extrem viel schwitzen

Die tägliche Einnahme eines niedrig dosierten Elektrolyt-Spurenelement-Präparats, welches die offiziellen Bedarfsempfehlungen (RDA = Recommended Dietary Allowance) nicht überschreitet, kann bei den oben genannten Sportlern bzw. Athleten in Perioden mit intensiver Belastung ratsam sein (vgl. *Brouns* 1996).

7.7   Zusammenfassung

Intensiv Sport treibende Menschen haben einen erhöhten Bedarf an Mineralstoffen. Ein Defizit ist v. a. bei Eisen, Kalium, Natrium, Magnesium und Jod zu erwarten. Deutschland gilt als Jodmangelland, weshalb auf den Verzehr jodreicher Lebensmittel (v. a. Seefisch) geachtet werden sollte. Bei einem Natriummangel kann es zu Störungen der nervalen Reizleitung sowie Muskelkrämpfen kommen. Hier sind natriumreiche Mineralwässer bzw. jodiertes Speisesalz zu empfehlen. Ein Magnesiummangel wird u. a. mit einer verstärkten Krampfneigung in Verbindung gebracht. Um einer Unterversorgung vorzubeugen, sollte man betont magnesiumreiche Lebensmittel verzehren. Auch bei Krafttraining mit einer erhöhten Eiweißzufuhr ist der Magnesiumbedarf erhöht. Hilfreich sind in diesem Fall zudem magnesiumreiche Mineralwässer. Mit verstärkten Eisenverlusten ist besonders bei Ausdauersportlern und Frauen zu rechnen. Nach längeren Ausdauerbelastungen ist häufig der Kaliumbedarf erhöht, denn dieses wird für den Wiederaufbau von Glykogen in der Muskelzelle benötigt (vgl. *Schek* 2005, *Kindermann* et al. 2005).

8 Gewichtmachen und Diäten im Sport

Unter »Gewichtmachen« versteht man Praktiken zur kurzfristigen Gewichtsreduktion, welches bei Sportarten mit Gewichtsklassen wie Judo, Karate, Boxen, Ringen, Leichtgewichtsrudern häufig Anwendung findet. Der vermeintliche Sinn wird darin gesehen, dass man in einer niedrigeren Gewichtsklasse mit größeren Gewinnchancen an den Start gehen kann. Die Gewichtsreduktion zum Zweck der Zulassung zur unteren Gewichtsklasse wird oft als eine Voraussetzung für den Erfolg angesehen. Dabei sind die Athleten in Extremfällen sogar bereit, ihr Leben für den Erfolg zu riskieren. Es handelt sich in den Kampfsportarten um eine durchschnittliche Körpergewichtsreduktion von ca. 5–7 kg (bzw. 5–10 % des Körpergewichts) in den Tagen bzw. Stunden vor dem Wiegen. Dabei kann es jedoch zu erheblichen gesundheitlichen Komplikationen bis hin zu einem tödlichen Ausgang sowie zu Leistungseinbußen kommen, auf die im Folgenden noch näher eingegangen wird.

Um diese Gewichtsreduktion zu erreichen, greifen die Sportler auf folgende Methoden zurück:
- nahezu vollständige Flüssigkeitsrestriktion
- extreme Saunaanwendung
- Ausdauerbelastung in Winterbekleidung (auch im Sommer!)
- starke Reduktion der täglichen Gewichtszufuhr (Diäten, s. u.)
- stark eingeschränkte Salzzufuhr
- Einnahme von Laxanzien (Abführmittel)
- Einnahme von Diuretika (= Doping!)

8.1 Langfristige Gewichtsreduktion

In Sportarten wie Turnen, Tanzen, Eiskunstlauf, Skispringen, Leichtathletik oder Rhythmischer Sportgymnastik machen die Sportler z. T. mehrmals im Jahr Diäten – entweder um ihr Gewicht zu halten oder um abzunehmen. Die verschiedenen Diätformen und ihre z. T. extremen Nebenwirkungen beschreibt *Schek* (2005). Ihre Bewertung ist in Tabelle 37 zusammengefasst.

Alle in Tabelle 37 aufgeführten Diäten bzw. Kuren haben mehr oder weniger starke Nebenwirkungen, welche sich auf die Leistungsfähigkeit und die Gesundheit des Sportlers negativ auswirken können. Die Trainer müssen in den oben genannten Sportarten bzw. Disziplinen besonders aufmerksam sein, um Symptome von gestörtem Essverhalten frühzeitig erkennen zu können.

Kindermann et al. (2005) empfehlen folgendes Vorgehen: Zunächst sollte das Körperfett sowie das fettfreie Körpergewicht über Hautfaltenmessung bestimmt werden.
- optimaler Bereich für männliche Athleten: 6–12 % Körperfett
- optimaler Bereich für weibliche Athleten: 12–16 % Körperfett

Zum Erreichen des Zielgewichtes wird zu einer moderaten Reduzierung der Kalorienaufnahme bei einer Beibehaltung bzw. leichten Erhöhung der körperlichen Aktivität geraten. Es sollte rechtzeitig mit der Gewichtsredu-

Diät- bzw. Kurform	Beurteilung
Zitronensaft-Kur ausschließlich Zitronensaft mit Ahornsirup und Cayennepfeffer	• medizinisch riskante Fehlernährung • Abbau von Muskeleiweiß • Scheinerfolg durch Wasserverluste
Reis-Diät 400–800 kcal pro Tag in Form von Reis (mit Apfelmus), nach vier Wochen zusätzlich Fleisch und Gemüse	• Unterversorgung mit Proteinen, essenziellen Fettsäuren, Vitaminen und Mineralstoffen • kein Lerneffekt
Hollywood-Diät ca. 450 kcal pro Tag in Form von Ananas, Grapefruit, Tomaten, Fleisch, Eiern, wenig Flüssigkeit	• Unterversorgung mit Wasser und Nährstoffen • Überversorgung mit Cholesterin und Eiweiß • geringe Lebensmittelauswahl • evtl. Verstopfung • kein Langzeiterfolg
Mayo-Kur Obst, Gemüse, Fleisch, Eier (bis zu 3 Stück am Tag), kein Fett, wenig Flüssigkeit	• siehe Hollywood-Diät
Kuhn-Kur ca. 900 kcal pro Tag in Form von 1 kg Magerquark oder Magerfisch, zusätzlich wenig Obst oder Gemüse	• Unterversorgung mit essenziellen Nährstoffen • Überversorgung mit Eiweiß • geschmackliche Probleme • kein Lerneffekt
Banting-Diät uneingeschränkter Verzehr von Fleisch, wenig Flüssigkeit	• Unterversorgung mit Wasser und essenziellen Nährstoffen • Überversorgung mit Eiweiß, Purinen und Cholesterin • extrem einseitige Diät • kein Lerneffekt
Lutz-Diät 800–1.200 kcal pro Tag in Form eiweißreicher Lebensmittel mit normalem Fettanteil, starke Einschränkung der Kohlenhydratzufuhr	• Unterversorgung mit Kohlenhydraten, Ballaststoffen, Vitaminen und Mineralstoffen • Überversorgung mit Fett, Eiweiß, Cholesterin und Purinen • wenig sättigend • Verstopfung möglich • Langzeiterfolg fraglich
Atkins-Diät uneingeschränkter Verzehr von Eiweiß und Fett, Verbot aller kohlenhydrathaltigen Nahrungsmittel wie Getreideerzeugnisse, Obst und Gemüse	• medizinisch riskante Fehlernährung • Unterversorgung mit Kohlenhydraten, Ballaststoffen, Vitaminen und Mineralstoffen • Überversorgung mit Fett, Eiweiß, Cholesterin und Purinen • Verstopfung

Tab. 37: Bewertung von Diäten mit extremen Nährstoffrelationen (nach *Schek* 2005)

zierung begonnen werden, mit einem maximalen Gewichtsverlust von 1 kg pro Woche. Die Mindestkalorienzufuhr pro Tag sollte bei 1.500 kcal liegen, wobei die Mahlzeitenfrequenz auf drei Haupt- und zwei Zwischenmahlzeiten erhöht werden sollte. Wichtig ist eine kohlenhydratreiche, fettarme Vollwertkost, die unter Umständen durch ein Proteinkonzentrat ergänzt wird. Als sinnvoll werden Obst, Gemüse, Getreideprodukte sowie fettarme Milchprodukte angesehen. Es sollte genügend getrunken werden. Eventuell kann der Einsatz eines Multivitamin-Mineralstoff-Präparates sinnvoll sein.

Die ärztliche Kontrolle verschiedener Blutparameter (wie z. B. Harnstoff, Harnsäure, Elektrolyte und Eisen) ist empfehlenswert.

8.2 Gewichtmachen bei Untrainierten

Baron (1999) berichtet von einer Untersuchung, bei der sich relativ untrainierte Personen einem diätetischen Gewichtmachen unterzogen, wie es im Leistungssport üblich ist. Danach wurde ihre Leistungsfähigkeit auf dem Fahrradergometer überprüft. Die Versuchspersonen erhielten eine Mischkost aus 44 % Kohlenhydraten, 25 % Eiweiß und 31 % Fett bei einer Gesamtenergiezufuhr von 2.000 kcal. Die Nahrung war extrem flüssigkeitsarm. Zusätzliche Flüssigkeitsaufnahme war nicht erlaubt. Bereits am dritten Tag konnten deutliche Leistungseinschränkungen bei den Ergometertests beobachtet werden. Die Gewichtsreduktion lag zwischen 3,1 und 5,7 kg (= 4,2–5 %). Am dritten und vierten Untersuchungstag wurde zusätzlich ein Diuretikum verabfolgt. Daraufhin wurde eine weitere Gewichtsreduktion von insgesamt 4,4–6,9 % gegenüber dem Anfangsgewicht

festgestellt. Am Ende der Untersuchung klagten alle Probanden über verstärkte Abgeschlagenheit, Minderung der Leistungsbereitschaft und Druck in den Nierenlagern. Bei zwei Personen wurde ein Kreislaufkollaps beobachtet.

Entsprechend zeigten sich auch bei den Laboruntersuchungen erhebliche Veränderungen. Die Erythrozytenzahl und die Hämoglobinkonzentration stiegen an, der Kaliumspiegel des Blutes sank deutlich ab, der Calciumspiegel erhöhte sich. Die maximale Sauerstoffaufnahme als Bruttokriterium der Ausdauerleistungsfähigkeit war am Versuchsende gegenüber den Ausgangswerten deutlich erniedrigt.

8.3 Empfehlenswerte Gewichtsreduktionsdiäten

Demgegenüber empfiehlt *Schek* (2005) folgende Gewichtsreduktionsdiäten, da diese leistungserhaltend sind:

• FdH nach mediterranem Vorbild
• energiereduzierte Mischkost
• KFZ-Diät

Wenn pro Tag ca. 1.000 kcal weniger zugeführt als verbrannt werden, geht das Körpergewicht um ca. 1 kg pro Woche zurück. Weniger als 1.200 kcal pro Tag sollten nicht zugeführt werden.

Durch die **FdH-Methode** (Friss die Hälfte) kann man auf eine relativ einfache Art und Weise Gewicht verlieren. Man isst bei jeder Mahlzeit die Hälfte der Portion. Wichtige Voraussetzung für den Erfolg dieser Methode ist, dass sie auf der Basis des mediterranen Lebensmittelkreises erfolgt. Dies gewährleistet, dass der Bedarf an den essenziellen Nährstoffen gedeckt ist. Wenn ein Hungergefühl aufkommt, kann getrunken werden, vornehmlich Wasser oder ungezuckerte Früchtetees, schwarzer oder grüner Tee oder auch Kaffee in Maßen. Ein Problem bei der FdH-Methode ist sicherlich die Halbierung von Obst- und Gemüseportionen bzw. der Menge der Vollkornprodukte, was eigentlich nicht sinnvoll ist. Dies kann Probleme beim Hungergefühl auslösen.

Bei der **Methode nach energiereduzierter Mischkost** wird die Gewichtsreduktion durch veränderte Lebensmittelauswahl erreicht. Es sollen Lebensmittel bevorzugt werden wie Obst, Gemüse, Magerfisch und fettarme Milchprodukte. Vollkornprodukte spielen ebenfalls eine wichtige Rolle. Es dürfen auch kleinere Mengen mageres Fleisch, Eier oder Pflanzenöle verwendet werden. Produkte mit hohem glykämischem Index sollen gemieden werden. Viel trinken ist wichtig.

Das Kürzel **KFZ-Diät** steht für liberalisierte **K**ohlenhydrat- und reduzierte **F**ett-**Z**ufuhr bei insgesamt negativer Energiezufuhr, das heißt, dass man weniger Energie zuführt, als man verbrennt. Das Konzept beruht darauf, dass Fettsäuren, welche der Körper nicht benötigt, zu einem größeren Teil im Fettgewebe abgelagert werden als überschüssige Glukose, die erst in Fettsäure umgewandelt werden muss. Durch Trennung der Fett- und Kohlenhydratzufuhr kann die Fettspeicherung zusätzlich erschwert sowie die Fettzufuhr zusätzlich reduziert werden. Auch zu dieser Diät soll ausreichend getrunken werden.

Unter Umständen müsste mit einem Arzt bei einer länger andauernden Gewichtsreduktionsdiät abgeklärt werden, ob nicht ein Multivitamin-Multimineralstoff-Präparat eingenommen werden sollte.

8.4 Auswirkungen des Gewichtmachens auf die Gesundheit

Kurzfristige Gewichtsabnahmen sind nur durch erhebliche Eingriffe in den Flüssigkeitshaushalt des Körpers zu erreichen. Durch diesen Eingriff in den Flüssigkeitshaushalt kommt es zu einer Verminderung des Plasmavolumens und der zirkulierenden Blutmenge (vgl. *Braumann* und *Urhausen* 2002):

* Blutdruckabfall
* Erhöhung der Ruhe- und Belastungsherzfrequenz
* Abnahme des Schlagvolumens
* Ausschüttung von Katecholaminen
* reduzierte Nierendurchblutung mit der Gefahr einer Nierenfunktionsstörung
* reduzierte Muskeldurchblutung mit Abnahme der Leistungsfähigkeit
* reduzierte Thermoregulation mit Gefahr von Hitzeschäden

Durch den zusätzlichen Einsatz von verbotenen Diuretika (Doping!) wird der Flüssigkeitsverlust und damit der Elektrolytverlust beschleunigt, was zu Krämpfen bzw. Herzrhythmusstörungen führen kann. Dies lässt sich sogar bei Sportlern mit einer relativ geringen Körpergewichtsreduktion feststellen.

8.5 Auswirkungen des Gewichtmachens auf die körperliche und geistige Leistungsfähigkeit

Nach *Braumann* und *Urhausen* (2002) führt eine Gewichtsabnahme von 5–6 % des Körpergewichts innerhalb von drei Tagen durch Flüssigkeitsrestriktion zu einer Abnahme der

Maximalkraft. Wird die Gewichtsreduktion durch eine hypokalorische Kost bewirkt, verringert sich die muskuläre Glykogenkonzentration und die Kurzzeit- sowie Ausdauerleistungsfähigkeit sinken. Ein Gewichtsverlust von ca. 1,3 kg über zwei Wochen verteilt wirkt sich nicht auf die Leistungsfähigkeit aus. Bei Leichtgewichtsruderern wurde nach einer innerhalb von 24 Stunden durchgeführten Gewichtsreduktion von 5 % des Körpergewichts mit anschließender Rehydratation von 1,5 Litern in 2 Stunden ein deutlicher Leistungsabfall von 5 % gemessen. Dieser Leistungsabfall korrelierte mit dem Abfall des Plasmavolumens und führte zu einer um ein Drittel geringeren Glykogenaufladung der Muskulatur.

Timpmann und *Ööpik* (2002) schlussfolgern nach ihrer Analyse mehrerer Studien zum **»schnellen« Gewichtmachen**, dass in allen Leistungsstudien mittels Tests, welche die Spezifik des Kampfsports berücksichtigen, **das »schnelle« Gewichtmachen eine klare negative Wirkung auf die Leistungsfähigkeit des Athleten hat**. In den analysierten Tests waren die Probanden aus den Sportarten Karate und Ringen. Die Hauptfaktoren, welche die schnelle Gewichtsreduktion begleiten, waren ganz deutlich:

* Absinken des Blutplasmavolumens
* Störung der Thermoregulation
* Abnahme der Glykogenkapazität
* Abnahme der Puffersysteme des Blutes.

8.6 Ernährungsverhalten am Wettkampftag

Unmittelbar nach dem Wiegen sollte der Kampfsportler wegen der bestehenden Dehydratation 2 Liter eines isotonen Sportgetränks trinken (Glukose-Elektrolyt-Lösung). Wenn der zeitliche Abstand zum Kampf weniger als

drei Stunden beträgt, sollte der Kämpfer auf feste Nahrung verzichten. Bis eine halbe Stunde vor dem Kampf sollte regelmäßig weiter getrunken werden. Ist der zeitliche Abstand zum Wettkampf länger, kann nach dem anfänglichen Trinken feste Nahrung mit einem hohen Anteil an Kohlenhydraten und geringem Anteil an Ballaststoffen (Nudeln) verzehrt werden. Zudem sollte ein natriumreiches Mineralwasser getrunken werden.

Am Wettkampftag selbst ist es wichtig, sofort nach Beendigung jedes Kampfes genügend zu trinken, z. B. isotone Sportgetränke. Die festen Nahrungsmittel sollten kohlenhydratreich, aber ballaststoffarm sein, wie z. B. Bananen oder »feine« Sportriegel.

Nach dem letzten Wettkampf des Tages sollte die Flüssigkeits- und Kohlenhydratzufuhr fortgesetzt werden. Besonders empfehlenswert sind Lebensmittel mit niedrigem und mittlerem glykämischen Index (vgl. *Schek* 2005).

Kindermann et al. (2005) empfehlen eine kalorienreduzierte Diät mit hohem Eiweißanteil, der z. B. auch über industrielle Produkte abgedeckt werden kann, eine etwas reduzierte Kohlenhydratzufuhr und die Meidung von Fetten. Von einer Gewichtsreduktion von mehr als 4 % des Körpergewichts innerhalb einer Woche bzw. von mehr als 2 % innerhalb von 24 Stunden ist dringend abzuraten. Aus medizinischer Sicht ist die Anwendung von Diuretika unbedingt abzulehnen, da diese über die Elektrolytverluste (insbesondere Kalium und Magnesium) neben den Leistungsverlusten zu ernsthaften gesundheitlichen Komplikationen führen können. Diuretika stehen als Verschleierungsmittel für Anabolika auf der Dopingliste, sowohl im Wettkampf als auch im Training.

8.7   Zusammenfassung

Brauman und *Urhausen* (2002) geben folgende Empfehlungen zum Gewichtmachen:

1. Gründliche Aufklärung von Trainern und Sportlern in Sportarten mit Gewichtsklassen über die gesundheitlichen Risiken und leistungsphysiologischen Konsequenzen einer Gewichtsmanipulation.
2. Es sollten relativ frühzeitig im Saisonverlauf realistische Ziele bei der Gewichtsreduktion erstellt werden, um starke Gewichtsschwankungen und damit die Notwendigkeit großer Gewichtsabnahmen vor einem Wettkampf zu vermeiden.
3. In Sportarten mit Gewichtsklassen werden Körpergewichtsreduktionen von maximal 3 % des Körpergewichtes verteilt auf einen Zeitraum von fünf bis sieben Tage vor dem Wettkampf für akzeptabel gehalten.
4. Bei Kindern und Jugendlichen sollte auf das Gewichtmachen ganz verzichtet werden.

9 Flüssigkeitshaushalt – Richtiges Trinken beim Sporttreiben

In enger Verbindung mit dem Mineralstoffhaushalt steht der Flüssigkeitshaushalt. Der Mensch besteht zu einem großen Teil aus Wasser; ohne diese einfache chemische Verbindung, nämlich 2 Atome Wasserstoff (H) und ein Atom Sauerstoff (O), ist unser Leben undenkbar. Jede Zelle des menschlichen Organismus benötigt für ihre diversen Stoffwechselvorgänge Wasser. Die Organe des Menschen haben einen unterschiedlichen Wassergehalt (Abb. 23).

Der menschliche Organismus besteht zu 50–80 % aus Wasser.

Da Sportler in der Regel einen geringeren Körperfettgehalt besitzen als Nichtsportler, haben sie meist einen höheren Wassergehalt. Ein Säugling hat einen Wassergehalt von ca. 75–80 %, 25-jährige Erwachsene zwischen 50 und 60 % und Senioren etwa 50 %. Basketballer liegen bei ca. 62,5 % und Läufer bei

etwa 70 %. Damit steht den Sportlern mehr Wasser zur Körperkühlung zur Verfügung als Nichtsportlern.

Das Wasser verteilt sich im Organismus auf drei große, in enger Beziehung stehende Flüssigkeitsräume, welche in einem ständigen Austausch miteinander stehen (Tab. 38).

Bei einem 70 kg schweren Menschen sind im extrazellulären Raum 14 l Flüssigkeit (ca. 20 % des Körpergewichts) enthalten. Auf den intrazellulären Raum entfallen ca. 28 l Wasser, was etwa 40 % des Körpergewichts entspricht. Nach *Baron* (1999) kommen dem Wasser im Organismus folgende biologische Grundfunktionen zu:

- Strukturbestandteil von Makromolekülen
- Lösungsmittel für niedrigmolekulare Substanzen
- Energieleitung
- Substrat bzw. Produkt enzymatischer Reaktionen
- Thermoregulation

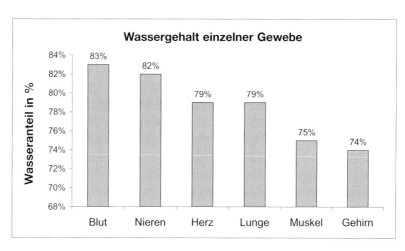

Abb. 23: Wassergehalt unterschiedlicher Körpergewebe

Flüssigkeitsraum	Wasserverteilung
Intravasalraum, Blutplasma	entspricht 5 % des Körpergewichts
Interstitium, Zwischenzellraum	entspricht 15 % des Körpergewichts
intrazellulärer Raum, Zellraum	entspricht 40 % des Körpergewichts

Tab. 38: Wasserverteilungsräume im menschlichen Organismus

Der Wassergehalt im Organismus unterliegt einem Steuerungsmechanismus. Bei einer ausgeglichenen Wasserbilanz müssen sich Zufuhr und Abgabe die Waage halten (Abb. 24).

Beim Abbau der Nährstoffe wird Flüssigkeit freigesetzt. Die Verstoffwechselung von Kohlenhydraten, Fetten und Eiweißen geht jeweils mit der Bildung von Wasser einher. Es entstehen beim Abbau von jeweils 100 g:

* beim Abbau von Fetten   100 ml Wasser
* beim Abbau von
  Kohlenhydraten   55 ml Wasser
* beim Abbau von Eiweiß   40 ml Wasser

Eine ausgeglichene Wasserbilanz ist Voraussetzung dafür, dass elementare Körperfunktionen störungsfrei ablaufen können.

Ein Nichtsportler sollte pro Tag ca. 1,5 bis 2 Liter trinken. Als Faustregel kann man sich merken, dass man in etwa den Kalorienbedarf in Kilokalorien in Millilitern Flüssigkeit aufnehmen sollte. Bei einem Kalorienbedarf von 2.500 sollte man demnach 2.500 Milliliter Flüssigkeit, also 2,5 Liter trinken. Wenn man abends noch eine intensive Trainingseinheit Tischtennis absolviert mit ca. 600 Kilokalorien, so erhöht sich der Bedarf um 600 Milliliter auf insgesamt 3,1 Liter.

Durch Schwitzen beim Sporttreiben kann der Flüssigkeitsbedarf – beispielsweise bei heißem Wetter – deutlich ansteigen. Abhängig von der verloren gegangenen Menge kann es durch den Flüssigkeitsmangel zu den in Tabelle 39 aufgeführten Symptomen kommen.

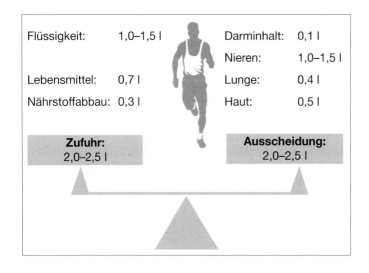

Flüssigkeit:	1,0–1,5 l		Darminhalt:	0,1 l
			Nieren:	1,0–1,5 l
Lebensmittel:	0,7 l		Lunge:	0,4 l
Nährstoffabbau:	0,3 l		Haut:	0,5 l
Zufuhr: 2,0–2,5 l			**Ausscheidung:** 2,0–2,5 l	

Abb. 24: Wasserbilanz eines Erwachsenen ohne starke körperliche Aktivität an einem Tag

Wasserverlust (in % vom Körpergewicht)	Mangelsymptome	Wasserverlust (in Litern)		
		Kind, 10 Jahre, 30 kg	Jugendlicher, 15 Jahre, 60 kg	Erwachsener, 70 kg
1 %	• leichter Durst	0,3	0,6	0,8
2 %	• Verminderung der Ausdauerleistung • Neigung zu Muskelkrämpfen	0,6	1,2	1,4
3–5 %	• trockene Haut und • Schleimhäute • verminderter Speichel- und Harnfluss • verminderte Kraftleistung • Hautröte	0,9–1,5	1,8–3,0	2,1–3,5
5–10 %	• erhöhter Puls • Schwindelgefühl • Kopfschmerzen • vermindertes Blutvolumen • erhöhte Blutkonzentration • Sprechschwierigkeiten • Gehunfähigkeit	1,5–3,0	3,0–6,0	3,5–7,0
10–15 %	• Verwirrtheit • Unfähigkeit zu schlucken • verschleiertes Sehen • geschwollene Zunge • runzelige, empfindungslose Haut • Krämpfe, Delirium	3,0–4,5	ca. 6,0–9,0	7,0–10,5
ca. 15–20 %	• Tod	über 4,5	über 9,0	über 10,5

Tab. 39: Symptome des Wassermangels (mod. nach IDM 2003)

Dabei ist das Durstgefühl ebenso wie das Hineinhören in seinen Körper ein verspätetes Warnsignal des Organismus, für eine drohende Dehydratation. Allerdings toleriert der Organismus ca. 1 % des Körpergewichtes an Flüssigkeitsverlust, bevor ein Durstgefühl entsteht. Im Wettkampf kann es passieren, dass der Athlet bzw. Sportler das Durstgefühl nicht bemerkt. Daher gilt:

Das Durstgefühl ist ein schlechter Ratgeber!

Dies hat folgende Forderung zur Konsequenz:

Der Sportler muss lernen auch zu trinken, wenn er keinen Durst hat!

9.1   Regulation des Flüssigkeitshaushaltes

Der Wasserhaushalt wird hormonell gesteuert. Sinkt zum Beispiel der Wassergehalt des Blutes durch Schweißverluste, schüttet die Hypophyse vermehrt Hormone aus, vor allem das antidiuretische Hormon ADH, welches für die Wasserrückhaltung im Körper verantwortlich ist. Die Nieren steigern daraufhin die Rückresorption von Wasser. Die Wasserausscheidung mit dem Urin wird gedrosselt, der ausgeschiedene Harn ist stärker konzentriert und färbt sich dunkler. Wenn der Wassergehalt durch Rehydratation wieder ansteigt, schüttet die Hypophyse weniger ADH aus und die Urinmenge steigt wieder an.
Es gibt im Übrigen eine ganz einfache Methode, um zu überprüfen, ob man genügend getrunken hat: Ist der Urin ganz hell, ist man gut hydriert, ist er hingegen dunkel, hat man zu wenig getrunken!
Der Sportler nimmt den Durst nicht immer wahr, weil er oftmals abgelenkt oder zu abgespannt bzw. sehr stark auf seine Aufgabe konzentriert ist. Deshalb muss man richtiges Trinken während des Sporttreibens lernen.

9.1.1   Schwitzen unter körperlicher Belastung

Wenn man lange und intensiv Sport treibt, kommt man ins Schwitzen. Dies ist ein natürlicher Vorgang, mit dem der menschliche Organismus sich vor Überhitzung schützt. Über 30 °C Außentemperatur ist das Schwitzen der dominierende Faktor der Körperkühlung. Weitere Möglichkeiten der Wärmeabgabe neben dem Schwitzen sind:

- Verdunstung von Wasser aus der Atemluft (perspiratio insensibilis)
- vom Körper ausgehende Strahlung
- Abkühlung durch Luftströmung

Wenn die Bluttemperatur z. B. beim Sport ansteigt, wird der warme Blutstrom näher an die Haut herangeführt. Zusätzlich beginnen die Schweißdrüsen auf der Hautoberfläche mit der Schweißbildung. Ein Mann verfügt über 2–3 Millionen Schweißzellen, eine Frau über eine halbe Million weniger. Durch das Schwitzen verdunstet das Körperwasser über die Haut, die Verdunstungskälte entzieht dem Körper Wärme. In der Folge sinkt die Körpertemperatur und eine Überhitzung wird vermieden. Schwitzen ist gesund und ein Zeichen für einen intakten Stoffwechsel. Wird der Schweißverlust nicht adäquat ausgeglichen, kann dies zur Bluteindickung und entsprechenden Leistungsverlusten führen (siehe Abb. 25).

Moeller und *Niess* (1997) bemerken zum Thema Leistungsverlust, dass die meisten Ausdauerleister nur ca. 30–50 % ihres Wasserverlustes während der Belastung durch Trinken ausgleichen und dennoch gute Leistungen bringen. Die Erfahrung zeigt, dass Dehydratation durch sportliche Belastung besser toleriert wird als Dehydratation durch Hitze, hohe Luftfeuchtigkeit oder durch Diuretika. Daher ist offensichtlich eine vollständige Rehydratation während der Belastung nicht notwendig.

Die Autoren weisen in diesem Zusammenhang noch darauf hin, dass eine Dehydration die Magenentleerung verlangsamt, weshalb empfohlen wird, dies zu vermeiden. Konsequenzen:

Vor Beginn einer Ausdauerbelastung so viel trinken, wie man verträgt. Während der Belastung in kleineren Portionen, aber regelmäßig trinken. Es können maximal bis ca. 1.000 ml pro Stunde getrunken werden.

Der Schweiß eines Nichtsportlers enthält mehr Mineralstoffe als jener eines Sportlers (vgl. Tab. 40).

Die Schweißzellen des menschlichen Organismus passen sich durch diesen Spareffekt an körperliche Belastungen an.

Beispiel zur Effektivität und Notwendigkeit des Schwitzens:
Beim 10-km-Joggen verbrennt ein 70 kg schwere Mann ca. 700 kcal, und seine Körpertemperatur würde auf ca. 47 °C ansteigen, was seinen Tod zur Folge hätte, da das Körpereiweiß bei 42 °C zu gerinnen beginnt. Durch das Schwitzen kann die Temperatur auf 39 bis 40 °C gehalten werden.

Der Wirkungsgrad der menschlichen Muskulatur liegt bei ca. 27 %, das bedeutet, dass nur dieser Prozentsatz der freigesetzten Energie in Muskelkontraktionen umgesetzt werden kann. Der Rest geht in Form von Wärme verloren und muss nach außen abgegeben werden, um eine Überhitzung zu vermeiden. Wie

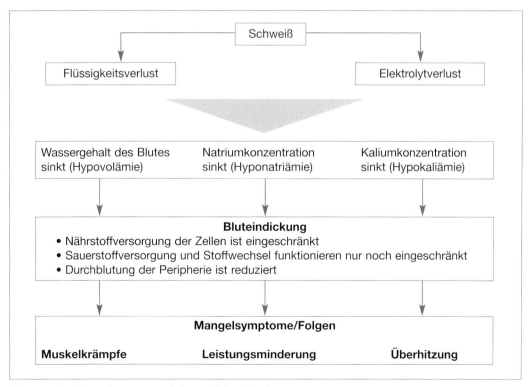

Abb. 25: Die Folgen des unausgeglichenen Schweißverlustes

viel Schweiß der Mensch verliert, hängt von einer Vielzahl von Faktoren ab:

* Alter
* Geschlecht
* Trainingszustand
* Belastungsintensität
* Belastungsdauer
* Klima
* Bekleidung und Außentemperatur

Es besteht kein Zweifel darüber, dass Sportler in einem dehydrierten Zustand keine Bestleistung erbringen werden. Problematisch ist es, aus der verloren gegangenen Menge exakt für jede Sportart bzw. Disziplin den Leistungsverlust in Prozent vorherzusagen. Dazu sind die Sportarten bzw. Disziplinen viel zu unterschiedlich. Auch die Art und Weise des Tests sowie der Trainingszustand der Sportler bzw. Athleten spielen bei der Interpretation der Ergebnisse eine wichtige Rolle. Als unseriöse Produktwerbung ist es anzusehen, wenn Sportgetränkehersteller dem Konsumenten suggerieren, dass 2 % Körpergewichtsverlust durch Flüssigkeitsverlust generell zu 20 % Leistungsverlust führen. Abbildung 26 gibt dagegen die Ergebnisse einer Untersuchung von *Gleeson* et al. (1996) wieder.

In der oben genannten Untersuchung lag die Leistung bei einem 2%igen Gewichtsverlust immer noch weit über 90 %! Bei 5 % Körpergewichtsverlust war die Leistungskapazität um ca. 30 % reduziert.

In einer Untersuchung zum Tischtennis wies *Friedrich* (1995) darauf hin, dass es auch **unterschiedliche Schwitztypen** gibt. Grundsätzlich kann man sich an einer Dreiteilung orientieren: Tendenziell gibt es Menschen, die sehr viel schwitzen, Menschen die sehr wenig schwitzen und Menschen die dazwischen liegen. Auf dem Kontinuum zwischen den beiden Endpunkten kann man sich einordnen.

Tabelle 40 gibt einen Überblick über die Inhaltstoffe des menschlichen Schweißes.

Die **Dauer der sportlichen Belastung** wirkt sich ebenfalls auf die Veränderung der Elektrolytkonzentration im Schweiß aus. Natriumchlorid wird zu Beginn einer Belastung aktiv rückresorbiert. Mit ansteigender Belastungszeit nimmt die Konzentration jedoch wieder zu. Bei Calcium und Magnesium findet man einen gegenläufigen Mechanismus, denn beide werden vom Körper aktiv ausgeschieden. Nach einiger Zeit gehen die Calci-

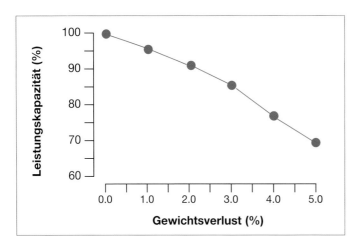

Abb. 26: Gewichtsverluste durch Schweißverluste können zu Einbußen der Leistungskapazität führen (*Gleeson* et al. 1996)

Bestandteil	Gehalt in mg/l (ca.)
Natrium	400–1.200
Chlorid	500–1.500
Kalium	120–300
Calcium	13–160
Magnesium	4–36
Sulfat	25
Phosphat	15
Zink	1,2
Eisen	1,2
Mangan	0,06
Kupfer	0,06
Laktat (Milchsäure)	1.500
Harnstoff	700
Ammoniak	80
Kohlenhydrate	50
Vitamin C	50
Brenztraubensäure	40

Tab. 40: Zusammensetzung des menschlichen Schweißes (*Nöcker* 1984)

um- und Magnesiumvorräte zur Neige und ihr Gehalt sinkt. Für Kalium sind solche Mechanismen nicht bekannt, weshalb seine

Konzentration im Schweiß konstant bleibt (siehe Abb. 27).

Nicht unterschätzt werden darf auch der Flüssigkeitsverlust beim Schwimmen. Das Problem liegt darin, dass man im Wasser das Schwitzen nicht in gleicher Weise wahrnimmt wie an Land.

Beim Skilaufen oder Snowboarden im Hochgebirge steigt das Atemminutenvolumen aufgrund des verringerten Sauerstoffpartialdruckes an. Zudem ist der Wassergehalt der eingeatmeten (trockenen) Luft gering. Dadurch steigt die Wasserabgabe über die Lunge entsprechend an. Durch das Tragen zu warmer Kleidung kann der Sportler ebenfalls erhöhte Flüssigkeitsverluste erleiden.

Leider ist es zu einer gefährlichen Unsitte geworden – besonders beim Skifahren und Snowboarden –, diesen Flüssigkeitsverlust mit entsprechenden Mengen Alkohol zu kompensieren.

Wie viel Flüssigkeit dem Körper durch Schwitzen verloren geht, kann man durch ein simples Wiegen vor und nach der Belastung herausfinden. Was man nach der Belastung zu wenig auf die Waage bringt, hat man theo-

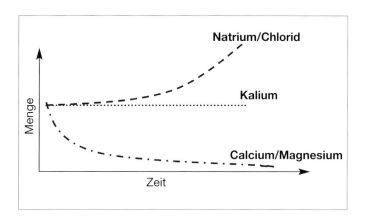

Abb. 27: Unterschiedliche Verluste an verschiedenen Mineralstoffen (mod. nach *Wagner* et al. 2000)

retisch zu wenig getrunken. Dabei ist noch wichtig zu wissen, dass etwa 87 % des Schweißverlustes Wasserverluste sind und nur die restlichen 13 % Substratverluste. Der Flüssigkeitsverlust variiert von Sportart zu Sportart, was aus Tabelle 41 hervorgeht.

Sportart (Wettkampf)	Gewichtsverluste (Flüssigkeitsverluste ca.-Angaben)
Fußball	2–5 Liter
Handball	2–4 Liter
Basketball	2–4 Liter
Tischtennis*	2–3 Liter
Tennis	3–5 Liter
Marathonlauf	3–5 Liter
10.000-m-Lauf	1–2 Liter
Boxen (Mittelgewicht)	0,5–1,6 Liter
Eishockey	2–4 Liter
Tour-de-France-Etappe	5–10 Liter

Tab. 41: Gewichtsverluste unterschiedlicher Sportarten in Litern (* = Ranglistenwettbewerb oder Turniertag)

Der Schweiß ist im Verhältnis zum Blut eine hypotone Flüssigkeit, er ist also dünner, was in Tabelle 42 dargestellt ist.

Ob eine Flüssigkeit hypoton, isoton oder hyperton ist, hängt von ihrer Teilchenkonzentration ab. Die osmotische Konzentration, um die es bei diesen Begriffen geht, ist dafür verantwortlich, mit welcher Geschwindigkeit sowie in welcher Art und Weise die Teilchen vom Darm in das Blut (Referenzflüssigkeit) aufgenommen werden.

Der osmotische Druck von **hypertonen Getränken** ist höher als der des Blutes. Diese Getränke können den gegenteiligen Effekt einer Flüssigkeitszufuhr haben und den Wasserverlust des Körpers sogar noch fördern. Eine hypertone Flüssigkeit wie etwa Cola zieht aus dem Organismus Wasser in den Darm, damit das Getränk auf die Osmolarität des Blutes verdünnt werden kann, und der osmotische Druck damit sinkt. Neben Colagetränken sind auch schwach verdünnte Saftschorlen sowie pure Säfte, Limonaden und moderne Designerdrinks (= Energydrinks, welche »Flügel verleihen«) hyperton. Sie sind für Sportler zum Flüssigkeitsersatz nicht geeignet.

Hypotone Getränke weisen einen geringeren osmotischen Druck als das Blut auf, haben also eine geringere Konzentration an osmotisch wirksamen Teilchen. Aufgrund ihrer geringeren Teilchenkonzentration können sie die Darmwand besonders schnell passieren. Hypotone Getränke sind also relativ gut geeignet, wenn schneller Flüssigkeitsersatz notwendig ist. Hypotone Getränke sind Mineralwasser, Früchtetees oder Kräutertees sowie stark verdünnte Saftschorlen.

Isotone Getränke (i. d. R. Sportgetränke) haben den gleichen osmotischen Druck wie das Blut. Wie die Isotonie erreicht wird, ist allerdings recht unterschiedlich – bei manchen Getränken z. B. über einen hohen Zuckeranteil.

Elektrolyte (mg/l)	Natrium	Chlorid	Kalium	Magnesium	Calcium	Osmolarität (mosm/kg)
Plasma	3.080–3.290	3.470–3.790	140–180	16–24	85–109	285–300
Schweiß	413–1.091	533–1.495	121–225	4–34	13–67	150

Tab. 42: Mineralstoffkonzentration im Schweiß und Blutplasma (mod. nach *Schek* 2005)

Schwitzen ist eine individuelle Fähigkeit des Menschen. Menschen schwitzen nie gleich, sowohl was die Menge als auch was die Konsistenz des Schweißes anbelangt. Daher gilt:

Je besser ein Sportler trainiert ist, umso mehr schwitzt er und umso besser kann er sich kühlen. Die Temperaturregulation kann z. B. durch regelmäßiges Ausdauertraining verbessert werden.

Die physiologischen Anpassungserscheinungen durch Training sind die folgenden:
- geringere Mineralstoffkonzentration im Schweiß
- höhere Schweißrate und dadurch maximierte Verdunstung
- Kühlung durch Verdunstungskälte des Schweißes beginnt schneller
- Wärmeabgabe aus dem Körperkern zur Hautoberfläche wird verbessert

9.2 Flüssigkeitshaushalt bei Kindern und Jugendlichen

Kinder und Jugendliche sind keine kleinen Erwachsenen. Dies gilt es insbesondere bei Flüssigkeitsverlusten zu beachten. Jüngere Sportler zeigen im Hinblick auf die Flüssigkeitszufuhr häufig drei Probleme, nämlich:
- Sie trinken oft zu wenig.
- Sie trinken zur falschen Zeit.
- Sie trinken die »falschen« Getränke.

Das Trinken, also wie viel, wann und was, können die jungen Menschen lernen. Das Vorbild im Elternhaus spielt hier eine wichtige Rolle. Kinder haben zwar die gleiche Anzahl an Schweißdrüsen wie Erwachsene, aber die Anzahl der aktiven Schweißdrüsen ist bei Hitzebedingungen im Vergleich zu Erwach-

senen reduziert. In Relation zu ihrer Körpermasse produzieren sie mehr Hitze als Erwachsene. Gleichzeitig produzieren Kinder aber weniger Schweiß als Erwachsene, die Schweißrate ist pro Schweißdrüse um den etwa 2,5-fachen Wert geringer als bei Erwachsenen. Während einer Dehydratation steigt die Körperkerntemperatur von Kindern schneller als die von Erwachsenen. Daher ist bei Kindern ein früher Flüssigkeitsausgleich besonders wichtig. Für Kinder zählt jedoch viel mehr als bei Erwachsenen der Geschmack des Getränks. Das Getränk gegen den Durst muss von Kindern geschmacklich akzeptiert werden.

Der Anteil an Elektrolyten im Schweiß ist bei Kindern ebenfalls reduziert. Grundschulkinder bilden nur wenig Schweiß, meistens bekommen sie nur eine stark gerötete Gesichtsfarbe. Daraus nun zu schlussfolgern, dass der Flüssigkeitshaushalt somit unproblematisch sei, kann eine schwerwiegende Fehleinschätzung sein. Da Kinder die Hitze nicht so gut abbauen können wie die Erwachsenen, steigt

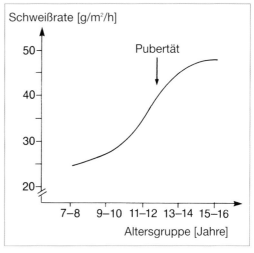

Abb. 28: Die Entwicklung der Schweißrate im Kindesalter bei relativ gleicher Arbeitsleistung (vgl. *Weineck* 2004b)

ihre Körperkerntemperatur in der Folge schneller an. Bei Schulkindern ist außerdem zu berücksichtigen, dass sie durch den Aufenthalt in heißen und trockenen Schulzimmern zusätzlich Flüssigkeit verlieren.

Kinder haben im Vergleich zu Erwachsenen eine geringere Hitzetoleranz!

Kinder und Jugendliche reagieren empfindlicher auf Flüssigkeitsverluste als Erwachsene (siehe Abb. 29). Es ist daher wichtig, Kindern sowohl im Training als auch im Wettkampf das Trinken zu erlauben. Bei großer Hitze, wie sie im Hochsommer in manchen Sporthallen zu finden ist, das Trinken zu verbieten, ist aus physiologischer Sicht unsinnig. Sprüche wie »Trinken bzw. Schwitzen

ist ein Zeichen von Schwäche« gehören nicht mehr in den modernen Trainingsalltag bzw. in den Schulalltag. Vor allem bei entsprechenden Faktoren der Wärmezunahme ist Trinken zu fordern:

• Sonnenstrahlung (Training/Wettkampf im Freien)
• hohe Lufttemperatur
• hohe relative Luftfeuchtigkeit
• körpereigene Wärmeproduktion
• Bodenwärme

Besonders für das Training gilt für Kinder und Jugendliche im Breiten-Freizeitsport folgender Ratschlag:

Im Training ist das Mineralwasser der beste Durstlöscher für Kinder und Jugendliche!

Der Coach sollte im Training das Trinken von Softdrinks oder anderen stark zuckerhaltigen Getränken untersagen. Sie sind in der Regel mineralstoffarm und zuckerreich, sodass die im Sport zuvor mühsam verbrannten Kalorien durch das Konsumieren falscher Getränke wieder zugeführt werden. Neben Mineralwasser können die Kinder und Jugendlichen auch Leitungswasser trinken. Erfahrungsgemäß wird im Training nicht mehr als eine Flasche benötigt, also zwischen 0,5 und 0,7 Litern. Daher kann man weiter fordern:

Softdrinks oder andere zuckerhaltige Getränke haben im Kinder- und Jugendtraining nichts zu suchen!

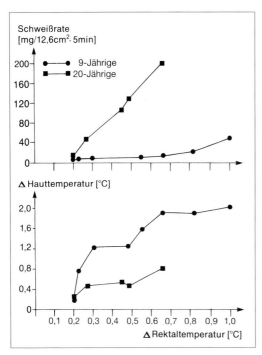

Abb. 29: Die Schweißrate und der mittlere Anstieg der Hauttemperatur in Bezug zur Rektaltemperatur bei männlichen Kindern bzw. jungen Erwachsenen bei einer vergleichbaren Belastung (*Weineck* 2004b)

Kinder und Jugendliche beginnen in der Regel erst mit 9–10 Jahren zu schwitzen. Erst mit ca. 15–16 Jahren erreichen sie Schweißraten wie Erwachsene (vgl. Abb. 28). Entsprechend dieser biologischen Entwicklung muss der Trainer seine Belastungen anpassen.

9.2.1 Empfehlungen für Sportunterricht und Schule

Wie bereits erwähnt, haben Kinder und Jugendliche einen empfindlicheren Wasserhaushalt als Erwachsene. In der *Rosbacher Trinkstudie* wurde das Trinken im Zusammenhang mit der mentalen Leistungsfähigkeit untersucht. Dabei wurde bei 33 Probanden durchschnittlich ein 2%iger Flüssigkeitsverlust im Verhältnis zum Körpergewicht provoziert. Es traten subjektive Beschwerden auf wie Interessen-, Schlaf- und Leistungsstörungen. Weiterhin wurden eine Herabsetzung der basalen Informationsverarbeitungsleistungen, eine Herabsetzung des Wissenszuwachses sowie eine Verringerung des Lernerfolgs festgestellt. Dabei wurde die Fähigkeit, Informationen unmittelbar zu behalten negativ beeinflusst. Zudem sank die Fähigkeit, Informationen in Lernsituationen zu speichern, was bedeutet, dass dehydrierte Personen weniger Wissen erwarben. Auch am Folgetag waren geistige Leistungsfähigkeit und Lebensqualität merklich beeinträchtigt.

Die hier aufgezeigten Zusammenhänge konnten statistisch einwandfrei dokumentiert werden. **Die Kurzzeitspeicherfähigkeit sinkt durch eine derartige Dehydratation ab**. Das Aufstellen von Getränkeautomaten (ohne Softdrinks!) bewirkte eine verbesserte Flüssigkeitssubstitution und in der Folge eine geringere Ermüdung. Es reicht nach *Schröder* und *Wagner* (2001) nicht aus, die Flüssigkeitsdefizite des Tages durch vermehrten Konsum von Getränken am Abend auszuglei-

chen. Bereits über den Tag sollte man auf eine ausgeglichene Tageswasserbilanz achten, sowie temporäre Flüssigkeitsdefizite vermeiden.

Diese Studie hat auch einen sehr hohen Stellenwert im Sport. Man denke dabei nur einmal an Sportler, welche 2 Trainingseinheiten am Tag zu absolvieren haben und dabei entsprechend hohe kognitive Anforderungen bewältigen müssen. Wenn im Training z. B. bestimmte taktische Spielzüge einstudiert werden müssen oder wenn Spiel- und Übungsformen anstehen, die ein hohes Maß an Konzentrationsfähigkeit fordern, ist ein ausgeglichener Flüssigkeitshaushalt sehr wichtig. Das Gleiche gilt natürlich bzw. im Besonderen im Wettkampf!

Praxistipps für die Schule
- In der Sporthalle oder auf dem Sportplatz empfiehlt es sich, eigens eine Trinkecke einzurichten, in der mitgebrachte Getränke abgestellt werden können.
- Klare Regeln vereinbaren, wann und wo getrunken werden darf. Dadurch wird sichergestellt, dass das wilde Trinken den Unterrichtsablauf nicht stört.
- Für die Pause nach dem Sportunterricht gilt: Erst trinken, dann essen.
- Unausgeglichene Flüssigkeitsverluste beeinflussen die Konzentrations- und Merkfähigkeit. Im Hinblick auf die nachfolgenden Stunden ist ausreichendes Trinken während und nach dem Sportunterricht daher ein Muss!
- Softdrinks und Limonaden gehören nicht in den Sportunterricht!
- Es bietet sich ein fächerübergreifender Unterricht an, z. B. mit der Biologie oder der Chemie.

9.3   Wie viel sollte man täglich trinken?

Der tägliche Flüssigkeitsbedarf des Menschen richtet sich wie bereits erwähnt nach bestimmten Faktoren. Die von manchen Autoren vorgeschlagenen 2,5–3 Liter Trinkmenge pro Tag sind für die meisten Menschen nicht problemlos zu erreichen. Tabelle 43 gibt Richtwerte für eine Mindestmenge vor. Für Sportler können sich die unten angegebenen Grundbedarfsmengen hingegen leicht verdoppeln!

Aus einer eigenen Untersuchung (Ernährungsprotokoll) an Tänzerinnen einer deutschen Weltklasseformation im Standardbereich ging hingegen hervor, dass die Tänzerinnen pro Tag im Druchschnitt lediglich 0,75 Liter über Getränke zu sich nahmen.

Mindestmengen für die tägliche Getränkezufuhr (Grundbedarf in ml pro Tag)	
Kinder	
Kleinkinder (1–4 Jahre)	820
Kindergartenkinder (4–7 Jahre)	940
Grundschüler u. Schüler (7–13 Jahre)	1.170
spätes Schulkindalter (13–15 Jahre)	1.330
Jugendliche und Erwachsene	
15–19 Jahre	1.530
19–25 Jahre	1.470
25–51 Jahre	1.410
51–65 Jahre	1.230
65 Jahre und älter	1.310

Tab. 43: Durchschnittliche Richtwerte für eine tägliche Getränke Zufuhr (*Kettern* 2001)

Für Sport treibende Menschen ist es wichtig zu wissen, welche Trinkmenge und welche Getränke sie täglich zu sich nehmen. Daher empfiehlt sich ein Tages-Trinkprotokoll, das über sieben Tage hinweg (Tab. 44) auszufüllen ist.

Ausgewertet werden kann die Tabelle, indem man die täglich aufgenommene Menge mit den Mindestempfehlungen vergleicht. Bei Erwachsenen muss dabei berücksichtigt werden, dass koffein- und alkoholhaltige Getränke nicht in der gleichen Menge, in der sie konsumiert werden, dem Flüssigkeitshaushalt zugutekommen, da sie mehr oder weniger stark diuretisch (harntreibend) wirken. Im Hinblick auf das Koffein mehren sich in jüngster Zeit die Hinweise, dass die dehydrierende Wirkung nicht so stark ist, wie bisher angenommen wurde.

9.4   Getränkekunde und Trinkempfehlungen

Für den Breiten- und Freizeitsportler sowie für den Leistungs- und Hochleistungssportler stellt sich letztendlich die Frage, was er trinken sollte. Nicht jedes Getränk eignet sich für jeden Sportler und nicht für jede Sportart bzw. Disziplin. Weitere wichtige Punkte müssen berücksichtigt werden. So stellen *Moeller* und *Niess* (1997) fest, dass während sportlicher Belastung die Flüssigkeitsmenge, die resorbiert werden kann, kleiner ist als in Ruhe. Je höher der Grad der Dehydratation liegt, umso geringer ist die Magenentleerungsrate. Daher muss man bereits sehr früh während der sportlichen Belastung mit der Rehydratation beginnen. Empfohlen werden kleinere Portionen, da sich der Pylorusmuskel (Schließmuskel des Magens am Übergang zum Darm) ab einer Menge von ca. 600 ml schließt und nur noch stark verzögert Flüssigkeit in den Darm durchlässt, wo letztendlich die Resorption stattfindet. Vom Trinken zu großer Mengen kann der Sportler einen »Wasserbauch« bekommen.

Tages-Trinkbilanz		
Datum:	Was? (Getränk)	Wie viel? (Menge in ml)
Am Morgen:		
Am Vormittag:		
Am Mittag:		
Am Nachmittag:		
Am Abend:		
Insgesamt:		

Tab. 44: Tagesprotokoll zur Erfassung der täglichen Getränkezufuhr und Getränkeart (mod. nach IDM 2003)

9.4.1 Empfehlungen für Breiten- und Freizeitsportler

Einheitliche Trinkempfehlungen für sportliche Belastungen aller Art sind nach den bisherigen Ausführungen nicht sinnvoll. So empfiehlt z. B. *Schek* (2005), zwischen Leistungs- und Breitensportlern zu unterscheiden. Breitensportler treiben selten länger als eine Stunde ohne Pause Sport. Sie schwitzen selbst in warmer Umgebung selten so viel, dass man sich um die Leistungsfähigkeit Gedanken machen müsste. Mit dem Flüssigkeitsersatz steht man nicht unter Zeitdruck. Wichtiger ist, dass überhaupt getrunken wird. Mit dem Konsum von Cola oder Alkohol sollten diese Sportler vorsichtig umgehen, da beide Getränke entwässernd wirken und zusätzlich Mineralstoffe aus dem Körper hinausschwemmen. Das optimale Getränk während des Trainings ist Mineralwasser, ob mit oder ohne Kohlensäure. Die Wahl des Wassers bleibt dem Sportler überlassen. Nach dem Sporttreiben ist die Apfelsaftschorle das Getränk der Wahl. Sie kann im Verhältnis 1 : 1 gemischt werden. Softdrinks und Limonaden sollten aufgrund des hohen Zuckergehalts (Gewichtszunahme!) gemieden werden.

Leistungsorientierte »Breiten- und Freizeitsportler« (die immer zahlreicher werden), welche im Ausdauerbereich mehr als ca. 30–50 km pro Woche laufen bzw. mehrere Hundert Kilometer auf dem Rennrad zurücklegen, sollten sich an den nachfolgenden Ratschlägen orientieren.

9.4.2 Empfehlungen für Leistungssportler

Es ist für leistungssportlich Trainierende nicht unüblich, dass sie pro Trainingseinheit zwischen 2 und 5 Liter Flüssigkeitsverlust durch Schwitzen erleiden. Hier ist es notwendig, bereits während der Trainingseinheit zu trinken. Grundsätzlich ist es für den Leistungssportler wichtig, überhaupt zu trinken. Mehr als ca. 1.000 ml kann man während des Trainings selten pro Stunde aufnehmen. Während einer zweistündigen Trainingseinheit kann der Sportler ca. 500 ml eines Sportgetränks trinken, die restlichen 1–1,5 Liter sollten ein hochwertiges Mineralwasser sein. Es ist wichtig, auch während des Trainings bereits ein kohlenhydrathaltiges Elektrolytgetränk zu sich zu nehmen, damit die Ermüdung verzögert wird und das Niveau der Übungen bzw. Spiele nicht leidet.

Die **Trinktemperatur der zugeführten Flüssigkeiten** sollte nicht zu niedrig gewählt werden, da z. B. eisgekühlte Getränke eine Magensturzentleerung auslösen und zu Durchfall führen können. Temperaturen um ca. 10 °C haben sich als ein guter Kompromiss erwiesen. Wenn es draußen kalt ist, können auch wärmere oder warme Getränke (z. B. Tee) sinnvoll sein (vgl. *Schek* 2005).

Der Leistungssportler sollte mit allen koffein- und alkoholhaltigen Getränken äußerst zurückhaltend umgehen. Zur vollständigen Rehydratation nach dem Training (vor allem abends!) sind sie nicht geeignet. Bei Athleten, die intensiv die Ausdauer trainieren – z. B. Marathonläufer oder Triathleten –, ist das Trinken extrem wichtig, da sie immens hohe Flüssigkeitsverluste erleiden können.

Spielsportler (Fußballer, Handballer, Basketballer, Hockeyspieler, Tennisspieler oder Tischtennisspieler), welche in der warmen Jahreszeit ihre Vorbereitungsperiode haben, sollten während des Trainings auch isotonische Getränke zu sich nehmen. Unter Umständen kann auch eine Supplementierung mit Mineralstoffen oder Vitaminen sinnvoll sein.

In Tabelle 45 werden die Empfehlungen von *Moeller* und *Niess* (1997) für verschiedene Belastungsstufen dargestellt.

9.5   Ausgewählte Getränke im Überblick

9.5.1   Apfelsaftschorle / Kirschsaft

Sehr beliebt ist bei den Sportlern die sogenannte Apfelsaftschorle, ein Apfelsaft mit Mineralwasser gemischt. In einer Studie konnte *Friedrich* (1995) zeigen, dass eine Apfelsaftschorle bei einer lang andauernden Belastung im Tischtennis einem Sportgetränk

sogar überlegen war. Der Apfelsaft enthält folgende Stoffe: Glukose, Fructose, Saccharose, Vitamin C, Magnesium, Natrium, Calcium, Phosphor, Eisen und Kalium. Mit einem entsprechenden Mineralwasser gemischt, kann er ein sehr wertvolles Getränk für Sportler sein. Während einer Belastung im leistungssportlichen Bereich ist aus verschiedenen Gründen jedoch von der Apfelsaftschorle abzuraten. *Geiß* et al. (1996) weisen darauf hin, dass unter den Aspekten der Energie- und Flüssigkeitsversorgung die Apfelsaftschorle nur bedingt geeignet ist, einen erhöhten Flüssigkeits-, Energie- und Elektrolytverlust zu kompensieren. Zudem kann der relativ hohe Anteil an Fructose zu Magen-Darm-Problemen führen. Dabei können die naturtrüben Apfelsäfte diesen Effekt gegenüber industriellen Apfelsäften noch verstärken. Es kommt zu einer Wassersekretion in den Darm, was unter Umständen zu einem unmittelbaren Belastungsabbruch führen kann. Je mehr Apfelsaft sich in einer Schorle befindet, desto problematischer ist ihre Verträglichkeit. Eine empfehlenswerte Mischung liegt grundsätzlich vor, wenn sich mehr Mineralwasser als Apfelsaft in dem Getränk befindet. Entscheidend bei der Apfelsaftschorle ist aber auch die **individuelle Verträglichkeit**. Eine in etwa isotone Mischung liegt bei einem Verhältnis von 1 Teil Apfelsaft und 3 Teilen Mineralwasser vor, also einer extrem dünnen Mischung. Nach dem Sporttreiben kann die Apfelsaftschorle aufgrund ihrer Inhaltsstoffe vor allem im Breiten- und Freizeitsport als Rehydratationsgetränk empfohlen werden. Hier ist sie eigentlich das Getränk der Wahl. Für die Qualität der Schorle ist es wichtig, dass sie mit einem natriumreichen Mineralwasser angemischt wird. Selbst gemischte Apfelsaftschorlen sind grundsätzlich den industriellen Fertigprodukten vorzuziehen. Wenn man sich für Fertiggetränke entscheidet, sollten sie von großen und bekannten Quellen für Mineralwasser stammen. Mit Fertigschorlen ist Vorsicht geboten, da in einer Untersuchung der »Stiftung Warentest« (2001) festgestellt wurde, dass bei vier Fertiggetränken (von 20 getesteten) auf dem Etikett eigentlich kein Apfel abgebildet werden dürfte, da sich nichts von einem Apfel in den Getränken befand.

Eine interessante Studie beschäftigte sich mit dem **Kirschsaft** und seinen Wirkungen auf **Muskelkater**. In einer Untersuchung von *Conolly* (2006) tranken seine Probanden 4 Tage vor und 4 Tage nach exzentrischen Kraftübungen, welche Muskelkater verursachten, zweimal täglich 0,34 Liter Kirschsaft, der mit etwas Apfelsaft verdünnt war, oder ein Placebogetränk. Die Probanden mit

	1. Belastungen kürzer als eine Stunde, Belastungsintensität: 80–130 % der VO$_2$max	**2. Belastungen von 1 bis 3 Stunden Dauer, Belastungsintensität: 60–90 % der VO$_2$max**	**3. Belastungen länger als 3 Stunden Dauer, Belastungsintensität: 30–70 % der VO$_2$max**
Unmittelbarer Zweck	Ersatz von Flüssigkeit	Substitution von Wasser und Kohlenhydraten	Ersatz von Wasser, Kohlenhydraten und NaCl
Zusammensetzung	innerhalb von 30–60 min vor der Belastung: nur Wasser oder 30–50 g Kohlenhydrate und Wasser, eventuell mit 10–20 mmol/l NaCl	Zusammensetzung wie bei 1.; während der Belastung: Wasser mit 6–8 % Kohlenhydraten, Maltodextrine bevorzugt, zusätzlich 10–20 mmol/l NaCl	vor der Belastung wie bei 1.; während der Belastung: 20–30 mmol/l NaCl, 6–8 % Kohlenhydrate
Volumen und Portionierung	kann individuell sehr unterschiedlich sein; vor der Belastung: 300–500 ml in Portionen zu 125–250 ml; während der Belastung: 500–1.000 ml in Portionen zu 125–250 ml	kann individuell sehr unterschiedlich sein; vor der Belastung: wie bei 1.; während der Belastung: 500–1.000 ml stündlich in Portionen zu 125–250 ml; höhere Volumina sind anzustreben	kann individuell sehr unterschiedlich sein; vor der Belastung: wie bei 1.; während der Belastung: 500–1.000 ml stündlich in Portionen zu 125–250 ml; höhere Volumina sind anzustreben
Anmerkungen	Ausnahme: Während der Sportspiele ist es im Leistungssport ratsam, kohlenhydrathaltige Getränke zu trinken.	Belastungen dieses Umfangs können zu Glykogenentleerung, Hypoglykämie, Hypovolämie, Dehydratation und Hyperthermie führen. Eine geeignete Substitution kann dies mildern und die Leistung verbessern.	Zusatz von NaCl ist erforderlich, da bei ultralangen Belastungen lebensgefährliche Hyponatriämien auftreten können, wenn der Wasserverlust nur mit natriumfreien Flüssigkeiten substituiert wird. Maltodextrine sind besonders geeignet. Zusätzlich können faserarme Kekse, Riegel oder Bananen gegessen werden.

Tab. 45: Allgemeine Getränkeempfehlungen für Belastungen unterschiedlicher Dauer und Intensität (mod. nach *Moeller* und *Niess* 1997)

dem Kirschsaft klagten über weniger Schmerzen als die Placeboprobanden. Außerdem betrug der Kraftverlust bei der Placebogruppe 22 % gegenüber nur 4 % bei der Kirschsaftgruppe. Die Wissenschaftler führen ihre Ergebnisse auf entzündungshemmende und antioxidative Faktoren im Kirschsaft zurück. Bei Neuaufnahme eines Trainings bzw. bei vielen Sprungkraftübungen wäre folglich Kirschsaft das Getränk der Wahl, um Muskelkatersymptome abzuschwächen.

9.5.2   Softdrinks

Softdrinks wie z. B. Cola sind hypertone Getränke und enthalten zwischen 100 und 110 Gramm Würfelzucker pro Liter. Softdrinks sind in der Regel mineralstofffrei! Sie erfreuen sich bei Sportlern generell großer Beliebtheit, sowohl während des Sporttreibens als auch danach. Der Saccharosegehalt ist so hoch, dass man bei einem Konsum von mehreren Litern am Tag mit einer **Gewichtszunahme** rechnen muss. Die Getränke bewirken im Dünndarm zunächst eine Wassersekretion, wodurch die Resorptionsrate anfangs herabgesetzt und ein Durstgefühl ausgelöst wird. Da Cola außerdem koffein- und kohlensäurehaltig ist, wirkt es harntreibend und fördert das Schwitzen. Außerdem können koffeinempfindliche Personen mit erhöhter Nervosität, Herzklopfen oder Durchfall reagieren.

In einer Studie stellten *Brouns* et al. (1998) fest, dass ein koffeinhaltiger Softdrink nach dem Sporttreiben getrunken, zu einem erhöhten Verlust von Natrium, Kalium, Chlorid, Magnesium und Calcium im Urin führte. Darüber hinaus potenzierte der Konsum den Verlust von Magnesium und Calcium im Vergleich zum Sportgetränk und Mineralwasser. Es ist daher ein Fehler, nach dem Sporttrei-

ben einen koffeinhaltigen Softdrink zu sich zu nehmen. Der Effekt ist nämlich der folgende. Man verliert durch das Schwitzen beim Sporttreiben Mineralstoffe und potenziert dies noch durch den Konsum dieser Getränke, welche zudem sehr arm an Mineralstoffen sind.

Darüber hinaus gilt es bei Kindern und Jugendlichen zu beachten, dass parallel zum erhöhten Konsum von Softdrinks bei 13- bis 15-jährigen Mädchen das Risiko ansteigt, sich eine Knochenfraktur zuzuziehen, wie Studien aus Amerika belegt haben. Mädchen, welche viel und häufig Softdrinks zu sich nahmen, wiesen eine reduzierte Knochendichte auf und hatten ein dreifach erhöhtes Risiko, sich eine Knochenfraktur zuzuziehen. Offensichtlich behindert der hohe Phosphatgehalt im Cola die Aufnahme von Calcium im Darm. Calcium benötigen die Heranwachsenden jedoch für die Knochenossifikation. Wie »wertvoll« z. B. Cola sein kann, zeigt Tabelle 46.

9.5.3   Sportgetränke – isotonische Getränke

Für viele Sportler stellen die Sportgetränke so etwas wie den Zaubertrank von Asterix und Obelix dar.

> Es ist wichtig zu wissen, dass Sportgetränke – wenn sie richtig ausgewählt und eingesetzt werden – die körperliche Leistungsfähigkeit positiv beeinflussen können.

Wunderdinge sind jedoch davon nicht zu erwarten. Sportgetränke sind in der Regel so zusammengesetzt, dass sie die mit dem Schweiß verloren gegangene Flüssigkeit und die Mineralstoffe ersetzen und in begrenzter Form Kohlenhydrate zur Verfügung stellen.

In 100 ml durch-schnittlich enthalten	Schweiß	Apfelsaft-schorle*	Mineral-wasser**	Softdrink
Natrium (mg)	120	43,8	12,0	40
Kalium (mg)	30	57,1	3,0	10
Calcium (mg)	16	10,3	140	40
Magnesium (mg)	3,6	10,2	49,0	10
Vitamin C (mg)	5	3	0	0

Tab. 46: Gehalt an Mineralstoffen und Vitamin C im Schweiß, Apfelsaftschorle, Mineralwasser sowie Softdrinks (* natriumreiches Mineralwasser [z. B. Heppinger]; ** stilles Mineralwasser [z. B. Gerolsteiner Still]) (mod. nach *Konopka* 2000 und *Schek* 2005); Mischungsverhältnis der Apfelschorle 1 : 1

Dabei ist die Zusammensetzung der Sportgetränke genauso unterschiedlich wie die der Mineralwässer. Nach *Brouns* (1993) sind die Sportgetränke so komponiert, dass sie den Bedarf einer breiten Population aktiver Sportler unter verschiedenen Bedingungen zu decken vermögen. Notwendigerweise handelt es sich dabei um einen Kompromiss, den der Hersteller machen muss. Allgemein sollten Sportgetränke nicht stark hypertonisch sein, d. h. unter 500 mosmol/l oder vorzugsweise zwischen 270 und 330 mosmol/l. Also wäre auch ein leicht hypotones Getränk tolerierbar. Die Industrie bietet solche hypertonen Produkte bereits an. Auch die Art der verwendeten Kohlenhydrate wirkt sich auf die Osmolarität des Getränkes aus. Die Menge der gelösten Monosaccharide muss kleiner sein als die der Di- und Polysaccharide.

In der Regel sind Sportgetränke nur für Leistungssportler empfehlenswert und ihre **Verträglichkeit** muss unbedingt im Training getestet werden. Während der Belastung sind größere Mengen Sportgetränke aufgrund von möglichen Magen-Darm-Beschwerden nicht ratsam. Dann empfiehlt es sich, das Sportgetränk zu verdünnen. Der Sportler sollte darauf achten, dass es keine Kohlensäure enthält, da diese die maximale Sauerstoffaufnahme behindern kann. Breiten- und Frei-

zeitsportler sollten solche Getränke nur verdünnt trinken.

In der Regel bleiben die Sportgetränke eher den Leistungssportlern bzw. Profis vorbehalten, zumal der häufige Konsum einen nicht unerheblichen Kostenfaktor darstellt.

Nach *Schek* (2005) sollte ein isotones Sportgetränk folgende Zusammensetzung aufweisen.

Zusammensetzung Sportgetränk (isoton) pro Liter:

20–80 g	Ein- und Zweifachzucker (oder bis zu 170 g Glukosepolymere)
400–1.100 mg	Natrium
max. 400–1.500 mg	Chlorid
max. 120–225 mg	Kalium
max. 45–225 mg	Calcium
max. 80–100 mg	Magnesium

Hier eine Auswahl von empfehlenswerten Sportgetränken, die während des Trainings oder Wettkampfes getrunken werden können:

• Isostar Hydrate &Perform® (flüssig und Pulver)

- Free Lucozade®
- Enervit G Sport Drink®
- Sponser Isotonic oder Hypotonic®
- Nutraxx Carbopower (hypoton)®
- Maxim Energy Mix®
- Gatorade Durstlöscher®
- Ultra Sports Buffer und Refresher®
- Powerbar Performance Sports Drink®
- Frubiase®

9.5.4 Mineralwasser

Mineralwässer sind vor, während oder nach den meisten sportlichen Belastungen der Flüssigkeitsersatz schlechthin. Nun ist es aber keineswegs so, dass es sich bei jedem Wasser, welches heutzutage immer mehr in PET-Flaschen verkauft wird, um ein natürliches Mineralwasser handelt. In manchen befindet sich nur Tafel- oder Quellwasser.

Quellwasser stammt zwar aus einem unterirdischen Wasservorkommen, muss jedoch nicht das Kriterium der ursprünglichen Reinheit erfüllen und braucht keine ernährungsphysiologischen Wirkungen zu haben (vgl. *Wagner* et al. 2000).

Tafelwasser (z. B. Bonaqua®) wird industriell hergestellt und kann aus Trinkwasser (!) und Mineralwasser gemischt werden. Ihm dürfen Meerwasser, Sole sowie bestimmte zugelassene Zusatzstoffe wie Kohlensäure zugesetzt werden.

Heilwasser (z. B. Staatlich Fachinger®) ist ein sogenanntes Fertigarzneimittel. Es ist wie Mineralwasser ursprünglich rein, unterliegt jedoch dem Arzneimittelgesetz und benötigt von daher eine amtliche Zulassung.

Mineralwasser selbst ist das einzige Getränk, das nach dem Gesetz »ursprünglich rein« sein muss. Das heißt, dass es aus einem vor Verunreinigungen geschützten Wasservorkommen stammen muss. Einem Mineralwasser dürfen keinerlei Mineralien hinzuge-

fügt werden, zulässig ist nur die Zugabe von Kohlensäure. Unerwünschte Bestandteile wie Schwefel oder Eisen dürfen entfernt werden. Jedes Mineralwasser muss einen Hinweis auf seine Zusammensetzung tragen. Häufig werden die Mineralstoffgruppen in Kationen und Anionen unterteilt. Dabei sind Kationen positiv geladene Teilchen (+) und Anionen negativ geladene Teilchen (-) (Tab. 47).

Kationen	Anionen
• Natrium (Na)	• Chlorid (Cl)
• Kalium (Ka)	• Fluorid (F)
• Magnesium (Mg)	• Jodid (J)
• Calcium (Ca)	• Sulfat (SO)
• Eisen (Fe)	• Hydrogencarbonat (HCO_3)

Tabelle 47: Anionen und Kationen eines Mineralwassers

Tipp zum Umweltschutz
Bei leeren Flaschen den Verschluss wieder aufschrauben. Dadurch werden der Flaschenkopf und das Gewinde vor Beschädigung geschützt. Jährlich können dadurch bis zu 7.000 Tonnen Aluminium recycled werden. Die Mehrwegflaschen gehen bis zu 50-mal an den Verbraucher! (nach *Wagner* et al. 2000)

Eine wichtiger Faktor bei der Auswahl geeigneter Mineralwässer ist die Kohlensäure. Sie hat den Vorteil, dass sie das Getränk »frisch« schmecken lässt. Der Nachteil ist in dem Völlegefühl zu sehen, das sie im Magen hervorruft. Grundsätzlich sollte der Kohlensäuregehalt niedrig sein. Selbstverständlich kann der Leistungssportler auch im Training kohlensäurehaltiges Mineralwasser trinken. Für Leistungssportler ist noch eine Tatsache von besonderer Wichtigkeit: Vor wenigen Jahren ließ eine niederländische Fluggesellschaft untersuchen, welche Getränke für Herzpatienten in Flugzeugen eher ungeeignet sind. Dabei wurde festgestellt, dass kohlensäurehaltige Getränke das Sauerstoffaufnahmevermögen des Körpers um ca. 6–8 % reduzieren. Entsprechend gilt es darauf zu achten, dass man im leistungssportlichen Bereich keinerlei kohlensäurehaltige Getränke im Wettkampf zu sich nehmen sollte! Dies gilt nicht nur für die Mineralwässer, sondern auch für die Sportgetränke.

Im Wettkampf sollte auf kohlensäurehaltige Getränke verzichtet werden!

Tabelle 48 gibt eine Übersicht stiller Mineralwässer und ihrer Mineralstoffgehalte sowie zum Vergleich die Mineralstoffgehalte in Leitungswasser.
Im Vergleich zu den Mineralwässern schneidet das Leitungswasser überraschend gut ab.

Es eignet sich z. B. auch ausgezeichnet zur Herstellung sogenannter Saftschorlen. Das deutsche Leitungswasser ist viel besser als sein Ruf. Es ist das am besten kontrollierte Lebensmittel in Deutschland.

Für Sportarten, in denen es zu mehr oder weniger starker Übersäuerung kommt, wären Mineralwässer mit einem hohen Hydrogencarbonatgehalt (HCO_4) empfehlenswert, da diese in der Lage sind, die Übersäuerung (> 4 mmol/l Laktat) bis zu einem gewissen Grad abzupuffern. Wünschenswert sind dazu Gehalte von mehr als 600 mg Hydrogencarbonat/l. Als sehr wichtiges Elektrolyt für den Muskelstoffwechsel kann man das Magnesium bezeichnen, was in einer Menge von mindestens 80 mg/l im Mineralwasser enthalten sein sollte. Tabelle 49 zeigt ausgewählte Mineral- und Heilwässer, welche sehr hohe Gehalte an HCO_4 und Magnesium aufweisen.

	Na	Ka	Mg	Ca	Cl	SO$_4$	Hydrogen-carbonat (HCO$_3$)
Ensinger Sport®	28,8	6,9	124,0	528,0	28,9		
Aquarel®	16,2		21,9	96,1			
Eiszeitquelle®	6,9	3,9	35,0	135,0	3,2	200,0	354,0
Gerolsteiner®	12,0	3,0	49,0	140,0	9,0		
Apollinaris®	107,0	7,0	5,0	45,0	17,0		
Cristalp®	19,9	1,8	40,0	115,0	11,5	211,0	
Evian®	5,6	79,9	25,7	1,0	3,6		
Vittel®	3,0	202,0	36,0				
Contrex®	7,5	471,0	85,0	3,1	7,2		
Volvic®	8,0	10,4	6,0	5,4	7,5		
Perrier®	9,0	148,0	4,0	1,0			
Leitungswasser*	20,3	75,4	18,3	3,2	33,0		

Tab. 48: Stille Mineralwässer und ihr Gehalt an Mineralstoffen in mg/l. (* = Leitungswasser aus Tübingen [Bodenseewasser])

	Magnesium-gehalt in mg/l	Hydrogen-carbonat-gehalt in mg/l
Apollinaris®	115,3	1.806,0
Brohler Stille Quelle®	106,0	1.763,0
Gerolsteiner Sprudel®	112,5	1.917,0
Heppinger®	164,8	2.891,0
Bad Mergent-heimer Karls-quelle®	370,7	1.159,0
Reginaris®	120,4	1.974,0
Rosbacher Urquelle®	131,4	1.442,0
St. Gero®	120,5	2.161,0

Tab. 49: Ausgewählte Mineral- und Heilwässer mit gleichzeitig hohem Magnesium- und Hydrogencarbonatgehalt (mod. nach *Wagner* et al. 2000)

In einer Studie der Firma Gerolsteiner versuchte man, »**Trinktypen**« zu charakterisieren. Dabei wurden vier Idealtypen beschrieben. Nicht jeder Mineralwassertrinker lässt sich eindeutig einem Typus zuordnen, es gibt logischerweise auch »Mischtypen«. Die Forscher sprechen von 4 Trinktypen:

• der Erlebnistrinker
• der Pflichttrinker
• der Durstlöscher
• der Dauerbefeuchter

Der *Erlebnistrinker* ist eher jünger und probiert bzw. trinkt neben dem Mineralwasser genauso oft Limonaden.

Der *Pflichttrinker* findet sich altersunabhängig in beiden Geschlechtern. Für diesen Trinktyp ist der Mineralwasserkonsum – am liebsten mit Kohlensäure – weder Genuss

noch Erlebnis, sondern eher eine anstrengende Pflichterfüllung. Der Konsum in dieser Gruppe ist relativ hoch.

Der *Durstlöscher* ist ein Vieltrinker und meist über 40 Jahre alt. Er trinkt sehr viel in großen Schüben, wenn er Durst verspürt. Er bevorzugt Mineralwasser mit viel Kohlensäure als Durststiller.

Der *Dauerbefeuchter* gehört eher zur jüngeren Generation. In dieser Gruppe befinden sich relativ viele Frauen und Studenten. Das Mineralwassertrinken geschieht in einer Art Dauerberieselung, sodass ein Durstgefühl eigentlich nicht entstehen kann. Diese Personen trinken häufig kohlensäurefreies Mineralwasser.

Eine Änderung des Trinkverhaltens wäre für die »Erlebnistrinker« empfehlenswert, das heißt, sie sollten weniger Softdrinks konsumieren. Die »Dauerbefeuchter« sollten nicht im Übermaß auf hypotone Flüssigkeiten zurückgreifen, da diese zu einem verstärkten Herausspülen von Mineralien mit dem Urin führen.

9.5.5   Alkoholische Getränke

Alkohol steht bei bestimmten Sportarten auf der Dopingliste. Es hat bis ca. 0,3 Promille eine eher beruhigende Wirkung und darf somit bei Sportschützen nicht eingesetzt werden. Das Problem mit dem Alkohol besteht jedoch weniger darin, dass es vor oder während des Sporttreibens, sondern vielmehr, dass er danach konsumiert wird. Hier folgen viele Sportler problemlos dem Hinweis, auch dann zu trinken, wenn man keinen Durst hat! Alkohol hat eine entwässernde Wirkung und behindert je nach Menge die Regeneration der Sportler erheblich. Durch Alkoholtrinken nach dem Sport verschlechtert man den Elektrolythaushalt noch zusätzlich, was Abbildung 30 veranschaulicht.

In einer Untersuchung konnte gezeigt werden, dass am Morgen nach einem »gemütlichen Abend« mit ca. 0,8 Promille, die Leistungsfähigkeit der Probanden im Durchschnitt um 10 % geringer war. Durch Alkoholgenuss wird die Glukoneogenese in der Leber behindert. Der Testosteronspiegel wird gesenkt, was sich in Zeiten intensiven Krafttrainings negativ auf die Anpassungserscheinungen auswirkt. Weiterhin hat man festge-

stellt, dass unkontrollierter Umgang mit Alkohol die Infektanfälligkeit des Menschen steigert.

In den großen Sportspielen ist es eine grobe Unsitte, selbst Jugendmannschaften nach den Wettkampfspielen eine »grüne Sporttasche« (= Bierkasten!) in die Umkleidekabine zu stellen!

Gegen »ein Bierchen in Ehren« ist eigentlich nichts einzuwenden (aber bitte nicht bei Jugendlichen!), aber selten bleibt es eben bei einem Bier. Nach der »open window«-Theorie ist für den menschlichen Organismus die erste Stunde nach einer Belastung die wichtigste im Hinblick auf die Regeneration. Daher sollte unmittelbar nach dem Sporttreiben nicht sofort Alkohol getrunken werden. Vor allem im Profibereich, wo man in sogenannten »englischen Wochen« manchmal drei Spiele in einer Woche (plus Trainingseinheiten!) zu bewältigen hat, konterkariert man damit die Bemühungen, erfolgreich Sport treiben zu können.

Die Bierhersteller werben in letzter Zeit verstärkt damit, dass alkoholfreies Bier das optimale Sportgetränk sei. Normalerweise ist alkoholfreies Bier leicht hypoton bis isoton und daher mit den Light-Isogetränken vergleichbar. Es enthält an Kohlenhydraten vor allem Dextrin und Maltose und stellt für Breiten- und Freizeitsportler tatsächlich eine Alternative dar (*Schröder* und *Ziegler* 1993).

9.5.6 Weitere Getränke in Kurzform

Milch gehört eigentlich nicht zu den Getränken, sondern zu den Lebensmitteln. Sie liefert in ihrer flüssigen Form jedoch wichtige Nährstoffe und ist bei Sportlern mitunter sehr

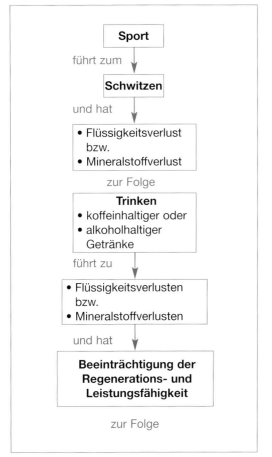

Abb. 30: Auswirkungen von koffeinhaltigen bzw. alkoholhaltigen Getränken nach dem Sporttreiben

beliebt. Neben dem bekannten Calcium enthält Milch noch Natrium, Kalium, Phosphor, Magnesium und Eisen. Sportler sollten vor allem Frischmilch mit geringem Fettgehalt vorziehen. Während des Sporttreibens ist Milch allerdings ein völlig ungeeignetes Getränk. Die Werbung, welche z. B. suggeriert, dass man während der Halbzeitpause Milch trinken sollte, ist eine gefährliche Irreführung und Täuschung der Konsumenten. Milch flockt im (sauren) Magen sofort aus und kann zu größeren Magenbeschwerden führen. Erwachsene können bis zu 500 ml, Heranwachsende bis zu 250 ml Kuhmilch pro Tag trinken. Müslis sollte man wegen der besseren Verträglichkeit nicht mit Vollmilch, sondern mit verarbeiteten Milchprodukten wie Joghurt, Buttermilch etc. zubereiten.

Designer-Energy-Drinks enthalten neben den Mineralstoffen und Kohlenhydraten weitere Inhaltsstoffe und sind stark hyperton. Das Taurin soll z. B. dem Sportler (s)tierische Kräfte bzw. Flügel verliehen, bewiesen wurde dies bisher noch nicht. Da die Drinks einen sehr hohen Koffeingehalt aufweisen, wirken sie entsprechend diuretisch und sind v. a. für koffeinempfindliche Personen ungeeignet. Diese Getränke sollten aufgrund möglicher gefährlicher Nebenwirkungen auf das Herz-Kreislauf-System nicht mit Alkohol zusammen konsumiert werden.

Kaffee und Tee enthalten unterschiedliche Mengen an Koffein. Pro Tasse enthält Kaffee ca. 100-150 mg Koffein, Tee etwa 60 mg. In der Wirkungsweise auf den menschlichen Organismus unterscheiden sich beide Getränke. Während das Koffein im Kaffee direkt auf das Herz-Kreislauf-System und das Zentralnervensystem wirkt, wirkt das Koffein im Tee mehr auf das Gehirn, weniger auf das Herz-Kreislauf-System. Tee ist weniger auf-

putschend als Kaffee und fördert Konzentrations- und Reaktionsfähigkeit.

Koffein ist seit dem 01.01.2004 nicht mehr als Dopingsubstanz ausgewiesen. Dennoch ist im Umgang mit Koffein Vorsicht geboten. In einer Untersuchung an 22 **brasilianischen Fußballprofis** aus der ersten brasilianischen Liga stellten *Bassini-Cameron* et al. (2007) fest, dass erhöhter Koffeinkonsum das Verletzungsrisiko der Muskulatur erhöht. Die Profis tranken etwa auf ihr Körpergewicht bezogen ca. 2–4 Tassen Kaffee ungefähr 20 Minuten vor dem Spiel. Nach dem Fußballspiel kam es zu einer Zunahme der Lymphozytenzahl um 38 %, die durch vorherige Koffeingabe um weitere 35 % erhöht war. Mehrere Entzündungsmarker im Blut waren erhöht. Diese Entzündungsreaktionen sprechen dafür, dass das Koffein zu einem erhöhten Muskelstress führen und damit stärkere muskuläre Schäden verursachen könnte. Koffeinkonsum ist bei Fußballern sowohl vor als auch während des Spiels in der Halbzeitpause nicht unüblich. Die Halbwertszeit von Koffein liegt bei ca. 4–6 Stunden. Vor allem koffeinempfindliche Personen sollten Kaffee – oder koffeinhaltige Getränke – am Spieltag am besten nur noch zum Frühstück konsumieren, dann jedoch bis zum Spiel und vor allem im Spiel keinen Kaffee trinken. Bedenklich scheint in diesem Zusammenhang auch das Trinken von Coca-Cola, welches ungefähr halb so viel Koffein enthält wie eine Tasse Kaffee. Physiotherapeuten und betreuende Ärzte sollten bei unklaren muskulären Beschwerden bzw. Problemen der Sportler dies künftig mitberücksichtigen.

9.6   Zusammenfassung

Hier soll das Consensus-Statement zum Flüssigkeitsersatz während sportlicher Belastung von *Bauer* et al. (1994) aus der Zeitschrift »Insider« zitiert werden:

1. Es ist notwendig, Sportler aller Leistungskategorien (vom Breitensportler bis hin zum Leistungssportler) und aller Sportarten die negativen Folgen einer Dehydratation für das Wohlbefinden sowie die körperliche Leistungsfähigkeit zu erklären. Im Zusammenhang damit ist auf die Wichtigkeit einer ausreichenden und richtigen Rehydratation hinzuweisen.

2. Weniger gut trainierte Sportler schwitzen bei relativ gleicher Belastung mehr als gut trainierte und scheiden dabei mehr Mineralstoffe aus.

3. Rehydratationsgetränke für Sportler sollten so konzipiert sein, dass sie die Zufuhr von Wasser, Energie und Natrium schon während der Belastung ermöglichen. Wohlschmeckende Getränke regen stärker zum Trinken an und fördern somit eine ausreichende Flüssigkeitszufuhr. Flüssigkeitszufuhr unmittelbar vor der körperlichen Belastung verringert darüber hinaus das Ausmaß der Dehydratation während der Belastungsperiode.

4. Vergleichende Untersuchungen zeigen, dass hypo- und isotonische Kohlenhydrat-Elektrolytgetränke unter dem Gesichtspunkt einer möglichst schnellen Rehydratation die besten Getränke sind (der KH-Gehalt sollte zwischen 20 mg/l und maximal 80 mg/l liegen – mit steigendem Polysaccharidanteil; der Natriumgehalt sollte mehr als 200 mg/l und maximal 1.100 mg/l betragen).

5. Aussagen, denen zufolge hypo- und isotonische Sportgetränke zu viel Natriumchlorid enthalten und dadurch den Blutdruck erhöhen, sowie zu Gewichtszunahme führen oder die Wundheilung verzögern, sind falsch.

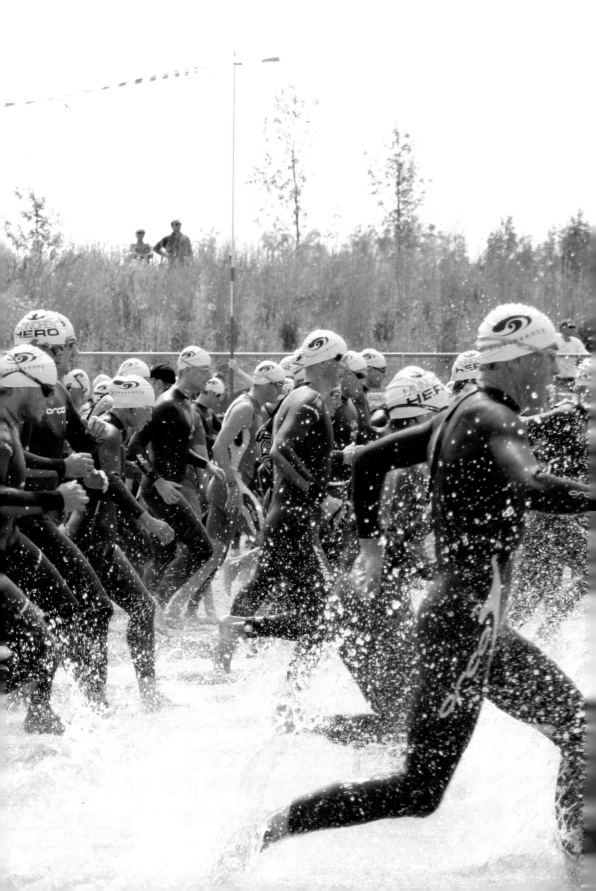

10 Pausenregime – Essen auf Turnieren und an Wettkampftagen

Ähnlich wie sich der Sportler körperlich und mental auf den Wettkampf vorbereitet, sollte er sich eine sportartgerechte individuelle Ernährungsstrategie für den Spieltag bzw. Wettkampftag erstellen. Dabei gilt es in erster Linie, keine schwerwiegenden Fehler zu machen. Im Laufe seiner sportlichen Entwicklung gewöhnt sich jeder Sportler ein Essensregime an, welches ihn seiner Erfahrung nach zumindest beim Sporttreiben nicht behindert. Kaum ein vernünftiger Sportler wird sich zwei Stunden vor einem wichtigen Spiel eine Schweinshaxe mit Pommes frites und ein Bier einverleiben. Allzu häufig werden jedoch gerade am Wettkampftag Fehler begangen, die man vermeiden könnte. Was in der Kreisliga im Fußball vielleicht noch in Ordnung war, kann schon in der Oberliga ungenügend sein. Ähnlich wie sich der Spieler immer weiter entwickelt, sollte sich sein Ernährungsverhalten seiner Leistungsklasse anpassen. Dazu gehört ein intelligentes Planen der **Ernährungsstrategie für den Wettkampftag**.

In vielen Sportarten bzw. Disziplinen finden die Wettkämpfe über einen ganzen Tag verteilt satt. Tischtennisturniere beginnen – sowohl für die Profis als auch für Jugendliche – oftmals schon am Vormittag und enden erst spät in der Nacht. Dabei kann es vorkommen, dass die Spieler zwischenzeitlich Pausen von wenigen Minuten bis hin zu mehreren Stunden haben. Es stellt sich dann u. a. die Frage, **was und wie viel** in den einzelnen Pausen gegessen werden soll. Vor einer ähnlichen Problematik stehen die Leichtathleten, wenn sie in der warmen Jahreszeit in den Stadien Leichtathletikwettkämpfe zu bestreiten haben. Bei den Zehnkämpfern erstreckt sich der Wettkampf z. B. über 2 Tage.

Für die **Mahlzeitenhäufigkeit** gilt: Es ist ratsam, die Nahrungsaufnahme auf ca. 5 bis 6 Portionen über den Tag zu verteilen, damit der Verdauungstrakt nicht überlastet wird und der Blutzuckerspiegel mehr oder weniger konstant gehalten werden kann. *Schek* (2005) schlägt folgende Aufteilung vor (Tab. 50):

Mahlzeit	Anteil der Nahrungs-aufnahme	
1. Frühstück	**25 %**	
2. Zweites Frühstück		5 %
3. Mittagessen	**30 %**	
4. Nachmittagssnack		10 %
5. Abendessen	**20 %**	
6. Spätmahlzeit		10 %

Tab. 50: Verteilung der Mahlzeiten über einen Tag. Festgesetzt sind die fett gedruckten Zahlen. Das 2. Frühstück sowie die Nachmittags- und Spätmahlzeit können individuell verteilt werden.

Generell kann ein **kohlenhydratbetontes Frühstück am Wettkampftag** z. B. folgende Lebensmittel beinhalten:
- 100–150 ml Obstsaft
- weißes Brot oder Brötchen
- vorzugsweise mit Honig evtl. Marmelade
- sparsame Verwendung von Butter/Margerine
- Haferflocken mit Joghurt

- Obst: Birne (geschält), Mango, Orange
- evtl. ein Ei
- 1–2 Tassen Tee oder Kaffee

Der Sportler muss darauf achten, dass das Frühstück nicht zu voluminös ausfällt und ca. 2–3 Stunden vor Wettkampfbeginn eingenommen wird. Beim Frühstück in Hotels sollte man fette Speisen wie z. B. Würstchen oder frittierte Champignons vermeiden. Außerdem sollten keine »Experimente« durchgeführt werden.

Konkret kann das **Frühstück eines Spielsportlers** folgendermaßen aussehen:

- Kaffee mit Milch und Zucker oder Tee mit Zitrone und Honig (30g)
- 2 weiße Brötchen
- 2 Portionen Butter (ca. 25 g)
- 2 Scheiben gekochter Schinken (mager, ohne Fettrand)
- 1 Ecke Doppelrahmfrischkäse (45g)

Das **zweite Frühstück** kann enthalten:

- 250 ml Orangensaft mit 1 Esslöffel Traubenzucker
- 1 Weißmehlbrötchen mit Honig

Das **Mittagessen** könnte folgende Speisen beinhalten:

- 1 Portion Spaghetti mit Thunfischsauce
- 1 Orange als Nachtisch
- 500 ml Mineralwasser oder bei guter Verträglichkeit dünne Saftschorle

Der **Nachmittagssnack** könnte bestehen aus:

- Kaffee mit Milch und Zucker oder Tee mit Milch und Zucker oder Mineralwasser
- 1–2 Stücke Rührkuchen (Marmorkuchen/Gugelhupf o.Ä.)

Das **Abendessen** kann zusammengestellt werden aus:

- 1 Portion Tomatensalat
- 1 Portion Curryreis mit Rosinen
- 1 Ei
- genügende Trinkmenge

Beim Abendessen und bei der Spätmahlzeit sollten generell keine zu fetten und schwer verdaulichen Lebensmittel gegessen werden. Da über Nacht ein wesentlicher Teil der Regeneration läuft, ist gerade hier die Aufnahme von leicht verdaulichen Kohlenhydraten sowie hochwertigen Eiweißen wichtig, um die Glukoneogenese optimal zu unterstützen.

Der professionelle Sportler sollte sich dabei **unbedingt an die Vorgaben seiner Sportart halten** – z. B. Kraftsport mehr eiweißbetont, Ausdauer- und Spielsport mehr kohlenhydratbetont – dies aber in jedem Fall auf die individuelle Verträglichkeit hin überprüfen.

Tabelle 51 stellt ein Pausenregime vor, wie man es sich für Wettkämpfe, die einen ganzen Tag über andauern, zurechtlegen kann.

Wichtig ist darauf zu achten, dass man das Essensregime vor der Anwendung im Wettkampf zunächst im Training testet. Während des Wettkampftages ist die Aufnahme von Vitaminen nicht notwendig.

10.1 Zur optimalen Ernährung nach dem Training oder Wettkampf

Die ersten vier Stunden nach der Belastung sind für die Regeneration des Sportlers entscheidend. Das für die schnelle Wiederauffüllung des Glykogenspeichers verantwortliche Enzym, die sogenannte Glykogensynthetase hat in dieser Zeit seine höchste Aktivität. Dennoch gilt es zunächst den Flüssigkeitshaushalt wieder auszugleichen. Viele Sportler können oder wollen unmittelbar nach Belastungsende nicht essen.

Pausenlänge	Benötigte Nährstoffe	Beispiel
5–10 min	Wasser, Mineralstoffe	Mineralwasser, isotonische Mineralgetränke, Tee
15 min*	Wasser, Mineralstoffe, leicht verdauliche Kohlenhydrate	Mineralwasser, isotonische Sportgetränke, Sportriegel (fein), Tee leicht gesüßt
15 min (30–60 min)	Wasser, Mineralstoffe, leicht verdauliche Kohlenhydrate und Eiweiße	Sportriegel, Banane, weißes Brötchen mit Honig, Obst: Mango, Birne; bei guter Eiweißverträglichkeit ausprobieren: fettarmer Joghurt, Quark mit Obststücken, Müsli mit Joghurt
2–3 Stunden	vollständige Mahlzeit möglich: je nach Sportart/Disziplin entweder mehr kohlenhydratbetont (Spiele/Ausdauer-disziplinen) oder mehr eiweiß-betont (Kraft- und Schnellkraftsportarten); Wasserverluste ausgleichen; Mineralstoffverluste ausgleichen	erste Wahl: Spaghetti mit Olivenöl, Spaghetti mit Pesto, Thunfischspaghetti, Spaghetti mit Tomatensoße (sparsamer Umgang mit der Soße!); zweite Wahl: bei guter Verträglichkeit: Fischmahlzeit mit Reis, Hühnchenfleisch oder Putenfleisch mit Reis; Obst zum Nachtisch oder Kaltschale; daran denken: kein Salat!

Tab. 51: Pausenregime für Sportarten, welche über einen ganzen Tag verteilt stattfinden (mod. nach *Prinzhausen* 2003) (* Halbzeitpausen in den Sportspielen werden separat behandelt)

Relativ gut geeignet ist für Breiten- und Freizeitsportler eine Apfelsaftschorle in einer 1:1-Mischung. Für Hochleistungssportler reicht dies nicht aus. Hier wäre zumindest ein Sportgetränk (kohlenhydrat- und mineralstoffhaltig) zu empfehlen. Während man früher vor allem Wert auf die Kohlenhydratzufuhr gelegt hat, gibt es Hinweise, dass ein Kohlenhydrat-Protein-Getränk die optimale Kombination darstellt.

Der amerikanische Wissenschaftler *Ivy* (2000) wies nach, dass eine Mischkost aus Kohlenhydraten und Protein nach der körperlichen Belastung den Wiederaufbau des Muskelglykogens stärker fördert als eine reine Kohlenhydratgabe. Unmittelbar nach der körperlichen Belastung reagiert das Insulin ganz besonders sensibel – die Zellen ihrerseits reagieren sehr sensitiv auf Insulin. Wenn die Glykogenreserven stark entleert sind, stellt sich ein zusätzlicher Sogeffekt ein. Die in dieser Phase zugeführten Kohlenhydrate werden vermehrt in die Muskelzelle eingelagert. Auch Protein setzt das Insulin sofort ein, um Muskelschädigungen umgehend zu reparieren.

Eine Kombination in einem Recovery-Drink von ca. 70 % Kohlenhydraten und 30 % Protein in flüssiger Form steigert die Glykogenbildung um 38 % gegenüber isolierter Kohlenhydratgabe! (*Ivy* 2000)

Dabei ist das Timing ein entscheidender Faktor. Die Insulinsensitivität erreicht ihren Höhepunkt in den ersten 15–20 Minuten nach Belastungsende. Es gilt daher, sehr schnell nach Belastungsende mit der Zufuhr eines Kohlenhydrat-Protein-Getränkes (= **Recovery-Drink**) zu beginnen.

Vor allem bei professionellen Sportlern, welche 2 mal am Tag trainieren bzw. Profis mit »englischen Wochen« ist dieses Trinkregime unbedingt zu empfehlen.

Folgende Getränke erfüllen diese Voraussetzung (eine Auswahl):

- Ultra Sports® Refresher
- Maxim® Recovery Drink
- Nutraxx® Regeneration
- Powerbar® Protein Plus Recovery Drink
- Enervit® R2 Sport
- Sponser® Recovery Drink
- Isostar® Recovery Pulver
- Accelerad®

Neben den Getränken haben die professionellen Hersteller von Nahrungsergänzungsmitteln mittlerweile auch Energieriegel auf dem Markt, welche diese Zusammensetzung aufweisen, wie z. B. Maxim® Recovery Bar.

Die Ausführungen haben gezeigt, wie wichtig es ist, dass sich der Sportler für seinen Wettkampftag eine Ernährungsstrategie zurechtlegt. Es muss nicht sein, dass man durch eine nicht bedarfsgerechte Ernährung am Wettkampftag daran gehindert wird, seine optimale Leistung zu zeigen.

11 Sportartangepasste Ernährung

Jeder Sportler bzw. Athlet ist bestrebt, sich möglichst bedarfsgerecht zu ernähren. Bedarfsangepasste Ernährung bedeutet, dass der Sportler sich an den katabolen und anabolen Anforderungen seiner Sportart oder Disziplin orientieren sollte. Die Anforderungen, welche die jeweiligen Sportarten und Disziplinen an die Ernährung stellen, sind z. T. sehr unterschiedlich. Während in Ausdauerdisziplinen der Kohlenhydrathaushalt eine wichtige Rolle spielt, ist bei Kraftsportarten der Eiweißhaushalt von entscheidender Bedeutung. In der Literatur werden zum Teil bis zu sechs unterschiedliche Sportartengruppen im Hinblick auf die Ernährungsempfehlungen definiert. Genau genommen sind es noch viel mehr. Es erscheint problematisch, Unterscheidungen im 1- oder 2-Prozent-Bereich in der Ernährungspraxis tatsächlich umsetzen zu können. Dennoch soll an dieser Stelle die Tabelle 52 einen *tendenziellen Überblick* zur Orientierung für die jeweiligen Sportarten geben.

	Kohlen-hydrate	Eiweiße	Fette
Ausdauer-sport	60	17	23
Schnell-kraftsport	55	18	27
Kraftsport	55	25	20
Spielsport	60	18	22

Tab. 52: Bedarfsangepasste durchschnittliche Ernährung bei unterschiedlichen Sportarten, Angaben in Prozent (Zusammenstellung aus der Literatur: *Schek* 2005, *Kindermann* 2005, *Konopka* 2000 sowie *Geiß* und *Hamm* 2000)

Diese Einteilung nach Sportarten ist allerdings nicht ohne Problematik: Im Winter verbringen z. B. Radrennfahrer im Straßenrennsport teilweise sehr viel Zeit in Fitnessstudios, wo sie intensiv Krafttraining betreiben. Letztendlich geht es im Radsport auch um die Kraftausdauer, ohne die ein Profi niemals die steilen Pyrenäen- oder Alpenpässe mit entsprechend hoher Geschwindigkeit bezwingen könnte. In diesem Augenblick muss die Eiweißaufnahme höher sein als zu der Zeit, in der sich die Fahrer primär auf dem Rad in Form bringen und ihre Grundlagenausdauer trainieren. Auch Spielsportler können in der Saisonvorbereitung für mehrere Wochen einen erhöhten Eiweißbedarf haben, wenn sie beispielsweise ein großes Pensum Sprungkrafttraining und zusätzlich Krafttraining in einem Fitnessstudio absolvieren. Selbst innerhalb von Mannschaften ist ein unterschiedlicher Ernährungsbedarf möglich. So trainiert der Torwart im Fußball mehr Sprungkraft als seine Feldspielkollegen. Auch Basketballer, Handballer oder Volleyballer haben Trainingsphasen in der Saisonvorbereitung, in der eine höhere Eiweißsupplementierung sinnvoll sein könnte.

Bei den **Ausdauersportarten** dominiert der Kohlenhydratstoffwechsel. Die Mobilisation des Fettstoffwechsels stellt eine Anpassung an das Training dar und ist nicht durch die Ernährung bedingt. Die Sportler müssen darauf achten, sich fettreduziert zu ernähren.

Bei den **Schnellkraftsportarten** sollte die Ernährung kohlenhydratreich und eiweißreich, aber eher fettarm sein.

Bei den **Kraftsportarten** liegt das Hauptaugenmerk auf der betont eiweißreichen und fettarmen Ernährung. Dazu müssen die Sportler bzw. Athleten möglichst Nahrungsmittel verzehren, welche bei hohem Eiweißgehalt gleichzeitig einen geringen Fettgehalt aufweisen.

Bei den **Spielsportarten** stellen die Kohlenhydrate den wichtigsten Energielieferanten dar. Sie dienen dazu, den Muskelglykogenspeicher optimal aufzufüllen. Spielsportler neigen oft dazu, zu viel Fette zu sich zu nehmen. Daher lautet der Ratschlag auch hier, sich fettkontrolliert zu ernähren. Die Eiweißernährung ist »normal«.

Tabelle 53 gibt eine Übersicht zu eiweißreichen und fettarmen Lebensmitteln:

- fettarme Milch und fettarme Milchprodukte
- Magermilch, fettarme Milch
- fettarmer Joghurt
- fettarmer Käse
- magerer Speisequark
- Hüttenkäse
- mageres Fleisch, Wild
- Geflügel (Huhn, Truthahn)
- Fisch (Kabeljau, Flunder, Scholle, Seezunge, Forelle, Makrele, Seelachs)
- Schalentiere (Hummer, Krabben)
- Hülsenfrüchte (Erbsen, Bohnen, Linsen, Sojabohnen)
- Nüsse

Tab. 53: Übersicht über eiweißreiche und fettarme Lebensmittel (mod. nach *Konopka* 2002)

Erläuterungen zu den sportartspezifischen Ernährungsvorschlägen

Die bisherigen Ausführungen stellen mehr oder weniger allgemeingültige Empfehlungen in den Sportartengruppen dar. Sie weisen dem Sportler bzw. Athleten grundsätzlich den Weg, den es einzuschlagen gilt.

In den folgenden Kapiteln werden nun die sehr spezifischen Anforderungen an die Ernährung in einzelnen Sportarten und Disziplinen gezeigt. Die Ausführungen beruhen auf jahrelanger Erfahrung des Autors in der Beratung und Ausbildung von Trainern und Sportlern bzw. Teams sowie unzähligen Gesprächen oder Diskussionen mit Trainern, Sportlern und Athleten.

Zum besseren Verständnis wird dringend geraten, die Kapitel 1 bis 10 des Buches vorher komplett zu lesen.

Nicht alle mehr oder weniger populären Sportarten konnten berücksichtigt werden. Bei den Spielsportarten können sich die Volleyballer grob am Basketball oder Handball orientieren. Die Hockeyspieler richten sich nach den Fußballern.

Badmintonspieler und Squashspieler folgen den Empfehlungen für Tennis und Tischtennis.

Im Anschluss an die nachfolgenden Kapitel finden Sie jeweils eine Übersicht mit Ernährungsempfehlungen zu den einzelnen Sportarten bzw. Disziplinen. Für die Anwendung ist es wichtig zu wissen, welchem Bereich Sie sich zuordnen. Alle Empfehlungen müssen auf ihre Verträglichkeit geprüft werden.

Trainer können die Seiten kopieren und an ihre Spieler bzw. Athleten oder an die Eltern der Sportler weitergeben.

11.1   Ernährung im Basketball

Charakteristika der Ernährung im Basketball		
Beanspruchung	**Bedarf**	**Mahlzeiten**
Mannschaftsspiele	Flüssigkeitszufuhr	Frühstück
Mehrtagesturniere	Elektrolytzufuhr	Mittagessen
Ganztagesturniere	Kohlenhydratzufuhr	Abendessen

Die Spielzeit beim Basketball beträgt netto 4 x 10 = 40 Minuten. Dabei ist für Basketball charakteristisch, dass die Spieluhr angehalten wird, wenn die Schiedsrichter das Spiel unterbrechen. Die Gesamtspielzeit verlängert sich dadurch im Schnitt um ca. 30 Minuten. Das Spiel wird in vier Viertel unterteilt, wobei zwischen dem zweiten und dritten Viertel eine Halbzeitpause von ca. 10 Minuten liegt. Die Spieler können laufend ausgewechselt werden, was die Flüssigkeitsaufnahme während des Spiels erleichtert. Ein Basketballer kann in einem Spiel eine Laufstrecke zwischen 3 und 4 km zurücklegen. Die aerobe Ausdauer ist damit eine konditionelle Basisfähigkeit. Eine weitere wichtige konditionelle Fähigkeit ist die Sprungkraft, da ein Spieler ca. 70–80 Sprünge pro Spiel absolviert. Im Spiel müssen die Spieler bis zu 130 Antritte (Sprintantritte) durchführen können. Die Distanzen variieren dabei zwischen 5 und 10 sowie 20 Metern. **Damit ist Basketball ei-** ne stark glykogenentleerende Sportart. Die Laktatspiegel liegen zwischen 4 und 8 mmol/l, was einer geringen bis mäßigen Übersäuerung entspricht. Für die Schweißverluste ist relevant, dass Basketball in Hallen gespielt wird. Im Basketball-Finale 2004 fand das Endspiel in Bamberg vor 5.000 Zuschauern und einer extrem hohen Hallentemperatur (> 30 °C) statt. Daher kommt dem Flüssigkeits- und Elektrolythaushalt eine wichtige Bedeutung zu. Die Spieler verlieren u. U. relativ viel Flüssigkeit, zumal manche Hallen zusätzlich klimatisiert sind.

In einer eigenen Untersuchung konnte während eines Vorbereitungsturnieres zur Basketball-Saison 2005/2006 mit zwei Herren-Erstligisten eine Studie zum Gewichtsverlust sowie zur Flüssigkeitsaufnahme im Basketball durchgeführt werden. Tabelle 54 zeigt die durchschnittlichen Werte an.

Erstaunlich war, dass zwei Ersatzspieler des einen Teams, obwohl sie nicht zum Einsatz kamen, ebenfalls ca. 1 kg Gewicht verloren (Abb. 31). Die Hallentemperatur betrug ca. 21 Grad. Bei Team 1 betrug der höchste prozentuale Gewichtsverlust -3,4 %, gefolgt von -2,9 %. Diese Gewichtsverluste sind zu hoch. Die beiden Spieler tranken während des Spiels 1,75 bzw. 1,5 Liter Mineralwasser. Beide Spieler müssten mindestens 1 Liter mehr Flüssigkeit zu sich nehmen, wie auch insgesamt festgestellt werden konnte, dass die Spieler zu wenig Flüssigkeit zu sich nahmen. Der Betreuer des Teams bemerkte noch, dass seine Spieler während des

Teams	Absolute Trinkmenge	Absolute Gewichtsverluste	Prozentuale Gewichtsverluste
Team 1	1.800 ml	– 2,4 kg	– 2,5 %
Team 2	1.800 ml	– 1,6 kg	– 1,6 %

Tab. 54: Absolute Trinkmengen, Gewichtsverluste und prozentuale Gewichtsverluste bei jeweils 6 Basketball-Bundesligaspielern zweier Basketballteams

Basketball

Fußball

Handball

Judo

Karate

Radsport

Schwimmsport

Tanzsport

Tennis

Tischtennis

Leichtathletik

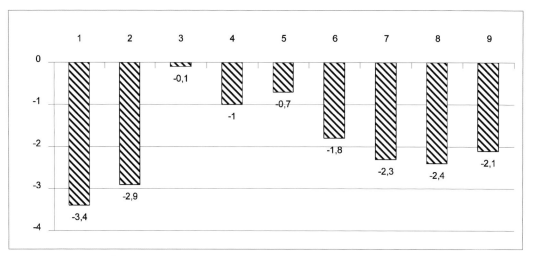

Abb. 31: Prozentuale Gewichtsverluste von 9 Basketball-Bundesligaspielern. Die Spieler 3, 4 und 5 kamen nicht zum Einsatz.

Spiels feste Nahrung zu sich nähmen. Eigentlich sollte während eines Basketballspiels keine feste Nahrung zugeführt werden.

Professionelle Basketballspieler müssen sich daran halten, nicht nüchtern ins Spiel zu gehen. Sie können etwa eine Stunde vor dem Spiel einen »feinen« Sportriegel essen. Dann sollten sie ca. 20–30 Minuten vor dem eigentlichen Spielbeginn 250 ml eines Sportgetränkes zu sich nehmen. In den ersten beiden Vierteln sollte primär stilles Mineralwasser, aber zwischendurch immer wieder ein Schluck eines Sportgetränkes (Kohlenhydrat-Elektrolyt-haltig) genommen werden. In der Halbzeitpause sollten die Spieler 250 ml eines Sportgetränkes und 250 ml eines stillen aber natriumreichen Mineralwassers trinken. Im dritten und vierten Viertel sollen die Spieler immer wieder einen Schluck eines Sportgetränkes zu sich nehmen. Der Grund, immer wieder auch Portionen eines Sportgetränks zu trinken, ist in den Untersuchungsergebnissen von *Quanz* (1999) zu sehen, der bei Fußballern feststellte, dass durch die Aufnahme von Kohlenhydraten in flüssiger Form intensive Belastungen gegen Ende

länger zu tolerieren waren. Unmittelbar nach Spielende müssen die Spieler ein Kohlenhydrat-Eiweiß-Getränk (= Recovery-Drink) trinken. Die Grafik in Abbildung 32 stellt das Trinkregime dar.

Bei professionellen Basketballteams ist der sehr hohe Anteil ausländischer Spieler mit z. T. sehr unterschiedlichen Essgewohnheiten zu berücksichtigen. Im deutschen Basketball findet man viele Spieler amerikanischer Herkunft, die relativ häufig die Restaurants der Fast-Food-Ketten besuchen. Wenn man diesen Spielern den Besuch auch nicht gänzlich verbieten kann, so wäre es dennoch sinnvoll, ihnen zumindest Alternativen aufzuzeigen. Hierzu würden sich z. B. sogenannte »Team meals« sowohl vor als auch nach dem Spiel eignen, bei denen der Coach den Spielern zeigen kann, was bedarfsgerecht ist und was nicht. Es scheint ratsam, die Spieler der Teams über spezifische Ernährung im Basketball zu informieren.

Im Basketball gibt es sogenannte »englische Wochen«, in denen häufig der Mittwoch sowie der darauffolgende Samstag bzw. Sonntag ein

Spieltag ist. Bei dieser Anhäufung von wichtigen Spielen ist die sportartgerechte Ernährung noch wichtiger, da sich hier Fehler unmittelbarer auswirken können. Durch gezielte Ernährung kann die Regeneration der Spieler positiv und unter Umständen entscheidend unterstützt werden.

Im Schüler-, Jugend- sowie Erwachsenenbereich sollten sich die Spieler prinzipiell an die gleichen Regeln wie die Profis halten: nicht nüchtern ins Spiel gehen und während des Spiel nichts essen. Wenn die Spieler sich bedarfsgerecht und ausgewogen ernähren, genügt es, wenn sie vor und während des Spiels Mineralwasser trinken. Sportgetränke sind nicht notwendig. Nach Spielende sollten sie darauf achten, den Flüssigkeitsverlust möglichst schnell wieder auszugleichen. Danach steht eine kohlenhydratbetonte Mahlzeit auf dem Essensplan.

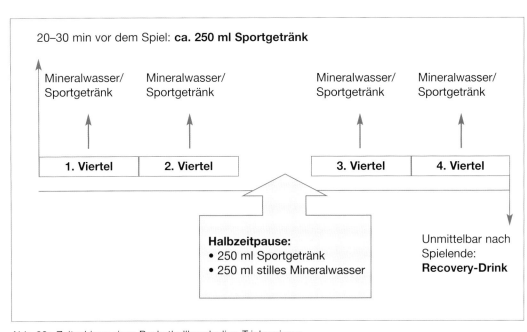

Abb. 32: Zeitschiene eines Basketballbundesliga-Trinkregimes

Übersicht zur sportartangepassten Ernährung im Basketball

	Leistungssport		Breiten- und Freizeitsport	
	Kinder/Jugendliche	Erwachsene	Kinder/Jugendliche	Erwachsene
TRAINING				
Essen	• eigentlich keine feste Nahrung notwendig • u.U. Sportriegel • u.U. Bananen-stücke, Apfel-stücke	• eigentlich keine feste Nahrung notwendig • u.U. Sportriegel • u.U. Bananen-stücke, Apfel-stücke	• keine feste Nahrung notwendig	• keine feste Nahrung notwendig
Trinken	• Mineralstoff-ausgleich • Flüssigkeits-ausgleich • Kohlenhydrat-zufuhr • primär stilles Mineralwasser • u.U. verdünntes Sportgetränk = 1/3 Mineral-wasser zu 2/3 Sportgetränk	• Mineralstoff-ausgleich • Flüssigkeits-ausgleich • Kohlenhydrat-zufuhr • primär stilles Mineralwasser • Sportgetränk • u.U. Recovery-Drink	• Mineralstoff-ausgleich • Flüssigkeits-ausgleich • Mineralwasser	• Mineralstoff-ausgleich • Flüssigkeits-ausgleich • Mineralwasser
SPIEL				
Essen	• im Spiel nichts essen	• im Spiel nichts essen	• im Spiel nichts essen	• im Spiel nichts essen
Trinken	• primär stilles Mineralwasser • abwechseln mit Sportgetränk oder • verdünntes Sportgetränk = 1/3 Mineral-wasser und 2/3 Sportgetränk **nach dem Spiel:** • Recovery-Drink	• primär stilles Mineralwasser • abwechseln mit Sportgetränk oder • verdünntes Sportgetränk = 1/3 Mineral-wasser und 2/3 Sportgetränk **nach dem Spiel:** • Recovery-Drink	• Mineralwasser • u.U. verdünntes Sportgetränk = 1/3 Mineral-wasser und 2/3 Sportgetränk **nach dem Spiel:** • Flüssigkeitshaus-halt ausgleichen • Kohlenhydrate zuführen	• Mineralwasser • u.U. verdünntes Sportgetränk = 1/3 Mineral-wasser und 2/3 Sportgetränk **nach dem Spiel:** • Flüssigkeitshaus-halt ausgleichen • Kohlenhydrate zuführen

Basketball

Fußball

Handball

Judo

Karate

Radsport

Schwimmsport

Tanzsport

Tennis

Tischtennis

Leichtathletik

11.2 Ernährung im Fußball

Charakteristika der Ernährung im Fußball		
Bean-spruchung	Bedarf	Mahlzeiten
Mannschafts-spiele	Flüssigkeits-zufuhr	Frühstück
Mehrtages-turniere	Elektrolyt-zufuhr	Mittagessen
Ganztages-turniere	Kohlen-hydratzufuhr	Abendessen

Die Spielzeit im Fußball beträgt brutto zwar 90 Minuten, davon ist aber nach statistischen Erhebungen der Ball nur ca. 60 Minuten im Spiel. In diesen 60 Minuten ist nicht jeder Spieler ständig am Laufen. Die Gesamtlaufleistung eines Fußballers liegt heute je nach individueller Leistungsfähigkeit und Ligazugehörigkeit zwischen 7 und 12 km. Die Gesamtstrecke, welche Spieler im Sprint zurücklegen, liegt zwischen 500 und 3.000 m, die Gesamtanzahl der Sprints bei etwa 100. Alle 5–6 Sekunden erfolgt ein Tempo- oder Richtungswechsel, was zu einer Gesamtanzahl von bis zu 900 Wechseln führen kann, alle 90 Sekunden ein Sprint über etwa 15 Meter. Die Spieler erreichen dabei je nach Spielposition und individueller Leistungsfähigkeit Laktatwerte zwischen 3,7 und 9,5 mmol/l. Die Laufgeschwindigkeiten liegen zwischen 1,4 und 7 m/s (*Quanz* 1999).

Die Glykogenspeicher der Muskelzelle ist für den Fußballer von überragender Bedeutung. **Aufgrund seiner Charakteristik ist Fußball eine stark glykogenentleerende Sportart.**

Die Kohlenhydratspeicher sind für Fußballer von elementarer Wichtigkeit!

Untersuchungen haben gezeigt, dass am Ende eines Spieles oder einer Trainingseinheit die Glykogenspeicher teilweise nur noch zu 30–50 % gefüllt sind. Da Fußball auch in der heißen Jahreszeit gespielt wird, kommt es zum Teil zu sehr hohen Gewichtsverlusten durch das Schwitzen. Der Flüssigkeitsverlust kann bis zu 5 Liter betragen, obwohl Trinken erlaubt war. In einer Untersuchung konnte gezeigt werden, dass die Fußballer durch die Zufuhr eines Sportgetränks (= kohlenhydrathaltiges Elektrolytgetränk) länger laufen konnten als im Placebo-Versuch (*Nicholas* 1995). International erfolgreich Trainer wie der Franzose *Arsène Wenger* von Arsenal London oder der Portugiese *José Maurinho* von Chelsea London überlassen im Bereich der Ernährung nichts dem Zufall. **Auch in den unteren Spielklassen kann man von den Besten profitieren.**

Quanz (1999) führte bei Fußballern nationaler Klasse eine Untersuchung durch, bei der fußballtypische Laufbewegungen simuliert wurden. Die Spieler konsumierten entweder ein Kohlenhydratgetränk oder ein Placebo. Bei den Leistungstests waren die Werte der Kohlenhydrat-Versuchsreihe der Placebo-Versuchsreihe signifikant überlegen. Es kam zu einer Verlängerung der maximalen Belastungsdauer von durchschnittlich 30 Prozent! Die Muskelfasern standen bei der Kohlenhydrat-Versuchsreihe für die intensive Belastung des Leistungstests länger zur Verfügung. Leistungsbegrenzend sind nach Meinung der Autoren die niedrigen Glykogenspiegel in den schnellen Typ-II-Muskelfasern, die durch ein kohlenhydrathaltiges Sportgetränk während der Phasen geringer Belastung teilweise wieder aufgefüllt werden konnten. Die Zufuhr eines kohlenhydrathaltigen Sportgetränks bietet im Fußball den Vorteil, dass intensive Belastungen länger toleriert werden, was besonders in der Endphase von Spielen von Vorteil ist.

Daher kann man formulieren:

Es wird Fußballspielern empfohlen, während des Spiels alle 15 Minuten einen Schluck eines kohlenhydrathaltigen Sportgetränks aufzunehmen, damit in der Endphase des Spiels intensive Belastungen weiter möglich sind.

Diese Faustregel wird sowohl den Anforderungen von Amateuren als auch denen von Leistungssportlern gerecht. Im Schüler- und Jugendbereich hängt es von der Spielklasse ab, ob das Trinkregime schon in Frage kommt. Jugendmannschaften, welche in regionalen Ligen spielen, sollten sich bereits daran orientieren. Bei den Minis (D-, E-, F-Jugend) genügt Mineralwasser als Getränk.

Die meisten Fußballspiele beginnen am früheren oder späteren Nachmittag. Entsprechend müssen die Spieler sich an die Verhaltensregeln für das Essensregime am Wettkampftag halten. Mittlerweile wird im professionellen

Bereich sogar an dem Tag vor dem Spiel von ballaststoffreicher Kost oder Salaten abgeraten, da sie zu Magen-Darm-Problemen führen können. Die Fußballer sollen eine kohlenhydratbetonte Mahlzeit ca. 2,5 bis 3 Stunden vor Spielbeginn einnehmen. Es ist in den oberen Amateurligen nicht unüblich, dass die Spieler bereits vor der üblichen Mittagessenszeit zu den Spielen aufbrechen. In diesem Falle sollte bereits am Vormittag vor der Abfahrt ein Nudelgericht verzehrt werden. Die Spieler sollten nicht nüchtern ins Spiel gehen und können außerdem ca. 60 Minuten vor Spielbeginn einen »feinen« Sportriegel essen. Etwa 20–30 Minuten vor dem Spiel sollten die Spieler 250 ml eines Sportgetränks (Kohlenhydrat-Elektrolythaltig) trinken.

In der Vorbereitungsphase auf die Oberligasaison 2005/2006 konnte mit einem der Meisterschaftsfavoriten eine eigene Untersuchung zum Trinkverhalten und Flüssigkeitsverlust durchgeführt werden. Die Grafik in Abbildung 33 zeigt den prozentualen Gewichtsverlust der Spieler. Die Außentemperatur betrug 27 Grad.

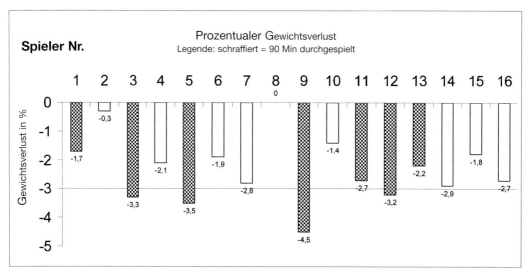

Abb. 33: Prozentualer Gewichtsverlust einer Oberliga-Spitzenmannschaft während eines Spiels bei 27 Grad Außentemperatur

Basketball

Fußball

Handball

Judo

Karate

Radsport

Schwimmsport

Tanzsport

Tennis

Tischtennis

Leichtathletik

Entsprechend hoch fielen die Flüssigkeitsverluste aus.

Überraschend war, dass trotz Flüssigkeitszufuhr der durchschnittliche Gewichtsverlust der Spieler, die 90 Minuten durchspielten, bei 3 % lag. Dies ist viel zu hoch (vgl. Tab. 55).

Der Gewichtsverlust wird auch verständlicher, wenn man sich die durchschnittliche Trinkmenge der Spieler vor Augen führt. Bei weniger als einem Liter kann man von einer mangelhaften bis ungenügenden Flüssigkeitszufuhr sprechen. Die Spieler hätten während dieses Spiels ca. 1,5 bis 2 Liter mehr Flüssigkeit zuführen sollen. Die Spieler müssen lernen zu trinken, sobald sich auf dem Spielfeld durch eine Unterbrechung die Möglichkeit ergibt. Besonders während der warmen Jahreszeit gilt es, verstärkt auf den Flüssigkeits- und Elektrolythaushalt zu achten.

Jede Spielunterbrechung stellt für den Fußballer eine Chance dar zu trinken!

Für den Flüssigkeitshaushalt von Fußballern ist noch folgende Untersuchung relevant. *Dickinson* et al. (2005) stellten fest, dass bei starker körperlicher Belastung, welche mit starkem Schwitzen verbunden ist, das Blutvolumen sinkt und dies in der Folge auch zu einer Veränderung der Flüssigkeitsmenge im Gehirn führen kann. Ein Gewichtsverlust von 2,1 bis 2,6 % des Körpergewichts schwächt die Abpufferung von Gehirnbewegungen und stellt

somit eine Gefährdung vor allem bei Kopfbällen im Fußball dar.

Vor dem Hintergrund der besonderen Bedingungen des Fußballspiels kann das in Abbildung 34 dargestellte Trinkregime empfohlen werden.

Es ist im Fußball sehr wichtig, dass unmittelbar nach Spielende zuerst der Flüssigkeitshaushalt ausgeglichen wird. Das erste Getränk sollte nicht Bier sein, da es kontraproduktiv im Hinblick auf die Regeneration einzuschätzen ist. Am besten ist dazu im breiten- und freizeitsportlichen Bereich die Apfelsaftschorle (Mischungsverhältnis mit Mineralwasser 1 : 1) geeignet. In diesem Falle würden ebenso die Kohlenhydratvorräte bereits wieder aufgefüllt. Danach ist der »open-window-Theorie« folgend ein kohlenhydrathaltiges Essen angezeigt. Das Standardessen aus Schnitzel, Pommes frites und Salat ist aufgrund des zu hohen Fettgehaltes nicht gut geeignet. Eine bessere Alternative ist die italienische Küche.

Stehen »englische Wochen« auf dem Plan, sollte auf die Ernährung ganz besonders geachtet werden. Durch eine bedarfsgerechte und gezielte Ernährung muss die Regeneration zwischen den Spielen unterstützt werden. Mit übermäßigem Kaffee- oder Alkoholgenuss sollten die Spieler äußerst vorsichtig sein!

Im professionellen Bereich sollte unmittelbar nach Spielende ein Recovery-Drink (250 ml – 70 % Kohlenhydrate und 30 % Protein) ein-

Durchschnittliche Trinkmenge	Durchschnittlicher Gewichtsverlust	Durchschnittlicher prozentualer Gewichtsverlust
900 ml	– 2,3 kg (max. Wert: 3,5 kg)	– 3 % (max. Wert: 4,5 %)

Tab. 55: Durchschnittliche Trinkmenge, durchschnittlicher Gewichtsverlust sowie durchschnittlicher prozentualer Gewichtsverlust der Spieler, welche 90 Minuten durchgespielt hatten

genommen werden. Danach wäre ein kohlenhydrat- und eiweißhaltiges Abendessen angezeigt. Die Spieler sollten weiter ihren Flüssigkeitshaushalt auffüllen. Gegen ein Glas Bier oder ein Glas Wein zum gemeinsamen Abendessen nach dem Spiel ist nichts einzuwenden, wenn es dabei bleibt.

Im Fußball scheint es wie in anderen Sportarten ratsam, den Nachwuchs von klein auf im Hinblick auf die sportartgerechte Ernährung zu erziehen. Dabei sollten die Großen mit gutem Beispiel vorangehen, im Sinne eines »Vorbild sein«.

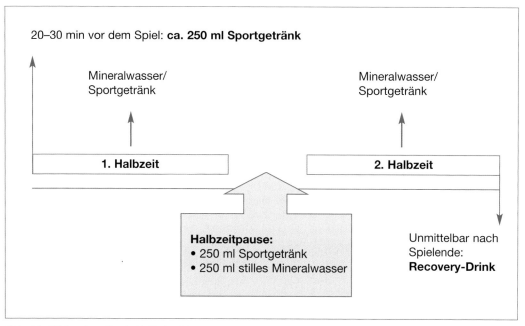

Abb. 34: Trinkregime für ein Fußballspiel

Übersicht zur sportartangepassten Ernährung im Fußball

	Leistungssport		Breiten- und Freizeitsport	
	Kinder/Jugendliche	**Erwachsene**	**Kinder/Jugendliche**	**Erwachsene**
TRAINING				
Essen	• keine feste Nahrung notwendig	• keine feste Nahrung notwendig	• keine feste Nahrung notwendig	• keine feste Nahrung notwendig
Trinken	• Mineralstoff-ausgleich • Flüssigkeits-ausgleich • Kohlenhydrat-zufuhr • primär stilles Mineralwasser • u.U. verdünntes Sportgetränk = 1/3 Mineral-wasser zu 2/3 Sportgetränk	• Mineralstoff-ausgleich • Flüssigkeits-ausgleich • Kohlenhydrat-zufuhr • primär stilles Mineralwasser • Sportgetränk • u.U. Recovery-Drink	• Mineralstoff-ausgleich • Flüssigkeits-ausgleich • Mineralwasser	• Mineralstoff-ausgleich • Flüssigkeits-ausgleich • Mineralwasser
SPIEL				
Essen	• im Spiel nichts essen	• im Spiel nichts essen	• im Spiel nichts essen	• im Spiel nichts essen
Trinken	• primär stilles Mineralwasser • abwechseln mit Sportgetränk oder • verdünntes Sportgetränk = 1/3 Mineral-wasser und 2/3 Sportgetränk **Halbzeitpause:** • 250 ml Sport-getränk + 250 ml Mineral-wasser **nach dem Spiel:** • Recovery-Drink	• primär stilles Mineralwasser • abwechseln mit Sportgetränk oder • verdünntes Sportgetränk = 1/3 Mineral-wasser und 2/3 Sportgetränk **Halbzeitpause:** • 250 ml Sport-getränk + 250 ml Mineral-wasser **nach dem Spiel:** • Recovery-Drink	• Mineralwasser • u.U. verdünntes Sportgetränk = 1/3 Mineral-wasser und 2/3 Sportgetränk **Halbzeitpause:** • 250–500 ml Mineralwasser **nach dem Spiel:** • Flüssigkeitshaus-halt ausgleichen • Kohlenhydrate zuführen	• Mineralwasser • u.U. verdünntes Sportgetränk = 1/3 Mineral-wasser und 2/3 Sportgetränk **Halbzeitpause:** • 250–500 ml Mineralwasser **nach dem Spiel:** • Flüssigkeitshaus-halt ausgleichen • Kohlenhydrate zuführen

Basketball

Fußball

Handball

Judo

Karate

Radsport

Schwimmsport

Tanzsport

Tennis

Tischtennis

Leichtathletik

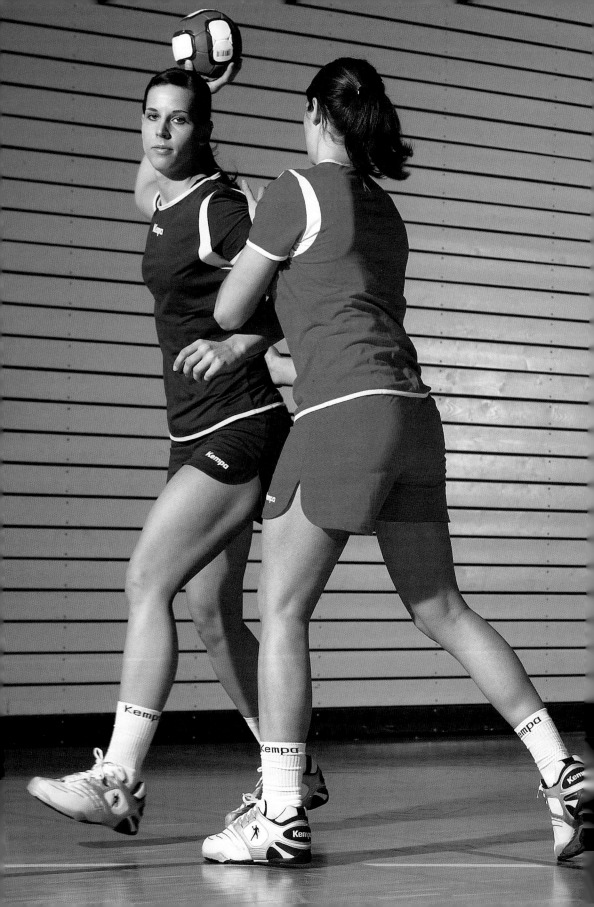

11.3 Ernährung im Handball

Charakteristika der Ernährung im Handball		
Beanspruchung	**Bedarf**	**Mahlzeiten**
Mannschaftsspiele	Flüssigkeitszufuhr	Frühstück
Mehrtagesturniere	Elektrolytzufuhr	Mittagessen
Ganztagesturniere	Kohlenhydratzufuhr	Abendessen

Die Spielzeit beim Handball beträgt netto 2 x 30 = 60 Minuten. Dabei ist für Handball charakteristisch, dass die Spieluhr angehalten wird, wenn die Schiedsrichter das Spiel unterbrechen. Die Gesamtspielzeit verlängert sich dadurch im Schnitt um ca. 30 Minuten. Das Spiel wird in zwei Halbzeiten unterteilt, wobei zwischen erster und zweiter Halbzeit eine Halbzeitpause von etwa 10 Minuten liegt. Die Spieler können laufend ausgewechselt werden, was die Flüssigkeitsaufnahme während des Spiels erleichtert. Ein Handballer kann in einem Spiel eine Laufstrecke von 3–4 km zurücklegen. Die aerobe Ausdauer ist damit eine notwendige konditionelle Basisfähigkeit. Eine weitere wichtige konditionelle Fähigkeit ist die Sprungkraft, da die Spieler ca. 20 Sprünge pro Spiel absolvieren. Ebenso müssen die Spieler viele Sprintantritte bei den Tempogegenstößen durchführen können. Die Distanzen variieren dabei zwischen 5 und 10 sowie 20 Metern. **Damit ist**

Handball eine stark glykogenentleerende Sportart. Die Laktatspiegel liegen um ca. 4 mmol/l, was einer geringen Übersäuerung entspricht. Für den Flüssigkeits- und Elektrolythaushalt ist relevant, dass Handball in Hallen gespielt wird, womit große Zuschauermengen (tragen zur Überhitzung bei) sowie Klimaanlagen als weitere Faktoren zu berücksichtigen sind. Dem Flüssigkeits- und Elektrolythaushalt kommt eine wichtige Bedeutung zu. Die Spieler verlieren z. T. relativ viel Flüssigkeit.

In einer eigenen Untersuchung (2003) konnte während eines Vorbereitungsspieles eines Zweitbundesligisten eine Studie zum Gewichtsverlust sowie zur Flüssigkeitsaufnahme im Handball durchgeführt werden (Tab. 56).

Die Hallentemperatur konnte nicht gemessen werden. Es war an diesem Tag nach Aussagen des verantwortlichen Trainers in der Halle sehr heiß, was die Flüssigkeitsverluste indirekt bestätigen. Getrunken wurden im Durchschnitt 1,5 Liter Mineralwasser. Der höchste prozentuale Gewichtsverlust betrug 4,4 %, gefolgt von 2,8 % (Abb. 35). Bei 4,4 % Gewichtsverlust muss man bereits mit deutlichen Leistungseinschränkungen rechnen. Dieser Spieler hat viel zu wenig Flüssigkeit zu sich genommen und müsste ca. 1,5 Liter mehr pro Spiel trinken. Insgesamt gesehen ist die Situation ähnlich wie beim Fußball. Die Spieler sollten alle während des Spiels mindestens einen Liter mehr Flüssigkeit zu sich nehmen.

Durchschnittliche Trinkmenge	Durchschnittlicher Gewichtsverlust	Durchschnittlicher prozentualer Gewichtsverlust
1.500 ml	– 1,6 kg (max. Wert: 3 kg)	– 1,9 % (max. Wert: 4,4 %)

Tab. 56: Absolute Trinkmenge, durchschnittliche Gewichtsverluste sowie durchschnittliche prozentuale Gewichtsverluste beim Handball

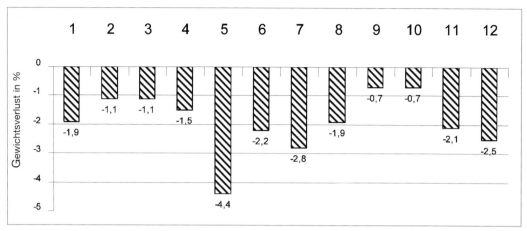

Abb. 35: Prozentuale Gewichtsverluste bei 12 Handball-Zweitbundesligaspielern. Spieler 9 und 10 kamen nicht zum Einsatz.

Professionelle Handballer müssen sich daran halten, dass sie nicht nüchtern ins Spiel gehen. Sie können etwa eine Stunde vor dem Spiel einen »feinen« Sportriegel essen. Dann sollten sie ca. 20–30 Minuten vor dem eigentlichen Spielbeginn 250 ml eines Sportgetränkes zu sich nehmen. In der ersten Halbzeit sollte immer wieder neben dem stillen Mineralwasser ein Schluck eines Sportgetränkes getrunken werden. Die Handballer können sich dabei an den Ergebnissen der Untersuchung von *Quanz* (1999) orientieren, die belegen, dass durch die zusätzliche Aufnahme von Kohlenhydraten intensive Belastungen in der Endphase der Spiele besser zu tolerieren sind. In der Halbzeitpause sollten die Spieler 250 ml eines Sportgetränkes und 250 ml eines stillen, aber natriumreichen Mineralwassers zu sich nehmen und in der zweiten Halbzeit stilles Mineralwasser und ab und zu einen Schluck eines Sportgetränkes trinken. Unmittelbar nach Spielende brauchen die Spieler ein Kohlenhydrat-Eiweiß-Getränk. Die Grafik in Abbildung 36 stellt das Trinkregime für ein Handballspiel dar.

Unmittelbar nach Spielende sollten die Spieler in erster Linie darauf achten, dass sie ihren Flüssigkeits- und Elektrolythaushalt wieder ausgleichen. Im professionellen Bereich gilt es, auf ein Kohlenhydrat-Protein-Getränk zurückzugreifen. Danach sollte abends eine kohlenhydratbetonte Mahlzeit gegessen werden. Schnitzel, Pommes frites und Salat können das zwar auch mal sein, sie sind aber aufgrund des hohen Fettgehaltes suboptimal. Besser geeignet sind Nudeln. Besonders wenn »englische Wochen« im Profibereich anstehen, muss man mit einer optimalen Ernährung die Regeneration unterstützen. Mit Kaffee und Alkohol sollte vorsichtig umgegangen werden.

Im Breiten-Freizeitsport kann bei Schülern und Jugendlichen sowie Erwachsenen prinzipiell eine Apfelsaftschorle (Mischungsverhältnis 1 : 1) getrunken werden. Sportgetränke sind nicht notwendig. Am Abend sollte dann eine kohlenhydratreiche Mahlzeit gegessen werden.

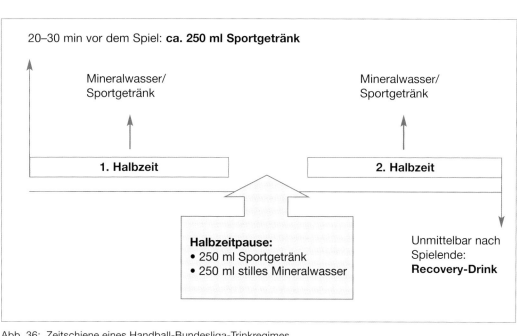

20–30 min vor dem Spiel: **ca. 250 ml Sportgetränk**

Mineralwasser/
Sportgetränk

Mineralwasser/
Sportgetränk

1. Halbzeit

2. Halbzeit

Halbzeitpause:
- 250 ml Sportgetränk
- 250 ml stilles Mineralwasser

Unmittelbar nach
Spielende:
Recovery-Drink

Abb. 36: Zeitschiene eines Handball-Bundesliga-Trinkregimes

Basketball

Fußball

Handball

Judo

Karate

Radsport

Schwimmsport

Tanzsport

Tennis

Tischtennis

Leichtathletik

Übersicht zur sportartangepassten Ernährung im Handball

Leistungssport		Breiten- und Freizeitsport	
Kinder/Jugendliche	Erwachsene	Kinder/Jugendliche	Erwachsene
TRAINING			
Essen: • keine feste Nahrung notwendig	• keine feste Nahrung notwendig	• keine feste Nahrung notwendig	• keine feste Nahrung notwendig
Trinken: • Mineralstoffausgleich • Flüssigkeitsausgleich • Kohlenhydratzufuhr • primär stilles Mineralwasser • u.U. verdünntes Sportgetränk = 1/3 Mineralwasser zu 2/3 Sportgetränk	• Mineralstoffausgleich • Flüssigkeitsausgleich • Kohlenhydratzufuhr • primär stilles Mineralwasser • Sportgetränk • u.U. Recovery-Drink	• Mineralstoffausgleich • Flüssigkeitsausgleich • Mineralwasser	• Mineralstoffausgleich • Flüssigkeitsausgleich • Mineralwasser
SPIEL			
Essen: • im Spiel nichts essen	• im Spiel nichts essen	• im Spiel nichts essen	• im Spiel nichts essen
Trinken: • primär stilles Mineralwasser • abwechseln mit Sportgetränk oder • verdünntes Sportgetränk = 1/3 Mineralwasser und 2/3 Sportgetränk **Halbzeitpause:** • 250 ml Sportgetränk + 250 ml Mineralwasser **nach dem Spiel:** • Recovery-Drink	• primär stilles Mineralwasser • abwechseln mit Sportgetränk oder • verdünntes Sportgetränk = 1/3 Mineralwasser und 2/3 Sportgetränk **Halbzeitpause:** • 250 ml Sportgetränk + 250 ml Mineralwasser **nach dem Spiel:** • Recovery-Drink	• Mineralwasser • u.U. verdünntes Sportgetränk = 1/3 Mineralwasser und 2/3 Sportgetränk **Halbzeitpause:** • 250–500 ml Mineralwasser **nach dem Spiel:** • Flüssigkeitshaushalt ausgleichen • Kohlenhydrate zuführen	• Mineralwasser • u.U. verdünntes Sportgetränk = 1/3 Mineralwasser und 2/3 Sportgetränk **Halbzeitpause:** • 250–500 ml Mineralwasser **nach dem Spiel:** • Flüssigkeitshaushalt ausgleichen • Kohlenhydrate zuführen

Basketball

Fußball

Handball

Judo

Karate

Radsport

Schwimmsport

Tanzsport

Tennis

Tischtennis

Leichtathletik

11.4 Ernährung im Judo

Charakteristika der Ernährung im Judo		
Bean-spruchung	Bedarf	Mahlzeiten
Mehrtages-turniere	Flüssigkeits-zufuhr	Frühstück
Ganztages-turniere	Elektrolyt-zufuhr	Mittagessen
Wochenend-turniere	Kohlenhydrat-zufuhr	Abendessen
	Gewichtmachen	

Die Kampfzeit im Judo beträgt 5 Minuten netto, bei Kampfunterbrechungen wird die Uhr angehalten. Bei »golden score«-Entscheidungen verlängert sich unter Umständen die Kampfzeit auf die doppelte Länge. Im Schüler- und Jugendbereich wird zwischen 2 und 5 Minuten gekämpft. Aus sportmedizinischer Sicht ist Judo eine intervallartige Sportart, bei der es zu hohen Übersäuerungen von bis zu 15 mmol/l bei Herzfrequenzen zwischen 170 und 190 Schlägen/min kommen kann. Entsprechend intensiv ist das Training der Judokas. Bei Trainings-Randoris wurden Laktatwerte von 17–18 mmol/l gemessen. Bei den Wettkämpfen in den organisierten Ligen des Deutschen Judo-Verbandes werden üblicherweise zwei Kämpfe im Abstand von ca. 30 bis maximal 60 Minuten absolviert. Die Ligen sind in der Regel relativ klein, sodass es zu keiner Überlastung durch ligabedingte Wettkampfhäufigkeit kommen kann. Im Judo dominieren Schnellkraft, Schnelligkeit sowie Kraftausdauer.

Judo wird das ganze Jahr über in Hallen betrieben. Dabei muss berücksichtigt werden, dass bei hohen Hallentemperaturen durch das Tragen der Wettkampfkleidung (Judogi) erhebliche Mengen an Mineralien und Flüssigkeit während eines Wettkampftages oder Trainings verloren gehen können.

Judo zählt zu den Sportarten, in denen nach Gewichtsklassen gekämpft wird. Dadurch gewinnt das **Gewichtmachen** in dieser Sportart an Bedeutung. Die Folgen sind in Kapitel 8 in diesem Buch beschrieben. Es ist wichtig, dass die Trainer ihren Athleten möglichst früh erklären, wie schonende Gewichtsreduktion funktioniert und welche negativen Auswirkungen radikale Formen haben können. Die Einzelturniere im Judo beginnen meist vormittags und können sich je nach Wettkampferfolg bis in den Abend hinein erstrecken. Das Einwiegen findet in der Regel eine Stunde vor Turnierbeginn statt. Nach dem Wiegen müssen die Sportler sofort versuchen, ihren Flüssigkeits- und Elektrolythaushalt auszugleichen. Ebenso sollten leicht verdauliche Kohlenhydrate zugeführt werden. In den stärker besetzten mittleren Gewichtsklassen kann es bei großen Turnieren vorkommen, dass man bis zum Finale 6–7 Kämpfe zu bestreiten hat. Zwischen den Kämpfen liegen Pausen zwischen ca. 30 und 60 Minuten. Die Judokas können sich dabei an die üblichen Empfehlungen zum Pausenregime am Wettkampftag halten. Nach dem Wettkampftag sollten die professionellen Judokas einen Recovery-Drink zu sich nehmen. Danach gilt es, sich kohlenhydratreich sowie eiweißbetont zu ernähren.

Im Training sollte vor allem in den warmen Jahreszeiten der Flüssigkeitshaushalt durch Trinken von Mineralwasser ausgeglichen werden – es ist nicht nötig zu essen. Nach dem Training muss nachgetrunken sowie leicht verdauliche Kohlenhydrate zugeführt werden. Judokas sollten ihr Gewicht täglich kontrollieren, um nicht kurz vor einem Wettkampf zu weit von ihrem Kampfgewicht entfernt zu sein. Grundsätzlich gilt dieses Ernährungsregime sowohl im breiten- als auch im leistungssportlichen Bereich.

Übersicht zur sportartangepassten Ernährung im Judo

	Leistungssport		Breiten- und Freizeitsport	
	Kinder/Jugendliche	**Erwachsene**	**Kinder/Jugendliche**	**Erwachsene**
	TRAINING			
Essen	• keine feste Nahrung notwendig	• keine feste Nahrung notwendig	• keine feste Nahrung notwendig	• keine feste Nahrung notwendig
Trinken	• Mineralstoff-ausgleich • Flüssigkeits-ausgleich • Kohlenhydrat-zufuhr • stilles Mineral-wasser • u.U. Sportgetränk	• Mineralstoff-ausgleich • Flüssigkeits-ausgleich • Kohlenhydrat-zufuhr • stilles Mineral-wasser • Recovery-Drink	• Mineralstoff-ausgleich • Flüssigkeits-ausgleich • Mineralwasser	• Mineralstoff-ausgleich • Flüssigkeits-ausgleich • Mineralwasser
	TURNIER **(Sportart mit Gewichtsklassen → unbedingt Kapitel zum Gewichtmachen lesen!)**			
Essen	• leicht verdauliche Kohlenhydrate • in der Kampf-pause zeitabhän-gig feine Riegel oder Banane, Apfel (geschält) • helle Brötchen mit Honig, Frischkäse • eiweißhaltige Nahrungsmittel (Verträglichkeit ausprobieren)	• leicht verdauliche Kohlenhydrate • in der Kampf-pause zeitabhän-gig feine Riegel oder Banane, Apfel (geschält) • helle Brötchen mit Honig, Frischkäse • eiweißhaltige Nahrungsmittel (Verträglichkeit ausprobieren)	• leicht verdauliche Kohlenhydrate • in der Kampf-pause zeitabhängig Riegel oder Banane, Apfel (geschält) • helle Brötchen mit Honig, Frischkäse	• leicht verdauliche Kohlenhydrate • in der Kampf-pause zeitabhängig Riegel oder Banane, Apfel (geschält) • helle Brötchen mit Honig, Frischkäse
Trinken	• primär stilles Mineralwasser → möglichst hoher Hydrogencarbo-natgehalt • abwechseln mit Sportgetränk oder • verdünntes Sportgetränk = 1/3 Mineral-wasser und 2/3 Sportgetränk **nach dem Turnier:** • Recovery-Drink	• primär stilles Mineralwasser → möglichst hoher Hydrogencarbo-natgehalt • abwechseln mit Sportgetränk oder • verdünntes Sportgetränk = 1/3 Mineral-wasser und 2/3 Sportgetränk **nach dem Turnier:** • Recovery-Drink	• Mineralwasser **nach dem Turnier:** • Flüssigkeitshaus-halt ausgleichen • Kohlenhydrate zuführen • Eiweiß zuführen	• Mineralwasser **nach dem Turnier:** • Flüssigkeitshaus-halt ausgleichen • Kohlenhydrate zuführen • Eiweiß zuführen

11.5 Ernährung im Karate

Charakteristika der Ernährung im Karate		
Bean-spruchung	Bedarf	Mahlzeiten
Mehrtages-turniere	Flüssigkeits-zufuhr	Frühstück
Ganztages-turniere	Elektrolyt-zufuhr	Mittagessen
Wochenend-turniere	Kohlen-hydratzufuhr	Abendessen
	Gewichtmachen	

Beim Karate handelt es sich eigentlich um zwei verschiedene Sportarten. Das Kata ist eine Solo- oder Gruppendarstellung verschiedener Übungen. Kumite bezeichnet das eigentliche Kampfkarate. Die Kampfzeit im Kumite beträgt 3 Minuten netto, bei Kampfunterbrechungen wird die Uhr angehalten, sodass die Kampfzeiten brutto etwa 4–5 Minuten dauern. Eine Kata dauert zwischen 1 und ca. 2 Minuten. Aus sportmedizinischer Sicht ist Kumite eine intervallartige Sportart, bei der es zu Übersäuerungen von 6 bis ca. 12 mmol/l bei Herzfrequenzen zwischen 170 und 190 Schlägen/min (submaximal) kommen kann. Je nach Taktik des Kampfes werden zwischen 10–20 Oi-Tsukis (Fauststöße) oder 5–10 Yoko-Geris (Fußtechniken) angewendet. Bei einer Kata werden je nach Dauer zwischen 8 und 12 mmol/l Laktat bei submaximalen Herzfrequenzen erzielt. Das Training der Karatekas ist entsprechend intensiv. Es dominieren die Schnellkraft und die Schnelligkeit.

Beim Karate ist zu berücksichtigen, dass die Sportart über das ganze Jahr in Hallen betrieben wird. Das Tragen der Kampfkleidung (Karategi) kann bei hohen Hallentemperaturen dazu führen, dass größere Mengen Flüssigkeit und Mineralien durch das Schwitzen verloren gehen. Darauf muss besonders beim Nachtrinken geachtet werden.

Karate zählt zu den Sportarten, in denen nach Gewichtsklassen gekämpft wird. Dadurch gewinnt das **Gewichtmachen** in dieser Sportart an Bedeutung. Die Folgen sind in Kapitel 8 in diesem Buch beschrieben. Es ist wichtig, dass die Trainer ihren Karatekas möglichst früh erklären, wie schonende Gewichtsreduktion funktioniert und welche negativen Auswirkungen radikale Formen haben können. Die Einzelturniere im Karate beginnen meist vormittags und können sich je nach Wettkampferfolg bis in den Abend hinein erstrecken. Das Einwiegen findet in der Regel eine Stunde vor Turnierbeginn (z. B. Deutsche Meisterschaft) statt. Bei manchen Turnieren wie etwa einer Europameisterschaft wird z. T. auch Tage zuvor gewogen, was natürlich für die Athleten einen Vorteil darstellt. Nach dem Wiegen müssen die Sportler sofort versuchen, ihren Flüssigkeits- und Elektrolythaushalt auszugleichen. Ebenso sollten leicht verdauliche Kohlenhydrate zugeführt werden. In den stärker besetzten mittleren Gewichtsklassen kann es bei großen Turnieren vorkommen, dass man bis zum Finale 5–6 Kämpfe zu bestreiten hat. Zwischen den Kämpfen liegen Pausen von ca. 30 bis 60 Minuten. Die Karatekas können sich dabei an die üblichen Empfehlungen zum Pausenregime am Wettkampftag halten. Nach dem Wettkampftag sollten die professionellen Karatekas einen Recovery-Drink zu sich nehmen. Danach gilt es, sich kohlenhydratreich sowie eiweißbetont zu ernähren. Im Training sollte vor allem in den warmen Jahreszeiten der Flüssigkeitshaushalt durch Trinken von Mineralwasser ausgeglichen werden. Im Training muss der Sportler nichts essen, im Anschluss aber leicht verdauliche Kohlenhydrate zuführen und es muss nachgetrunken werden. Karatekas sollten ihr Gewicht täglich kontrollieren, um nicht kurz vor einem Wettkampf zu weit von ihrem Kampfgewicht entfernt zu sein. Grundsätzlich gilt dieses Ernährungsregime sowohl im breiten- als auch im leistungssportlichen Bereich.

Basketball

Fußball

Handball

Judo

Karate

Radsport

Schwimmsport

Tanzsport

Tennis

Tischtennis

Leichtathletik

Übersicht zur sportartangepassten Ernährung im Karate

Leistungssport		Breiten- und Freizeitsport	
Kinder/Jugendliche	Erwachsene	Kinder/Jugendliche	Erwachsene
TRAINING			
Essen • keine feste Nahrung notwendig	• keine feste Nahrung notwendig	• keine feste Nahrung notwendig	• keine feste Nahrung notwendig
Trinken • Mineralstoff-ausgleich • Flüssigkeits-ausgleich • Kohlenhydrat-zufuhr • stilles Mineral-wasser • u.U. Sportgetränk	• Mineralstoff-ausgleich • Flüssigkeits-ausgleich • Kohlenhydrat-zufuhr • stilles Mineral-wasser • Recovery-Drink	• Mineralstoff-ausgleich • Flüssigkeits-ausgleich • Mineralwasser	• Mineralstoff-ausgleich • Flüssigkeits-ausgleich • Mineralwasser
TURNIER			
(Sportart mit Gewichtsklassen → unbedingt Kapitel zum Gewichtmachen lesen!)			
Essen • leicht verdauliche Kohlenhydrate • in der Kampf-pause zeitabhän-gig feine Riegel oder Banane, Apfel (geschält) • helle Brötchen mit Honig, Frischkäse • eiweißhaltige Nahrungsmittel (Verträglichkeit ausprobieren)	• leicht verdauliche Kohlenhydrate • in der Kampf-pause zeitabhän-gig feine Riegel oder Banane, Apfel (geschält) • helle Brötchen mit Honig, Frischkäse • eiweißhaltige Nahrungsmittel (Verträglichkeit ausprobieren)	• leicht verdauliche Kohlenhydrate • in der Kampf-pause zeitabhän-gig Riegel oder Banane, Apfel (geschält) • helle Brötchen mit Honig, Frischkäse	• leicht verdauliche Kohlenhydrate • in der Kampfpause zeitabhängig Riegel oder Banane, Apfel (geschält) • helle Brötchen mit Honig, Frischkäse
Trinken • primär stilles Mineralwasser → möglichst hoher Hydrogencarbo-natgehalt • abwechseln mit Sportgetränk oder • verdünntes Sportgetränk = 1/3 Mineral-wasser und 2/3 Sportgetränk **nach dem Turnier:** • Recovery-Drink	• primär stilles Mineralwasser → möglichst hoher Hydrogencarbo-natgehalt • abwechseln mit Sportgetränk oder • verdünntes Sportgetränk = 1/3 Mineral-wasser und 2/3 Sportgetränk **nach dem Turnier:** • Recovery-Drink	• Mineralwasser **nach dem Turnier:** • Flüssigkeitshaus-halt ausgleichen • Kohlenhydrate zuführen • Eiweiß zuführen	• Mineralwasser **nach dem Turnier:** • Flüssigkeitshaus-halt ausgleichen • Kohlenhydrate zuführen • Eiweiß zuführen

Basketball

Fußball

Handball

Judo

Karate

Radsport

Schwimmsport

Tanzsport

Tennis

Tischtennis

Leichtathletik

11.6 Ernährung im Radsport

Charakteristika der Ernährung im Radsport (Straße/Mountainbiking)		
Bean-spruchung	Bedarf	Mahlzeiten
Etappen-rennen	Flüssigkeits-zufuhr	Frühstück
Tagesrennen	Elektrolyt-zufuhr	Mittagessen
		Abendessen
	Kohlen-hydratzufuhr	

Im Radsport gibt es unterschiedliche Disziplinen, wie Bahnsprint, Bahnzeitfahren, Mountainbike (MTB), Downhill (MTB), BMX oder den Radrennsport auf der Straße. Vor allem im Straßenradrennsport, hat die Ernährung eine herausragende Bedeutung, weshalb sich die folgenden Ausführungen in erster Linie auf diesen Bereich und den Mountainbikerennsport beziehen.

Die Bilder von trinkenden Tour-de-France-Fahrern sind jedem geläufig, genauso wie die der Domestiken, die im wahrsten Sinne des Wortes als »Wasserträger« für ihre Stars in der Mannschaft fungieren. Immer wieder lassen sie sich zum Mannschaftswagen zurückfallen und bringen die Getränke wieder nach vorne. Dem Betrachter bringen diese Aufnahmen die Bedeutung des Flüssigkeits- und Elektrolythaushaltes nahe, können bei extremen Bedingungen doch bis zu 2 Liter Schweiß pro Stunde verloren gehen. Aber Radrennsportler trinken nicht nur während der langen Etappen, sie nehmen auch feste Nahrung zu sich. Beachten Sportler dies einmal nicht, kann es ihnen wie dem deutschen Spitzenfahrer *Jan Ullrich* gehen, der 1998 während der Tour-de-France-Etappe nach Deux Alpes einen Hungerast erlitt, und von seinem damaligen Konkurrenten

Marco Pantani entscheidend distanziert werden konnte. »Ich hatte nicht genug an, habe bei den Abfahrten sehr gefroren und vor dem letzten Anstieg vielleicht zu wenig gegessen.« (*Ullrich* 2003). Die Tour ist aus Sicht der Ernährung schon immer für Überraschungen und Bizarres gut gewesen, so aß der Sieger von 1903 *Maurice Garin* unterwegs fast nichts, ließ sich aber von seinem Betreuerstab an bestimmten Kontrollpunkten mit eigens für ihn gekochten Suppen verpflegen. Während des Rennens hatte der kleine Franzose immer Rotwein dabei. Radsportler verbrauchen in ihrem Sport z. T. sehr viel Energie. Abbildung 37 zeigt, wie viel Energie beim Radfahren verbraucht werden kann.

Der Energieverbrauch hängt von mehreren Faktoren ab. Der Luftwiderstand ist ein entscheidender Bremsfaktor und erhöht den Energieverbrauch mit zunehmender Fahrtgeschwindigkeit auf dem Rennrad mit der dritten Potenz der Geschwindigkeit. Durch Fahren in der Gruppe und Abwechslung in der Führungsarbeit kann der aufzubringende Energiebedarf deutlich gemindert werden. Ähnlich wirkt die Sitzhaltung auf der Rennmaschine auf den Luftwiderstand. Die Radfahrleistung wird zudem vom Körpergewicht (KG) mit beeinflusst. Bei einem vergleichbaren aeroben Leistungsniveau haben leichtgewichtige Fahrer (unter 65 kg) bei Bergetappen Vorteile gegenüber schwereren Fahrern (über 75 kg). Die Trainingsbelastungen im Radrennsport sind sehr hoch. Top-Radsportler trainieren wöchentlich bis zu 30 Stunden und fahren dabei zwischen 800 und 1.500 km. So kommen Spitzenfahrer auf Distanzen zwischen 35.000 und 45.000 km jährlich, wobei zwischen 10.000 und 15.000 km allein im Wettkampf zurückgelegt werden. Für eine Spitzenleistung im Radrennsport ist die aerobe Leistungsfähigkeit von entscheidender Bedeutung. Gleichzeitig liegt eine ent-

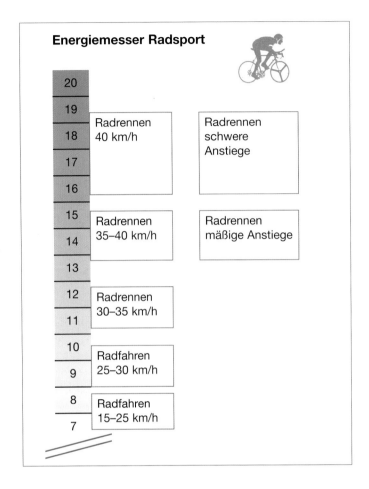

Energiemesser Radsport

20	
19	Radrennen 40 km/h
18	
17	
16	
15	Radrennen 35–40 km/h
14	
13	
12	Radrennen 30–35 km/h
11	
10	Radfahren 25–30 km/h
9	
8	Radfahren 15–25 km/h
7	

Radrennen schwere Anstiege

Radrennen mäßige Anstiege

Abb. 37: Energiemesser Radsport in kcal pro kg Körpergewicht pro Stunde (mod. nach *Janssen* 2003)

scheidende Leistungsreserve im Training der aeroben Kraftausdauer. Bei Stufentests erreichen Profis Leistungen auf dem Ergometer von über 440 Watt. Das maximale Sauerstoffaufnahmevermögen hat für Spitzenleistungen eine Voraussagefunktion, denn Spitzenleistungen im Straßenrennsport werden in einer Bandbreite zwischen 75–85 ml/kg KG VO$_2$max erbracht. Messungen der Kraftausdauerleistungsfähigkeit bei großen Rundfahrten ergaben, dass über Bergstrecken (14,5 km, 8 % Anstieg bei 1.140 Höhenmetern) Leistungen von 6,2 W/kg KG (*Marco Pantani*) oder 6,05 W/kg KG (*Jan Ullrich*) erbracht wurden. Top-Radsportler weisen eine Leistung am Belastungs-

ende einer ansteigenden Ergometerbelastung von > 5 W/kg KG bei Frauen und von > 6 W/kg KG bei Männern auf. Spitzenprofis erreichen Leistungen von über 7 W/kg KG im Ergometerstufentest (vgl. *Neumann* 2000).

Die insgesamt verfügbaren Glykogenvorräte in der Muskulatur und in der Leber betragen ca. 400–500 Gramm. Nur mit der Energie seiner Glykogenvorräte käme ein Radfahrer bei hoher Geschwindigkeit nicht sehr weit. Da aber gleichzeitig größere Anteile an freien Fettsäuren verstoffwechselt werden, kann sich der Radsportler länger belasten. Bei allen Belastungen über 2 Minuten Dauer überwiegt der aerobe Stoffwechsel. Dabei wird bei den Ausdauerbelastungen immer ein bestimmtes Mischungsverhältnis von Kohlenhydrat- und Fettstoffverbrennung eingesetzt. Das Verhältnis der energieliefernden Substrate wird in erster Linie von der Belastungsdauer und der Belastungsintensität bestimmt. Bei einer Laktatkonzentration bis 5 mmol/l erfolgt die Energiegewinnung sowohl aus dem Kohlenhydrat- als auch aus dem Fettstoffwechsel. Im Radrennsport sind nach ca. 2 Stunden die Glykogenvorräte erschöpft und die Gluconeogenese liefert nur einen Teil des Glukosebedarfs. Um die Homöostase der Blutglukose aufrechtzuerhalten, ist der Radsportler gezwungen, zusätzlich Kohlenhydrate aufzunehmen. Der Umsatz der freien Fettsäuren ist stark vom Aktivierungsniveau der Glykolyse abhängig. Bei einem Laktatspiegel von über 8,4 mmol/l wird die Lipolyse völlig unterdrückt. Die Grenze liegt wahrscheinlich zwischen 6 und 7 mmol/l.

Alle über 2 Stunden hinausgehenden Radsportbelastungen sind durch eine zunehmende Fettverbrennung gekennzeichnet.

Die für die Aufrechterhaltung der Glukosehomöostase notwendige Glukoseaufnahme wird überwiegend aus dem Umbau der während der Belastung zugeführten Kohlenhydrate kompensiert. Straßenradsportbelastungen über mehrere Stunden werden energetisch zu über 70 % aus dem Umsatz der freien Fettsäuren abgesichert. Die Konzentration der freien Fettsäuren kann während der Belastung um den Faktor 10 bis 15 zunehmen, was auf eine erhöhte Fettverbrennung rückschließen lässt. Während mehrstündiger Radsportbelastungen ist die Aufnahme von 40–60 g Glukose pro Stunde zur Aufrechterhaltung der Glukosehomöostase notwendig. Im Radsport konsumieren die Fahrer im Durchschnitt 0,5–0,8 l Flüssigkeit pro Stunde (vgl. *Brouns* und *Kovacs* 1995).

11.6.1 Ernährung im Leistungssport

Im Hochleistungssport der Radfahrer erfolgt ein großer Teil der Energieaufnahme auf dem Rad während der Belastung. So wird bei längeren Etappenrennen etwa die Hälfte der täglichen Energieaufnahme auf der Rennmaschine fahrend aufgenommen. Taktisch gesehen sollte der Fahrer feste Nahrung auf ebenen oder bergab führenden Streckenabschnitten zu sich nehmen. Dabei ist der Gesamtenergieverbrauch entscheidend von der Belastungsdauer und dem Streckenprofil abhängig. Im Profibereich sind solche Berechnungen für die Renntaktik sehr wichtig, um daraus den Flüssigkeitsbedarf und die notwendige Energiezufuhr richtig abschätzen zu können. Bei einer durchschnittlichen Renngeschwindigkeit von 40 km/h in der Gruppe werden 800 bis 1.200 kcal pro Stunde benötigt. Ein vierstündiges Radrennen erfordert einen Energieaufwand von etwa 4.000 kcal. Bei einem hochintensiven Etappenradrennen wie der Tour de France entsteht ein täglicher Energiebedarf von ca. 6.000 bis 7.000 kcal, der sich bei Bergetappen über mehrere Alpenpässe auf ca. 9.000 bis 10.000 kcal erhöhen kann und selbst über die Energiezufuhr während des Rennens nicht vollständig zu decken ist.

Wichtig ist auch zu verstehen, dass eine nicht bedarfsgerechte und unausgewogene Ernährung durch kurzfristige Maßnahmen am Wettkampftag nicht vollkommen kompensiert werden kann. Ein Radsportler muss sich demnach stets sehr bewusst ernähren.

Einen Einblick in sein tägliches Ernährungsregime gewährt der Reutlinger Jungprofi *Matthias Ruß* vom Team Gerolsteiner. Es bezieht sich auf einen Tag während der Vuelta 2005 in Spanien. Der Start war an diesem Tag zwischen 12.00 und 13.30 Uhr.

Basketball

Fußball

Handball

Judo

Karate

Radsport

Schwimmsport

Tanzsport

Tennis

Tischtennis

Leichtathletik

8.00–8.30 Uhr	**Erstes Frühstück**	• große Portion Müsli oder Haferflocken mit heißem Wasser • 1–2 Scheiben helles Brot mit Honig/Frischkäse/Marmelade • 2 Baguettebrötchen • 2 Tassen Tee mit Zucker • gelegentlich 100 ml Obstsaft • 1 Stück Obst: wahlweise Apfel/Banane/Orange • 1 Portion Rührei
10.00 Uhr	**Zweites Frühstück** (eher 3 als 2 Stunden vor dem Start)	• Reis mit Olivenöl • Nudeln mit leichter Sauce • Omelette • 0,4 Liter Mineralwasser
	→ ab jetzt bis zum Start nur noch Mineralwasser	
13.00 Uhr	**Start der Etappe**	• je nach Witterung Trinken ab ca. Minute 30 • Essen ab ca. Minute 45 • wichtig: jeweils kleine Portionen
Was kommt ins Trikot?		• 2 Enervit-Sportriegel • 2–3 Gels • 2 helle Brötchen (Marmelade/Frischkäse) • 1 Flasche (0,5 l) Mineralwasser (Gerolsteiner Naturell) • 1 Flasche (0,5 l) Enervit-Sportgetränk
Verpflegungsbeutel auf halber Distanz:		• 2 Enervit-Sportriegel • 2–3 Gels • 2–3 belegte helle Brötchen (Frischkäse/Marmelade) • Coca-Cola
Trinkregime:		• ca. 50 % Mineralwasser/50 % Sportgetränk • Trinkmenge: ca. 6–10 Flaschen, also 3–5 Liter
Nach dem Rennen:		• 500 ml Recovery-Drink Enervit R2 direkt nach dem Rennen • Müsli, Grießbrei mit Früchten • Mineralwasser • belegte Baguettes
Bei starker Ermüdung:		weniger essen, mehr trinken
21.00 Uhr	**Abendessen** (nach der Massage)	• Filetsteak (ca. 250 g) oder Fisch • Kartoffeln mit Öl, Salz, Pfeffer • Reis • Gemüse, z.B. Spinat • trinken: ca. 2–3 Gläser Mineralwasser

Cola nimmt im Radrennsport eine besondere Stellung ein. Die Profis setzen es – wenn überhaupt – in der letzten Stunde der Etappe ein, da ihnen der im Cola reichlich enthaltene Zucker noch einmal einen Energieschub verleiht.

Bei diesem Essensregime kann man erkennen, dass die Betonung der Verpflegung eindeutig auf den Kohlenhydraten liegt. Auch der Flüssigkeits- und Elektrolythaushalt wird entsprechend berücksichtigt. In einem solchen Plan findet man die Essenz des vorliegenden Buches umgesetzt in die professionelle Wettkampfpraxis. Vor dem Start wird ein gezieltes Carboloading durchgeführt, auch Eiweiß wird zugeführt und der Jungprofi achtet darauf, dass sein Flüssigkeitshaushalt entsprechend aufgefüllt ist. Dabei trinken manche Profis bis zu einem Liter Flüssigkeit vor. Während des Rennens gilt das Augenmerk sowohl dem Flüssigkeits-Elektrolyt-Haushalt als auch der Kohlenhydratzufuhr. Wichtig ist, dass man bereits relativ frühzeitig mit dem Essen bzw. Trinken beginnt.

Es ist wichtig, zu essen, bevor man Hunger bekommt!

Der Verpflegungsbeutel auf halber Distanz ist bedeutsam, da man bei der Fahrt in einer Spitzengruppe bzw. Ausreißergruppe wesentlich mehr Energie benötigt als im Hauptfeld. Auch können besondere Situationen, wie z. B. den Mannschaftskapitän nach einem Defekt oder Sturz wieder an das Hauptfeld heranzuführen, zusätzliche Energie kosten. Insgesamt gesehen muss der Fahrer natürlich auch auf die Verträglichkeit der Speisen bzw. Nahrungsmittel achten. Bei dieser Menge und Zusammensetzung kann für den Verdauungstrakt ein größeres Problem entstehen. Die individuelle Verträglichkeit der Nahrung ist ein sehr wichtiger Faktor. Nicht selten kommt es vor, dass Fahrer sogar aus dem Rennen aussteigen müssen, da sie sich den Magen verdorben haben, wie beispielsweise *Jens Voigt* bei der Tour de France 2004.

Im Vergleich zum obigen Beispiel nachfolgend das Ernährungsregime des Mountainbike-Nationalmannschaftsfahrers *Marc Gölz* vom Team T-Mobile.

Voraussetzung für das Zeitregime ist ein Start des Rennens um ca. 14.00 bis 15.00 Uhr.

Basketball

Fußball

Handball

Judo

Karate

Radsport

Schwimmsport

Tanzsport

Tennis

Tischtennis

Leichtathletik

ca. 7.30 Uhr	**Erstes Frühstück**	• 1–2 Tassen Kaffee • mittlere Portion Müsli in heißem Wasser mit etwas Zimt (Geschmack) • keine Milch im Müsli • 2 helle Brötchen mit Marmelade • keine Butter, kein Fett • über den restlichen Vormittag verteilt ca. 0,5–1 l Mineralwasser
11.00 Uhr	**Zweites Frühstück** (sollte 3 Stunden vor dem Start sein)	• Nudeln, Spaghetti 100–150 g mit Olivenöl, Pfeffer, Salz oder • Grießbrei mit heißem Wasser, Honig, etwas Zimt (Geschmack) • 1 Ei plus 1 Eiweiß • ca. 0,5 l Mineralwasser
ca. 1 Stunde vor dem Rennen:		• 1 Banane oder 1 Sportriegel • dazu ca. 0,3–0,5 l Mineralwasser • weitere 0,5 l Mineralwasser bis zum Rennen
ca. 20 Minuten vor dem Rennen:		• 1 Gel und 0,3–0,5 l Mineralwasser
kurz vor dem Start:		• 1 Gel und 0,3–0,5 l Mineralwasser
Verpflegung im Rennen **(Renndauer ca. 2 Stunden):**		• ca. alle 1–2 Runden 1 Gel • pro Stunde ca. 1 Liter Flüssigkeitsaufnahme (Mineralwasser)
Nach dem Rennen:		• kurze Pause, Erholung • Mineralwasser und Sportgetränk • 1 Banane, 1 Sportriegel
18.00 Uhr	**Abendessen**	• 1 Filetsteak • Kartoffeln • Gemüse • Salat

Auch der Mountainbike-Profi hält sich an die Vorgaben der bedarfsgerechten Ernährung am Wettkampftag. Da sein Rennen »nur« 2 Stunden dauert, muss er nicht ganz soviel Energiemenge vor oder während des Rennens aufnehmen wie der Straßenprofi. Er arbeitet mehr mit Gels und nicht mit Sportriegeln bzw. Bananen oder anderweitiger fester Nahrung. Deutlich wird jedoch auch hier die Betonung der Kohlenhydratzufuhr vor, während und nach dem Rennen. Entsprechend viel Wert wird auch auf die Flüssigkeitszufuhr gelegt.

11.6.2 Ernährung im Breiten- und Freizeitsport

Im breiten- und freizeitsportlichen Bereich kann man sich grob an den beiden Profis orientieren. Man muss dazu lediglich ihr Essensregime vom Maßstab her verkleinern und den eigenen Bedürfnissen anpassen. Ein Kopieren 1 : 1 ist nicht ratsam. Wie auf dem Energiemesser (Abb. 37) zu erkennen ist, bleibt der Energieverbrauch z. T. deutlich hinter dem der Profis zurück. Das muss unbedingt berücksichtigt werden, da sonst größere Magen-Darm-Probleme auftreten könnten. Im Breiten- und Freizeitsport kann man von den in Tabelle 57 aufgeführten Werten ausgehen.

Radfahren bei Geschwindigkeiten von 3 min/km oder 20 km/h	kcal/Std.	kJ/Std.
1 Stunde	400	1.680
2 Stunden	800	3.360
3 Stunden	1.200	5.040
4 Stunden	1.600	6.720
8 Stunden	3.200	13.440
10 Stunden	4.000	16.800

Tab. 57: Der Energieverbrauch beim Radfahren im Breiten-Freizeitsport. Bezugspunkt ist ein Körpergewicht von 70 kg. Bei einer Zunahme der Körpermasse um 10 kg erhöht sich der Energiebedarf um 2 kcal (8,4kJ) pro Minute der Belastung (*Neumann* 2000).

Breiten-freizeitsportliche Radrennfahrer legen mitunter ähnlich viel Wert auf ihre Ernährung wie die Profis. Das ist auch gut so. Im Vergleich zu den Profis müssen es aber nicht teure Sportriegel sein, hier tun es häufig auch die »Breitensportriegel«. Als Rennverpflegung eignen sich helle Brötchen mit etwas Marmelade oder Honig wie auch Apfelstücke (ohne Schale) und Bananen. Getrunken werden sollte primär Mineralwasser. Es müssen nicht unbedingt Sportgetränke zum Einsatz kommen. Für den Bereich des Breiten- und Freizeitsports empfiehlt es sich zudem, die Sportgetränke, wenn sie zum Einsatz kommen, zu verdünnen, und zwar im Verhältnis 1 : 2, also 1 Teil Wasser und 2 Teile Sportgetränk. Damit erhält der Sportler eine leicht hypotone Flüssigkeit. Nachfolgend zwei Rezepte für im Breitensport gut geeignete Drinks.

Breitensportdrink 1
200 ml   Orangensaft
0,5–1 g   Kochsalz
1 Liter   Wasser

oder

Breitensportdrink 2
1 Liter   Früchtetee, Hagebuttentee, Zitronentee, Pfefferminztee
60 g   Traubenzucker
0,5–1 g   Kochsalz

Nach der Belastung sollte zuerst der Flüssigkeits- und Elektrolythaushalt sowie der Kohlenhydrathaushalt wieder ins Lot gebracht werden. Wie bei den Profis auch, so gilt bei den breiten- und freizeitsportlichen Radrennsportlern die »open-window«-Theorie: Das, was innerhalb der ersten Stunden nach Belastungsende zugeführt wird, ist für die Regeneration von entscheidender Bedeutung.

Großhauser (2005) schlägt für Hobbysportler und ambitionierte Freizeitsportler einen Ernährungsplan vor, der in Tabelle 58 wiedergegeben ist.

11.6.3 Die Power aus dem Beutel – Energy-Gels

Bei hochintensiven und lang andauernden Ausdauersportarten wie beim Straßenradrennsport ist es mitunter schwierig, bei einem sehr hohen Puls feste Nahrung zu sich zu nehmen. Bei einem Puls von 175 Schlägen/Minute kann das Kauen (und Schälen) einer Banane zum Problem werden. Die Industrie hat *speziell für die Ausdauersportler* die sogenannten Energy-Gels entwickelt. Diese Gels enthalten auf ihr Volumen bezogen sehr viel Energie. Zum Beispiel stecken in einer etwa faustgroßen Packung MAXIM®-Gel 284 kcal, was 2 großen Bananen und 0,75 l Sportgetränk entspricht. Die Grundstoffe sind Maltodextrin und Glukosesirup. Bei Straßenradrennen empfiehlt es sich, pro Stunde etwa 1 bis 2 Packungen zu konsu-

	Hobbyradfahrer	Ambitionierter Freizeitsportler
Frühstück	• 2 Scheiben Roggenmischbrot mit Butter • 3 TL Erdbeerkonfitüre • 2 Scheiben Käse • 1 Scheibe gekochter Schinken • 1 Apfel • 2 Tassen Tee/Kaffee	• 1 Portion Müsli mit Obst und verarbeiteten Milchprodukten • 2 Gläser Orangensaft • 180 g Quark mit Früchten • 1 helles Brötchen • 15 g Butter • 2 TL Erdbeerkonfitüre • 1 Tasse Kaffee mit Milch
Zwischenmahlzeit	• 125 g Joghurt mit Fruchtzubereitung • 1 Glas Apfelsaftschorle • 1 Banane	• 1 Müsliriegel • 1 Banane
Mittagessen	• 150 g Hähnchenbrustfilet mit Soße • 200 g Reis • 120 g Gemüse • 1 Portion Blattsalat mit Essig-Öl-Dressing • 2 Gläser Apfelsaftschorle • 150 g Obstsalat	• 320 g Spaghetti Bolognese • 1 Portion Blattsalat mit Essig-Öl-Dressing • 200 g fettarmer Joghurt • 0,5 l Apfelsaftschorle
Zwischenmahlzeit	• 1 Müsliriegel	• 150 g Joghurt
Abendessen	• 150 g Putenschnitzel • 250 g Kartoffeln • 120 g Gemüse	• 3 Scheiben Mehrkornbrot • Butter • 2,5 Scheiben Käse • 1,5 Scheiben gekochter Schinken • 150 g Obstsalat
Spätmahlzeit	• 1 Apfel	• 1 Apfel • 3 EL Nüsse
Nährwerte	• ca. 2.700 kcal • 52 % Kohlenhydrate • 30 % Fett • 18 % Eiweiß	• ca. 3.200 kcal • 57 % Kohlenhydrate • 27 % Fett • 16 % Eiweiß

Tab. 58: Ernährungsplan für Hobbyradfahrer und ambitionierte Freizeitsportler (mod. nach *Großhauser* (2005)

mieren. Ob der Fahrer das verträgt, muss abgeklärt werden. Zu jeder Gelpackung muss ca. 200–250 ml reines Wasser getrunken werden. Renntaktisch ist zu berücksichtigen, dass immer Wasser zum Nachspülen vorhanden sein muss. **Wann lohnen sich Gels?** Immer dann, wenn schnell Energie zur Verfügung stehen muss, oder wenn z. B. in einer relativ kleinen Spitzengruppe viel Energie benötigt wird. Im Training sollte man den Einsatz von Gels trainieren, sowohl was die Menge als auch die Verträglichkeit anbelangt. Manche Radsportler nehmen sich eine Gelpackung als »Reservetank« im Training mit, falls sie sich bei einer Ausfahrt verfahren, um dann die Heimfahrt energetisch noch bewältigen zu können (vgl. *Weinberger* 2003). Tabelle 59 zeigt eine Auswahl der erhältlichen Gels.

Hersteller/Produkt	Energie in kcal pro Beutel
BakerHall – Carboshotz	130
Enervit – Sportgel	71
High5 – Energy Gel	71
Inkospor – Liquid Energy	108
Leppin – Squeezy	65
Maxim – Energy Gel	284
Powerbar – Power Gel Zitrone	108
Sponser – Liquid Energy	210

Tab. 59: Auswahl an Energy-Gels sowie Energiegehalt pro Beutel (mod. nach *Weinberger* 2003)

11.6.4 Legendäre Radlerkost: Der Reiskuchen

In den Radsportkreisen ist der Reiskuchen ein weitverbreiteter und gut schmeckender Energiespender. Hier ein Rezeptvorschlag:

Zutaten:

500 g Milchreis
2 l Milch (fettarm), Sojamilch oder Wasser mit Milch 1 : 1 gemischt
→ Verträglichkeit ausprobieren
400 g Mischung aus Rosinen, Apfelstückchen (geschält!) und Trockenaprikosen

4 EL Zucker, brauner Zucker oder Ahornsirup (nach Geschmack auch mehr)
Salz, Zimt (zum Abschmecken)

Zubereitung:
Milch zum Kochen bringen, Reis dazugeben und unter stetigem Rühren 5 Minuten kochen lassen. Herd ausschalten und Milchreis bei geschlossenem Topf 30 Minuten auf dem Herd quellen lassen. Dann Rosinen, Apfelstückchen, Trockenobst und Zucker hinzugeben, mit einer Prise Salz und Zimt abschmecken. Auf einem Backblech gleichmäßig verteilen, glatt streichen und 30 Minuten bei 180 °C (Heißluft) backen. Nach dem Abkühlen in Portionen schneiden.

Der Reiskuchen ist übrigens gleichermaßen für alle Sportler (z. B. Tennis, Tischtennis, Badminton, Squash, Judo, Karate, Schwimmen) empfehlenswert, welche Turniere zu bestreiten haben, die den ganzen Tag über dauern können. Auch den Leichtathleten kann Reiskuchen für einen Wettkampftag als Energiespender empfohlen werden. Turnierveranstaltende Vereine können sich auch an diese Vorschläge halten.

Handball

Judo

Karate

Radsport

Schwimmsport

Tanzsport

Tennis

Tischtennis

Leichtathletik

Übersicht zur sportartangepassten Ernährung im Radsport

Leistungssport		Breiten- und Freizeitsport	
Kinder/Jugendliche	**Erwachsene**	**Kinder/Jugendliche**	**Erwachsene**
TRAINING			
Essen — je nach Dauer: • Sportriegel • helle Brötchen • Banane • Reiskuchen • Gel	**je nach Dauer:** • Sportriegel • helle Brötchen • Banane • Reiskuchen • Gel	**je nach Dauer:** • Breitensportriegel • helle Brötchen • Banane • Reiskuchen	**je nach Dauer:** • Breitensportriegel • helle Brötchen • Banane • Reiskuchen
Trinken — • Mineralstoffausgleich • Flüssigkeitsausgleich • Kohlenhydratzufuhr • stilles Mineralwasser • u.U. verdünntes Sportgetränk	• Mineralstoffausgleich • Flüssigkeitsausgleich • Kohlenhydratzufuhr • stilles Mineralwasser • u.U. Sportgetränk • u.U. Recovery-Drink	• Mineralstoffausgleich • Flüssigkeitsausgleich • Mineralwasser	• Mineralstoffausgleich • Flüssigkeitsausgleich • Mineralwasser
RENNTAG			
Essen — • leicht verdauliche Kohlenhydrate • feine Sportriegel oder Banane • helle Brötchen mit Honig, Marmelade	• leicht verdauliche Kohlenhydrate • feine Sportriegel oder Banane • helle Brötchen mit Honig, Marmelade	• leicht verdauliche Kohlenhydrate • Breitensportriegel oder Banane, Apfel (geschält) • helle Brötchen mit Honig, Marmelade	• leicht verdauliche Kohlenhydrate • Breitensportriegel oder Banane, Apfel (geschält) • helle Brötchen mit Honig, Marmelade
Trinken — • primär stilles Mineralwasser • abwechseln mit Sportgetränk oder • verdünntes Sportgetränk = 1/3 Mineralwasser und 2/3 Sportgetränk **nach dem Renntag:** • Recovery-Drink • Flüssigkeitshaushalt ausgleichen • Kohlenhydrate und Eiweiß zuführen	• primär stilles Mineralwasser • abwechseln mit Sportgetränk oder • verdünntes Sportgetränk = 1/3 Mineralwasser und 2/3 Sportgetränk **nach dem Renntag:** • Recovery-Drink • Flüssigkeitshaushalt ausgleichen • Kohlenhydrate und Eiweiß zuführen	• Mineralwasser • verdünntes Sportgetränk = 1/3 Mineralwasser und 2/3 Sportgetränk **nach dem Renntag:** • Flüssigkeitshaushalt ausgleichen • Kohlenhydrate zuführen	• Mineralwasser • verdünntes Sportgetränk = 1/3 Mineralwasser und 2/3 Sportgetränk **nach dem Renntag:** • Flüssigkeitshaushalt ausgleichen • Kohlenhydrate zuführen

Basketball | Fußball | Handball | Judo | Karate | Radsport | Schwimmsport | Tanzsport | Tennis | Tischtennis | Leichtathletik

11.7 Ernährung im Schwimmsport

Charakteristika der Ernährung im Schwimmsport		
Bean-spruchung	Bedarf	Mahlzeiten
Mehrtages-veranstaltun-gen	Flüssigkeits-zufuhr	Frühstück
		Mittagessen
Abendveran-staltungen	Elektrolyt-zufuhr	Abendessen
	Kohlen-hydratzufuhr	
	Eiweißzufuhr	

Charakteristika des Schwimmsports

Von Schwimmern wird ein intensives Training abverlangt. Die im Training zurückgelegten Distanzen unterscheiden sich dabei z. T. sehr stark. Typisch sind ca. 6–12 Trainingseinheiten, so dass 80 und mehr Kilometer pro Woche keine Seltenheit sind. Während einer Taperphase kann es sein, dass Sprinter nur 1.000–2.000 Meter zurücklegen. Langstreckenschwimmer können dagegen auf ca. 10 km pro Trainingseinheit kommen. Zwei Trainingseinheiten pro Tag (Frühtraining) werden bereits von leistungssportlich orientierten Schülern durchgeführt. Topschwimmer trainieren üblicherweise zweimal am Tag, können während sehr intensiven Trainingslagern aber auch auf drei Trainingseinheiten pro Tag kommen. Das kann bedeuten, dass die Wasserzeit mehr als 6 Stunden pro Tag beträgt. Neben dem Schwimmtraining hat sich das Krafttraining (Trockentraining) zur Verbesserung der spezifischen Leistungsfähigkeit im Leistungsschwimmen etabliert. Leistungssportlich orientierte Schwimmer absolvieren 2–3 Krafttrainingseinheiten in der Woche und können ihre aerobe Leistungsfähigkeit zusätzlich durch

Laufen oder Radfahren schulen. Der Trainingsaufwand für leistungsorientierte Schwimmer ist schon in ihren Jugendjahren insgesamt gesehen sehr hoch und kann 10 Trainingseinheiten pro Woche betragen. Der amerikanische Topschwimmer *Josh Davis* berichtet von einer Studie, bei der festgestellt wurde, dass nach einem vollen 50-Meter-Sprint bereits 30 % des Glykogenvorrats verbraucht sein kann (*Josh Davis* in: *Ivy* und *Portman*, 2004). Des Weiteren waren Schwimmer, welche ein Sportgetränk tranken, in der Lage, 50 % mehr maximale Sprints zu absolvieren als Schwimmer, welche nur Wasser tranken.

Olympische Schwimmdistanzen haben eine Dauer von 20 Sekunden bis 15 Minuten. Schwimmen ist folglich eine Sportart, welche hohe Anforderungen an die anaerobe Energiebereitstellung stellt. Die aerobe Energiebereitstellung wird umso wichtiger, je länger die Renndistanz ist. Obwohl es auch sehr kurze Veranstaltungen gibt, dauern manche Schwimmmeetings zwischen 3 und 7 Tagen, wobei die Schwimmer dabei typischerweise Vorläufe am Morgen sowie die Halbfinalläufe und das Finale am Abend zu bestreiten haben. Bei kleineren Veranstaltungen nehmen Schwimmer an mehreren Läufen teil, wobei sie dabei zwei- bis dreimal im Abstand von 20 Minuten bis zu mehreren Stunden ins Becken gehen.

Ein niedriger Körperfettgehalt korreliert mit einem niedrigen Körpergewicht und gilt als Leistungskriterium im Ausdauersport. Schwimmer sind sehr durchtrainiert und schlank (weniger Wasserwiderstand) und haben einen niedrigen Körperfettgehalt. Der US-amerikanische Olympiasieger 2008, *Michael Phelps*, hatte bei seinen Siegen einen Körperfettgehalt von ca. 5–6 %. Für Nachwuchsschwimmer im Leistungsbereich ist es nicht unüblich, dass sie ein vergleichbar hohes Trainingspensum absolvieren wie Topschwimmer. Für männliche Jugendliche ist dies eine Phase von starkem Köperwachstum sowie Muskelwachstum. Entsprechend verlangt diese Phase eine hohe Energiezufuhr. Zusammen mit dem anspruchsvollen Training kann dies bedeuten, dass die männlichen Schwimmer Schwierigkeiten bekommen können, ihren gesamten Energiebedarf zu decken. Die Adoleszenz bringt für weibliche Leistungsschwimmerinnen hormonelle Veränderungen mit sich, welche z. B. den Körperfettgehalt ansteigen lassen. Trotz sehr hohen Trainingsaufwandes kann es für Schwimmerinnen schwierig sein, niedrige Körperfettgehalte zu erreichen. Die sehr langen Trainingseinheiten verlangen von den Schwimmern einen darauf abgestimmten Lebensstil. Dies kann zur Folge haben, dass man während des Tagesablaufs z. T. nur sehr wenig Zeit zum Essen findet und Essen in ruhiger Atmosphäre zur Seltenheit wird. Hinzukommen können Probleme mit der Nahrungsaufnahme auf den Veranstaltungen. Betroffen sind auch Schwimmer, die viel reisen müssen, um zu Veranstaltungen zu gelangen: Da bleibt nur wenig Zeit zum essen.

Ernährungsempfehlungen

Das anstrengende tägliche Training erfordert eine hochenergetische und stark kohlenhydrathaltige Diät. Schwimmern, denen es nicht gelingt, ihren Kohlenhydratbedarf zu decken, werden sich zwischen den Trainingseinheiten nur ungenügend erholen, was Ermüdung, Körpergewichtsverlust und schlechte Leistungen nach sich ziehen wird. Zusätzlicher Energiebedarf für das Wachstum kann das Problem vergrößern, besonders während des Teenageralters, wenn Trainings- und Schulanforderungen es schwierig machen, immer genügend große Mahlzeiten zu sich zu nehmen. Da Schwim-

mer einen hohen Energiebedarf haben, müssen sie die Anzahl ihrer kleineren Mahlzeiten erhöhen und sehr energiereiche Nahrungsmittel zu sich nehmen. Es ist empfehlenswert, kohlenhydratreiche Snacks dabei zu haben, um sie direkt nach dem Training zum Zwecke der sofortigen Wiederauffüllung der Speicher zu konsumieren. Dieser Punkt ist besonders wichtig für Schwimmer, welche einen weiteren Weg von ihrem Schwimmbad zur Arbeit oder nach Hause haben und sonst längere Zeit warten müssten, bis sie wieder etwas essen können.

Exemplarischer Ernährungsplan *Michael Phelps* (90 kg, 8 Goldmedaillen bei den Olympischen Spielen in Peking 2008)
Frühstück: 3 Spiegeleiersandwiches, Toast, ein Omelette, Porridge, 3 Pfannkuchen, 2 Tassen Kaffee
Mittagessen: Pasta (500 g), 2 Schinken und Käsesandwiches, Energydrinks
Abendessen: Pasta (500 g), eine Pizza, Energydrinks

Flüssigkeits- und Elektrolythaushalt

Höchste Belastungsintensität in der warmen Umgebung eines beheizten Hallenbades oder in einem Freibad in der Sonne kann zu mittelmäßigen Schweißverlusten führen, die allerdings unauffällig bleiben können, wenn der Schwimmer schon im Wasser ist. Kluge Schwimmer bringen ihre Trinkflaschen mit auf die Tribüne und trinken während der Erholungszeit oder zwischen den Starts. Sportgetränke liefern zusätzliche Flüssigkeit und unterstützen damit die Leistung während langer Trainingseinheiten. Bei australischen Schwimmern des Nationalteams konnten durchschnittliche Schweißverluste von 125 ml pro Kilometer bzw. 600 ml pro Trainingseinheit gemessen werden. Die Schwimmer wurden daraufhin sowohl mit Wasser als auch mit Sportgetränken versorgt. Danach waren fast alle in der Lage, ihre Verluste mehr oder weniger exakt auszugleichen. Während anaerober Belastungen stiegen die Schweißverluste auf 170 ml pro Kilometer an. Durch den Wasserdruck auf die Extremitäten wird interstitielle Flüssigkeit verschoben. Der vermehrte venöse Rückstrom führt reflektorisch (Gauer-Henry-Reflex) zu einer gesteigerten Harnproduktion (Harndrang im Schwimmbecken). Nach dem Wasseraufenthalt verteilt sich das verringerte Flüssigkeitsvolumen in seinen ursprünglichen Räumen, der relative Flüssigkeitsmangel führt dann zum typischen Durst nach dem Schwimmen.

Mit dem Schweiß gehen auch entsprechende Mengen an Elektrolyten verloren, welche unbedingt wieder ersetzt werden müssen. Dazu eignen sich mineralstoffreiche Mineralwässer besonders gut. Einen Eisenmangel können hart trainierende Schwimmer besonders dann erleiden, wenn sie nicht genügend Eisen über die Nahrung zu sich nehmen. Insbesondere Schwimmerinnen, welche eine Diät zur Gewichtsabnahme durchführen, sind diesem Risiko ausgesetzt. Daher sollte der Eisenstatus während harter Trainingswochen überprüft werden. Bei Mangel ist auf eisenreiche Lebensmittel Wert zu legen; dazu zählen z.B. rotes Fleisch und eisenreiche Vollkorncerealien, Gemüse wie Spinat oder Vollkornpasta mit Sauce Bolognese. Ein Glas Orangensaft zum Frühstück verbessert durch das darin enthaltene Vitamin C die Eisenaufnahme.

Viele Schwimmer klagen während sehr trainingsintensiver Zeiten darüber, dass sie häufig krank werden. Der wirksamste Schutz ist bis heute, sich auch während der Trainingseinheiten nicht bis zum Äußersten zu verausgaben, ohne an das Wiederauffüllen der Energiespeicher zu denken. Sportgetränke während der Trainingsbelastung und ein Snack sofort nach dem Training helfen dabei, den Stress des Immunsystems zu reduzieren.

Trainings- und Wettkampfverpflegung

Während des Schwimmtrainings macht sich, wenn überhaupt, ein Flüssigkeitsverlust erst bei einem entsprechend umfangreichen und intensiven Training bemerkbar. Die Zufuhr von Mineralwasser oder einem Sportgetränk (60–80 g Kohlenhydrate/l) vor, während und direkt nach dem Training ist sinnvoll. Bei einem mehr freizeitorientierten Jugendtraining bis zu einer Stunde Dauer muss nichts getrunken werden. Während eines normalen Meetings sollte nach dem Einschwimmen nicht zu viel getrunken werden, ca. 100 ml pro geschwommenen Kilometer. Bedacht werden muss zudem, dass man in der Schwimmhalle beim Warten auf den nächsten Start auch schwitzt. Kohlenhydrathaltige Sportgetränke und/oder Mineralwasser sind sinnvoll. Genug getrunken hat man, wenn der Urin nahezu farblos ist. Während heißer Witterung oder in sehr warmen Hallen sollten immer wieder kleinere Mengen getrunken werden.

Für ein optimales Muskelwachstum gelten für leistungssportliche Schwimmer die Empfehlungen des Eiweißkapitels in diesem Buch (Kapitel 6). Besonders unmittelbar nach dem Krafttraining empfiehlt sich für erwachsene Schwimmer (Leistungssportler, tägliches Training) entweder der Recoverydrink oder ein Eiweißshake. Auch Proteinriegel können konsumiert werden. Für heranwachsende Schwimmer gilt eine eiweißbetonte Ernährung nach dem Krafttraining. Eiweißhaltige Nahrungsergänzungsmittel sind für jugendliche Schwimmer nicht notwendig.

Die Muskelglykogenspeicher können innerhalb von 24 Stunden durch eine kohlenhydratbetonte Diät wieder aufgefüllt werden. Schwimmer, welche sich in einer längeren Ta-

Basketball Fußball Handball Judo Karate Radsport **Schwimmsport** Tanzsport Tennis Tischtennis Leichtathletik perphase befinden (siehe Kapitel 3.5, Tapering), müssen ihre Energiezufuhr reduzieren, um diese ihrer verminderten Belastung anzupassen. Sonst könnte ein ungewolltes Ansteigen des Körperfettgehaltes die Folge sein. Der Flüssigkeitshaushalt sowie die Glykogenspeicher müssen zwischen den Trainingseinheiten, den einzelnen Starts und dem Halbfinale/Finale wieder aufgefüllt werden. Wer nur kurze Pausen zwischen den Starts hat, sollte ein kohlenhydrathaltiges Getränk, z. B. Sportgetränk, Fruchtsaftschorle trinken, aber zuvor auf Verträglichkeit prüfen! Kleine Snacks wie Joghurt, Früchte, Energieriegel oder Sandwiches eignen sich für längere Pausen zwischen den Starts oder zur Erholung nach der Trainingseinheit. Zwischen den Starts während des Tages und den abendlichen Finalrennen essen die meisten Schwimmer ein kohlenhydratreiches Essen und versuchen sich auszuruhen, indem sie schlafen. Wenn sie wieder aufwachen, essen sie einen kohlenhydratreichen Snack und gehen danach zurück zum Hallenbad.

Übersicht zur sportartangepassten Ernährung im Schwimmsport

	Leistungssport		Breiten- und Freizeitsport	
	Kinder/Jugendliche	**Erwachsene**	**Kinder/Jugendliche**	**Erwachsene**

TRAINING

	Leistungssport		Breiten- und Freizeitsport	
	Kinder/Jugendliche	**Erwachsene**	**Kinder/Jugendliche**	**Erwachsene**
Essen	• keine feste Nahrung notwendig • nach Krafttraining: eiweißbetonte Ernährung	• keine feste Nahrung notwendig • nach Krafttraining: Eiweißshake oder Proteinriegel	• keine feste Nahrung notwendig	• keine feste Nahrung notwendig
Trinken	• Mineralstoffausgleich • Flüssigkeitsausgleich • Kohlenhydratzufuhr • stilles Mineralwasser • Sportgetränk	• Mineralstoffausgleich • Flüssigkeitsausgleich • Kohlenhydratzufuhr • stilles Mineralwasser • Sportgetränk oder Recovery Drink	• Mineralstoffausgleich • Flüssigkeitsausgleich • Mineralwasser	• Mineralstoffausgleich • Flüssigkeitsausgleich • Mineralwasser

MEETINGS

	Leistungssport		Breiten- und Freizeitsport	
	Kinder/Jugendliche	**Erwachsene**	**Kinder/Jugendliche**	**Erwachsene**
Essen	• leicht verdauliche Kohlenhydrate • in der Pause zeitabhängig fein verarbeitete Sportriegel oder Banane, Apfel (geschält) • helle Brötchen mit Honig	• leicht verdauliche Kohlenhydrate • in der Pause zeitabhängig fein verarbeitete Sportriegel oder Banane, Apfel (geschält) • helle Brötchen mit Honig	• leicht verdauliche Kohlenhydrate • in der Pause zeitabhängig Riegel oder Banane, Apfel (geschält), Fruchtschnitte • helle Brötchen mit Honig	• leicht verdauliche Kohlenhydrate • in der Pause zeitabhängig Riegel oder Banane, Apfel (geschält), Fruchtschnitte • helle Brötchen mit Honig
Trinken	• primär Sportgetränk • abwechseln mit stillem Mineralwasser **nach dem Meeting:** • Recovery Drink	• primär Sportgetränk • abwechseln mit stillem Mineralwasser **nach dem Meeting:** • Recovery Drink	• Mineralwasser **nach dem Meeting:** • Flüssigkeitshaushalt ausgleichen, Kohlenhydrate zuführen	• Mineralwasser **nach dem Meeting:** • Flüssigkeitshaushalt ausgleichen, Kohlenhydrate zuführen

Basketball · Fußball · Handball · Judo · Karate · Radsport · Schwimmsport · Tanzsport · Tennis · Tischtennis · Leichtathletik

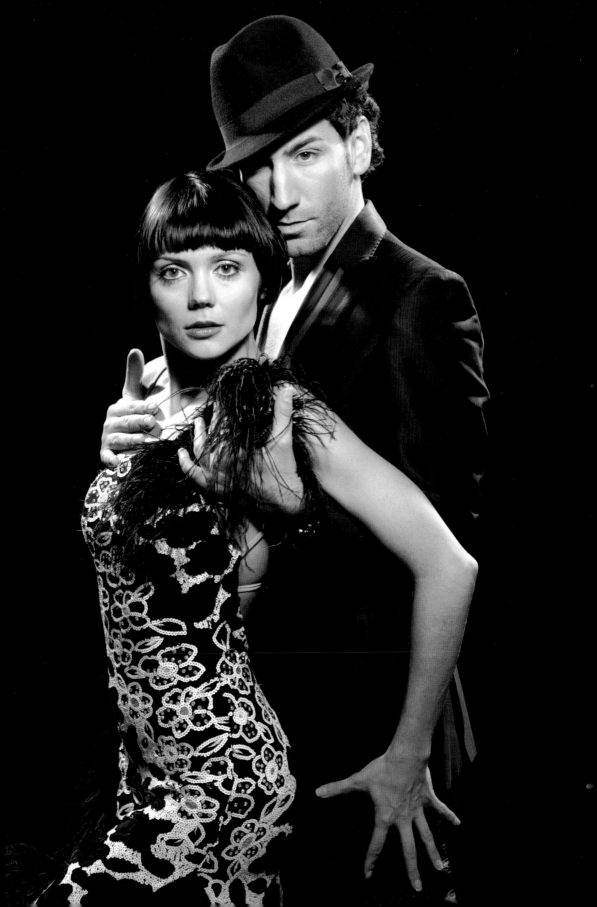

11.8   Ernährung im Tanzsport

Charakteristika der Ernährung im Tanzsport (Standard/Latein)		
Bean- spruchung	Bedarf	Mahlzeiten
Mehrtages- turniere	Flüssigkeits- zufuhr	Frühstück
Ganztages- turniere	Elektrolyt- zufuhr	Mittagessen
Wochenend- turniere	Kohlen- hydratzufuhr	Abendessen

Der Turniertanzsport ist aus energetischer Sicht gemischt anaerob-laktazid und aerob. Die Laktatwerte befinden sich im mittleren Bereich zwischen ca. 4 und 8 mmol/l. Es gibt Paarturniere sowie Formationsturniere. Das Problem beim Tanzsport besteht zum einen für die Herren im Standardbereich, die sehr ungünstige Kleidung tragen müssen, die das Schwitzen fördert. Zum anderen finden die Turniere über das ganze Jahr hinweg verteilt statt, und im Sommer in zum Teil überhitzten Hallen. Manche Hallen sind klimatisiert, sodass über die Atmung entsprechend mehr Flüssigkeit verloren gehen kann. Dies lenkt die Aufmerksamkeit automatisch auf den Flüssigkeits- und Elektrolythaushalt. Bei einem Turnier können pro Tag zwischen 2 und 4 kg an Gewicht verloren gehen. Im Training sind Flüssigkeitsverluste (Gewichtsverluste) zwischen 1 und 3 Litern möglich. Wie die Übersicht der Charakteristika anzeigt, gibt es Tagesturniere, Wochenendturniere sowie Turniere, welche mehrere Tage andauern können. Dies spricht dafür, dass Tänzer sich im Vorfeld einen Ernährungsfahrplan erstellen sollten, an dem sie sich dann orientieren können.

Die Tänzer dürfen sich dabei nicht nur auf den Catering-Service des Veranstalters verlassen, sondern müssen sich in ein paar Punkten von ihm unabhängig machen. Wie viele Tänze ein Paar zu absolvieren hat, hängt von seinem Erfolg sowie der Zahl der gemeldeten Teilnehmer ab. Wenn sich ein Paar von Runde zu Runde weiterqualifiziert, können an einem Turniertag 4–5 Runden zu jeweils 5 Tänzen gefordert sein. **Damit ist der Tanzsport eine stark glykogenentleerende Sportart.** Entsprechend hat die Kohlenhydratzufuhr eine hohe Bedeutung. Die Pausenlänge zwischen den einzelnen Runden variiert sehr stark und kann von 15 Minuten bis über mehrere Stunden hinweg dauern. Die großen Turniere enden manchmal erst spät in die Nacht. Internationale Turniere finden auf verschiedenen Kontinenten mit sehr unterschiedlichen klimatischen Bedingungen statt.

Eigene Untersuchungen mittels Ernährungsprotokollen bei 4 Tänzerinnen einer Weltklasse-Standardformation haben ergeben, dass über sieben Tage verteilt die Flüssigkeitszufuhr im Durchschnitt 0,75 Liter betrug. Dies ist aus physiologischer Sicht völlig unzureichend. Es zeigt gleichzeitig auf, dass hier Aufklärungsbedarf besteht.

Schülern und Jugendlichen im freizeit- und breitensportlichen Tanzsporttraining genügt es, den Flüssigkeitsverlust durch Mineralwasser auszugleichen. Die Trainingseinheiten dauern in der Regel zwischen 60 und 90 Minuten. Es geht also primär um Flüssigkeits- und Mineralstoffersatz. Im Training muss nichts gegessen werden. Bei einem Tanzsportturnier reicht Mineralwasser als Flüssigkeitsersatz vollkommen. Die Kinder oder Jugendlichen können u. U. eine Banane oder einen Sportriegel (Fruchtschnitten oder Breitensportriegel wie z. B. Corny®) essen. Zusätzlich können Rührkuchen oder Obst wie Apfel (geschält), Orange, Birne (geschält) oder Mango verzehrt werden. Es gelten die Ernährungsregeln für den Wettkampftag. Für freizeit- und breitensportlich orientierte Erwachsene gelten die gleichen Empfehlungen.

Im leistungssportlichen Bereich können Schüler und Jugendliche im Training – wenn die Dauer bei etwa 2 Stunden liegt – pro Stunde zwischen 0,5 bis 1 Liter Mineralwasser trinken. Das Getränk der Wahl ist das stille Mineralwasser. Zu dem Flüssigkeits- und Mineralstoffersatz kommt jetzt noch der Kohlenhydratersatz hinzu. Unter Umständen können die Schüler und Jugendlichen ein Sportgetränk (Kohlenhydrate und Elektrolyte) zu sich nehmen. Wenn es die Verträglichkeit zulässt, kann eine dünne Apfelsaftschorle ausprobiert werden (Mischung 1 : 3). Es muss während des Trainings nichts gegessen werden. Haben die Schüler und Jugendlichen dennoch Hunger, können sie einen feinen Riegel bzw. eine Banane essen.

Leistungssportlich orientierte Erwachsene brauchen ungefähr 20–30 Minuten vor dem Turnierbeginn ein kohlenhydrathaltiges Getränk (Sportgetränk), um den Blutzuckerspiegel anzuheben. Während des Turniers ist darauf zu achten, dass primär der Flüssigkeits- und Elektrolythaushalt ausgeglichen wird. In jeder Tanzpause zwischen den Runden sollte der Tänzer zwischen 200 und 250 ml in kleinen Schlucken trinken. Dabei sollte man auch immer wieder einen Schluck eines kohlenhydrathaltigen Getränks zu sich nehmen. Wenn Hunger entsteht, kann ein feiner Riegel oder eine Banane (oder Bananenstücke) gegessen werden. Nach der letzten Runde des Tages oder Turniers sollte vor allem im Hochleistungsbereich ein Regenerationsgetränk (ca. 70 % Kohlenhydrate und 30 % Proteine) getrunken werden. Dies ist besonders bei mehrtägigen Turnieren wichtig für die Glukoneogenese und optimiert die Erholung.

Ähnlich sollten sich Tanzsportformationen ernähren. Etwa eine Stunde vor der Vorrunde sollte eine Banane oder ein feiner Sportriegel verzehrt werden, 20–30 Minuten vor dem Tanz dann 200–250 ml eines Sportgetränkes. In der Pause bis zur Schlussrunde sollte nur getrunken, aber nichts mehr gegessen werden. Nach Beendigung der Finalrunde ist ein Kohlenhydrat-Protein-haltiges Getränk zu empfehlen.

Ist eine Mittagspause zu überbrücken, so gelten die Regeln des Pausenregimes. Es sollte gewährleistet sein, dass der Tänzer nicht »nüchtern« an den Start geht. Der Hochleistungssportler sollte sich teilweise vom Ernährungsangebot des Turnierveranstalters unabhängig machen, indem er ein Sportgetränk sowie Sportriegel selbst mitbringt.

Übersicht zur sportartangepassten Ernährung im Tanzsport

	Leistungssport		Breiten- und Freizeitsport	
	Kinder/Jugendliche	Erwachsene	Kinder/Jugendliche	Erwachsene
TRAINING				
Essen	• keine feste Nahrung notwendig	• keine feste Nahrung notwendig	• keine feste Nahrung notwendig	• keine feste Nahrung notwendig
Trinken	• Mineralstoffausgleich • Flüssigkeitsausgleich • Kohlenhydratzufuhr • stilles Mineralwasser • u.U. Sportgetränk	• Mineralstoffausgleich • Flüssigkeitsausgleich • Kohlenhydratzufuhr • stilles Mineralwasser • u.U. Sportgetränk • u.U. Recovery-Drink	• Mineralstoffausgleich • Flüssigkeitsausgleich • Mineralwasser	• Mineralstoffausgleich • Flüssigkeitsausgleich • Mineralwasser
TURNIER				
Essen	• leicht verdauliche Kohlenhydrate • in der Tanzpause zeitabhängig feine Riegel oder Banane, Apfel (geschält) • helle Brötchen mit Honig	• leicht verdauliche Kohlenhydrate • in der Tanzpause zeitabhängig feine Riegel oder Banane, Apfel (geschält) • helle Brötchen mit Honig	• leicht verdauliche Kohlenhydrate • in der Tanzpause zeitabhängig Riegel oder Banane, Apfel (geschält) • helle Brötchen mit Honig	• leicht verdauliche Kohlenhydrate • in der Tanzpause zeitabhängig Riegel oder Banane, Apfel (geschält) • helle Brötchen mit Honig
Trinken	• primär stilles Mineralwasser • abwechseln mit Sportgetränk oder • verdünntes Sportgetränk = 1/3 Mineralwasser und 2/3 Sportgetränk **nach dem Turnier:** • Recovery-Drink	• primär stilles Mineralwasser • abwechseln mit Sportgetränk oder • verdünntes Sportgetränk = 1/3 Mineralwasser und 2/3 Sportgetränk **nach dem Turnier:** • Recovery-Drink	• Mineralwasser **nach dem Turnier:** • Flüssigkeitshaushalt ausgleichen • Kohlenhydrate zuführen	• Mineralwasser **nach dem Turnier:** • Flüssigkeitshaushalt ausgleichen • Kohlenhydrate zuführen

Basketball

Fußball

Handball

Judo

Karate

Radsport

Schwimmsport

Tanzsport

Tennis

Tischtennis

Leichtathletik

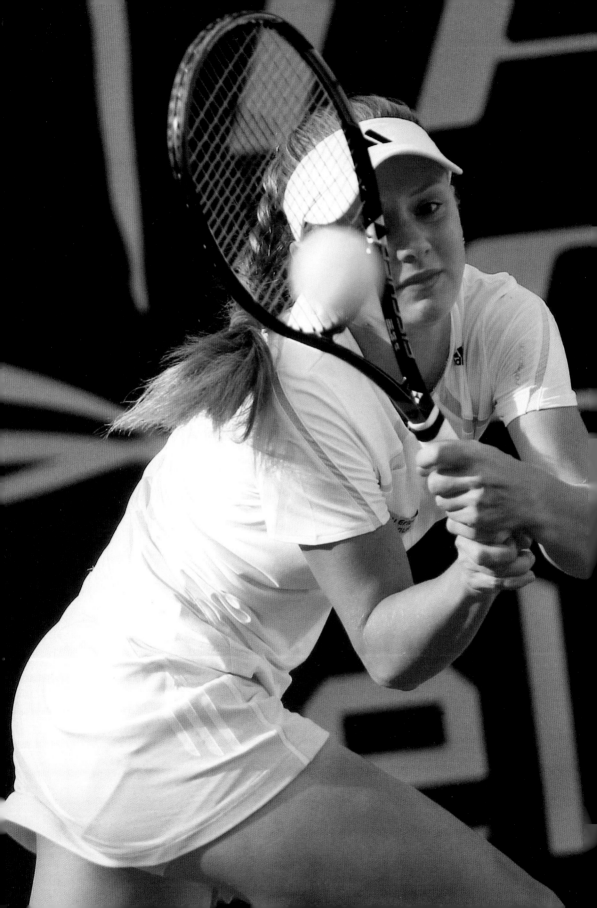

11.9   Ernährung im Tennis

Charakteristika der Ernährung im Tennis		
Bean-spruchung	Bedarf	Mahlzeiten
Mannschafts-spiele	Flüssigkeits-zufuhr	Frühstück
Mehrtages-turniere	Elektrolyt-zufuhr	Mittagessen
Ganztages-turniere	Kohlen-hydratzufuhr	Abendessen
Wochenend-turniere		

Aus sportmedizinischer Sicht liegen die Be-lastungen im Tennis ähnlich wie die im Tisch-tennis. Es werden nach dem Match Laktatwerte zwischen 1,5 und 3,5 mmol/l erreicht. Die Herzfrequenzen können je nach Spielweise und Könnensstand eine relativ große Streubreite aufweisen, liegen im Schnitt aber zwischen 150 und 170 Schlägen pro Minute bei einer durch-schnittlichen Ballwechseldauer zwischen 7 und 10 Sekunden auf Sand bzw. 6–8 Sekunden auf hartem Untergrund. Im Training können bei standardisierten Übungen Laktatwerte zwi-schen 4 und 7,5 mmol/l erreicht werden. Bei den schnellen und hochexplosiven Bewegun-gen im Tennis sind hauptsächlich die schnel-len Typ-II-Muskelfasern mit intensiver Gly-kolyse im Einsatz. Der Stoffwechsel läuft in den Unterbrechungsphasen aerob unter Ver-brauch von Kohlenhydraten und Fett ab.

Für die Ernährung im Tennis ist in Deutsch-land vor allem das Bild von *Boris Becker* ein Synonym geworden. Kaum eine Spielpause verging, in welcher der Spitzenspieler nicht ei-nen Schluck Flüssigkeit zu sich nahm, und bei längeren Matches zusätzlich Bananenstücke verzehrte. Auch der deutsche Wimbledonsie-ger *Michael Stich* hatte im Hinblick auf die Er-nährung ein einschneidendes Negativerlebnis,

als er bei einem Tennisturnier in Schenectady vom Arzt wegen Dehydratation aus dem Tur-nier genommen werden musste. Hinzu kommt, dass Tennisspieler sich häufig in (Klub-)Res-taurants und international reisende Spieler auch in Schnellgaststätten aufhalten, wo es schnell verfügbare Gerichte gibt, welche in der Regel jedoch nicht als bedarfsgerecht bezeichnet wer-den können. Aufgrund des Zeitmangels kom-men zu Hause des Öfteren ebenfalls Fertigge-richte auf den Tisch. Im Spitzenbereich ver-brennen die männlichen Spieler je nach Trainingsumfang und Trainingsintensität zwi-schen 3.500 und 5.500 kcal. Breiten- und Frei-zeitsportler kommen mit ca. der Hälfte bis zwei Dritteln der Kalorien- und folglich auch Nah-rungsmenge aus (vgl. DTB 1996).

Bei der Ernährung ist zu beachten, dass Ten-nisspiele u. U. mehrere Stunden dauern kön-nen. Der Sportler kann im Vorfeld nie vorher-sagen, wie lange sein Spiel dauern wird. Dies macht eine Ernährungsstrategie für Tennis-spieler noch schwieriger als für andere Sport-ler und Athleten, welche relativ präzise wis-sen, wie lange die Belastung dauern wird. Auch im Schüler- und Jugendbereich sind stunden-lange Matches üblich. Hinzu kommt, dass oft-mals hohe Außentemperaturen und hohe Luft-feuchtigkeit herrschen, was sich im Schweiß-verlust niederschlägt. Manche Tennisturniere werden in klimatisierten Hallen ausgetragen, was beim Ausgleich des Flüssigkeitsverlustes zusätzlich beachtet werden muss. Im Erwach-senenbereich sind Flüssigkeitsverluste zwi-schen 2 und 4 % möglich. Bei 12- bis 14-jäh-rigen Jugendlichen stellten *McCarthy* et al. (1998) bei einer Spieldauer zwischen 50 und 140 Minuten und einer Außentemperatur von ca. 27 °C Flüssigkeitsverluste von durch-schnittlich 2,3 % fest. Dabei tranken die Spie-ler durchschnittlich 1,2 Liter Flüssigkeit. Bei länger andauernden intensiven Spielen bedeu-tet dies, dass bei fortschreitender Glykogen-

Basketball   Fußball   Handball   Judo   Karate   Radsport   Schwimmsport   Tanzsport   **Tennis**   Tischtennis   Leichtathletik entleerung der schnellen Muskelfasern die spezifischen Aktionen langsamer werden.

Aus dem bisher Dargestellten lässt sich ableiten, dass Tennisspieler während des Spiels auf die regelmäßige Zufuhr eines Sportgetränkes (Kohlenhydrat-Elektrolyt-haltig) achten müssen. Dies wurde von *Brouns* (1990) in einer Studie nachgewiesen. Die Zufuhr eines Sportgetränkes hatte den Effekt, dass die Fehler der spezifischen Tennisleistung reduziert wurden. Die eindeutige Empfehlung lautet, dass Tennisspieler während des Matches Kohlenhydrat-Elektrolyt-haltige Sportgetränke zu sich nehmen sollten, die möglichst isoton, aber nicht hyperton sind. *Keul* und *Hamm* (2000) stellen folgende Zusammensetzung eines Sportgetränkes vor, welches sich bei Spitzenspielern bewährt hat und diese vor Muskelkrämpfen und Zerrungen schützen kann (Tab. 60).

Sportgetränk im Tennis
(auf 500–1000 ml Wasser)

Glukose – Oligosaccharide	50 g
Calcium	2 mval
Kalium	10 mval
Magnesium	4 mval
Vitamin C	35 mg
Vitamin B$_1$	0,9mg
Vitamin B$_2$	1 mg
Vitamin B$_6$	0,9 mg
Niacinamid	7 mg

Tab. 60: Zusammensetzung eines Mischgetränkes, wie es sich bei Spitzensportlern bewährt hat (*Keul* und *Hamm* 2000)

Durch die Belastung bei mehrstündigen Matches sind die Glykogenspeicher oft nicht mehr in der Lage, eine ausreichende Glukoseversorgung zu gewährleisten. Das Gehirn und die Nerven bestreiten ihren Funktionsablauf fast ausschließlich über die Glukose, weshalb ein

kontinuierliches Angebot erforderlich ist, und dies am besten in Getränkeform. *Keul* et al. (1992) berichten, dass *Boris Becker* im längsten Einzel der Daviscup-Geschichte, in dem er 6½ Stunden spielen musste, über 5 Liter Flüssigkeit und 8 Beutel des in Tabelle 60 dargestellten Getränkes zu sich genommen hatte und mental und muskulär voll leistungsfähig blieb. Da Untersuchungen gezeigt haben, dass Sportler allgemein zu wenig trinken, gilt es für Tennisspieler folgende Regel einzuhalten:

Bei heißer und feuchter Witterung sollten erwachsene Tennisspieler ca. 1 Liter und Schüler bzw. Jugendliche zwischen 0,5 und 1 Liter Flüssigkeit pro Stunde trinken!

Dass Kohlenhydratsupplementierung die Leistung im Tennistraining verbessern kann, zeigten *Vergauwen* et al. (1997). Dreizehn gut trainierte Tennisspieler absolvierten eine ca. 2-stündige anstrengende, standardisierte Tennistrainingseinheit einmal mit einem kohlenhydrathaltigen Getränk und einmal im Abstand von 2 Wochen mit einem Placebo. Die Ergebnisse zeigen, dass eine Kohlenhydratzufuhr während eines langen, hochintensiven, technischen Intervalltrainings die Leistungsfähigkeit positiv beeinflusst.

Besonders im Nachwuchsbereich müssen die Trainer die Schüler und Jugendlichen zum Trinken auffordern. Im Spiel selbst empfehlen sich – nach wie vor – Bananenstücke oder Stücke eines feinen Sportriegels. Nach ca. 45 Minuten kann, wenn sich ein längeres Spiel abzeichnet, mit dem Essen begonnen werden. Mit dem Trinken kann je nach Witterungsbedingung bereits nach 20–30 Minuten in kleinen Portionen angefangen werden. Für eine rasche Regeneration nach dem Match werden die üblichen kohlenhydrathaltigen Lebensmittel empfohlen. Auch den Tennisspielern kann man in der Pause nach einem Match oder am Abend

eines Turniers einen Recovery-Drink empfehlen. Danach sollten die Kohlenhydratreserven so schnell wie möglich wieder aufgefüllt werden. Generell empfehlen sich Nudeln.
Breiten- und Freizeitsportler können sich im Grunde genommen an den bisherigen Empfehlungen orientieren. Spezielle Präparate aus der Nahrungsergänzungsmittel-Industrie sind bei ihnen eher nicht notwendig. Bei längeren Matches kann bei zuvor getesteter Verträglichkeit auch dünn gemischte Apfelsaftschorle getrunken werden, Cola oder Fanta jedoch nicht. Sonst ist das Mineralwasser das Mittel der Wahl. Bei länger andauernden Spielen können Obst oder Breitensportriegel verzehrt werden.

Übersicht zur sportartangepassten Ernährung im Tennis

	Leistungssport		Breiten- und Freizeitsport	
	Kinder/Jugendliche	Erwachsene	Kinder/Jugendliche	Erwachsene
	TRAINING			
Essen	• Sportriegel • Banane	• Sportriegel • Banane	• Breitensportriegel • Banane • Apfel (geschält)	• Breitensportriegel • Banane • Apfel (geschält)
Trinken	• Mineralstoffausgleich • Flüssigkeitsausgleich • Kohlenhydratzufuhr • stilles Mineralwasser • Sportgetränk	• Mineralstoffausgleich • Flüssigkeitsausgleich • Kohlenhydratzufuhr • stilles Mineralwasser • Sportgetränk • Recovery-Drink	• Mineralstoffausgleich • Flüssigkeitsausgleich • Mineralwasser • u.U. verdünntes Sportgetränk	• Mineralstoffausgleich • Flüssigkeitsausgleich • Mineralwasser • u.U. verdünntes Sportgetränk
	MATCH			
Essen	• leicht verdauliche Kohlenhydrate • nach ca. 45 min mit Essen beginnen **in der Spielpause:** • Riegel oder Bananenstücke	• leicht verdauliche Kohlenhydrate • nach ca. 45 min mit Essen beginnen **in der Spielpause:** • Riegel oder Bananenstücke	• nach ca. 45 min mit Essen beginnen **in der Spielpause:** • Riegel oder Bananenstücke	• nach ca. 45 min mit Essen beginnen **in der Spielpause:** • Riegel oder Bananenstücke
Trinken	• nach spätestens 20 min mit Trinken beginnen • primär stilles Mineralwasser • abwechseln mit Sportgetränk **nach dem Match:** • Recovery-Drink	• nach spätestens 20 min mit Trinken beginnen • primär stilles Mineralwasser • abwechseln mit Sportgetränk **nach dem Match:** • Recovery-Drink	• nach spätestens 20 min mit Trinken beginnen • Mineralwasser • u.U. verdünntes Sportgetränk	• nach spätestens 20 min mit Trinken beginnen • Mineralwasser • u.U. verdünntes Sportgetränk

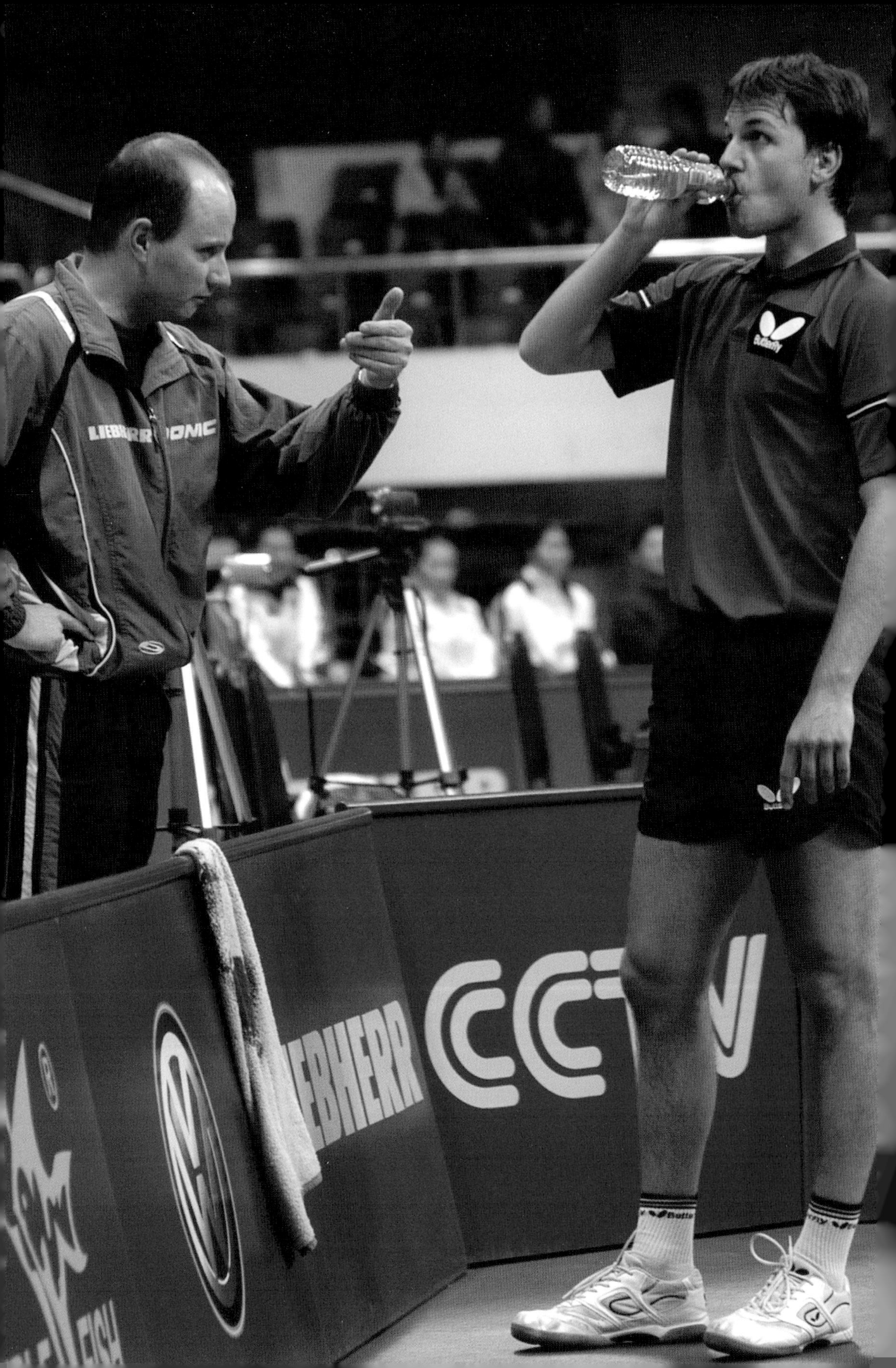

Basketball

Fußball

Handball

Judo

Karate

Radsport

Schwimmsport

Tanzsport

Tennis

Tischtennis

Leichtathletik

11.10 Ernährung im Tischtennis

Charakteristika der Ernährung im Tischtennis		
Bean-spruchung	Bedarf	Mahlzeiten
Mannschafts-spiele	Flüssigkeits-zufuhr	Frühstück
Mehrtages-turniere	Elektrolyt-zufuhr	Mittagessen
Ganztages-turniere	Kohlen-hydratzufuhr	Abendessen
Wochenend-turniere		

Das Tischtennisspiel ist im Hinblick auf die Energiebereitstellung anaerob-alaktazid sowie aerob. Die Laktatwerte bewegen sich zwischen 1 und 2 mmol/l, die mittlere Herzfrequenz liegt bei ca. 145–150 Schlägen pro Minute. Die Ballwechsel sind mit 3–5 Sekunden Dauer sehr kurz. Die Bewegungen sind sehr schnell und hochexplosiv. Während eines Ligaspiels macht der Spieler im Mannschaftswettkampf minimal zwei, maximal vier Spiele. Die Pausen zwischen den Spielen dauern wenige Minuten bis zu etwa 1 Stunde. Während eines Trainings kann es je nach den Bedingungen (z. B. Leistungsstand, Außentemperatur) zu Schweißverlusten zwischen 2 und 4 Litern kommen. Bei Turnieren müssen u. U. mehrere Spiele pro Tag absolviert werden, mit Pausenlängen von wenigen Minuten bis zu mehreren Stunden. Bei internationalen Meisterschaften können z. B. zwei Mannschaftsspiele an einem Tag mit nur wenigen Stunden Abstand erfolgen. Mit Gewichtsverlusten zwischen 2 und 4 kg des Körpergewichts pro Tag ist auch bei Turnieren zu rechnen. Nach den neuen Regeln dauern Tischtennisspiele zwischen ca. 10 und maximal 45 Minuten. **Das Tischtennisspiel ist von seiner Charakteristik eine glykogenentleerende Sportart.** Dies macht deutlich, wie wichtig die

Kohlenhydratzufuhr für Tischtennisspieler ist. Da Tischtennis das ganze Jahr über in Hallen gespielt wird, hat man im Hinblick auf die Schweißverluste sehr variable Bedingungen. Im Sommer können auch abends die Hallen noch recht aufgeheizt sein, sodass die Spieler eventuell relativ viel schwitzen. Im Winter, wenn die Hallen etwas kühler sind, verliert der Spieler weniger Flüssigkeit durch Schweiß. Beim Spielen in klimatisierten Hallen ist zu bedenken, dass die Luft darin trockener ist als in nicht klimatisierten Hallen, und der Sportler damit einen höheren Flüssigkeitsverlust durch die Atmung erleidet. Diese Fakten lenken das Augenmerk auf den Flüssigkeits- und Elektrolythaushalt. In einer Untersuchung konnte gezeigt werden, dass man im Tischtennis bestimmte Flüssigkeitsverluste offensichtlich ohne größere Leistungseinbußen kompensieren kann (*Friedrich* 1999). Die Pro-Tour der ITTF findet z. B. auf unterschiedlichen Kontinenten mit unterschiedlichen klimatischen Verhältnissen statt. Es gibt im Tischtennis Ganztagesturniere, Wochenendturniere oder mehrtägige Meisterschaften. Leistungssportlich orientierte Tischtennisspieler sollten sich für solche Fälle zusammen mit dem Coach einen Ernährungsfahrplan aufstellen, in dem die Strategie der Nahrungsaufnahme vorgegeben ist.

Freizeit- und breitensportlich orientierten Schülern und Jugendlichen genügt es, im Training den Flüssigkeitsverlust durch Mineralwasser oder Leitungswasser auszugleichen. Die Trainingseinheiten dauern in der Regel zwischen 60 und 90 Minuten. Es geht dabei also primär um Flüssigkeits- und Mineralstoffersatz. Im Training muss nichts gegessen werden. Bei einem Mannschaftsspiel genügt Mineralwasser als Flüssigkeitsersatz vollkommen. Hier können die Schüler und Jugendlichen u. U. eine Banane, Apfel (geschält), Birne (geschält),

Orange oder einen Breitensportriegel wie z. B. Corny® essen. Es gelten die Ernährungsregeln für den Wettkampftag, auch für freizeit- und breitensportlich orientierte Erwachsene.

Im leistungssportlichen Bereich sollten Schüler und Jugendliche im Training – wenn die Trainingsdauer bei etwa 2 Stunden liegt – pro Stunde zwischen 0,5 bis 1 Liter Mineralwasser trinken. Das Getränk der Wahl ist das stille Mineralwasser. Zu dem Flüssigkeits- und Mineralstoffersatz kommt jetzt noch der Kohlenhydratersatz hinzu. Unter Umständen können die Schüler und Jugendlichen ein Sportgetränk (Kohlenhydrate und Elektrolyte) zu sich nehmen. Wenn die Verträglichkeit stimmt, kann eine dünne Apfelsaftschorle ausprobiert werden (Mischung 1 : 3). Es muss während des Trainings nichts gegessen werden. Haben die Schüler und Jugendlichen dennoch Hunger, können sie auf einen feinen Riegel bzw. eine Banane zurückgreifen.

Ungefähr 20–30 Minuten vor dem Spielbeginn kann ein kohlenhydrathaltiges Getränk (Sportgetränk) getrunken werden, um den Blutzuckerspiegel zu Spielbeginn auf einem optimalen Level zu haben. Während des Wettkampfspieles ist darauf zu achten, dass primär der Flüssigkeits- und Elektrolythaushalt ausgeglichen wird. In jeder Satzpause sollte der Spieler zwischen 50 bis 100 ml in kleinen Schlucken trinken. Dazu sollte ihm der Betreuer in der Satzpause einen Becher reichen. Das Trinken zwischendurch hat auch den Vorteil, dass der Spieler sich emotional beruhigen kann. Nach dem letzten Spiel sollte vor allem im Hochleistungsbereich ein Regenerationsgetränk (ca. 70 % Kohlenhydrate und 30 % Proteine) getrunken werden.

In den Spielen selbst (Satzpause) sollte nichts gegessen werden. Hier unterscheiden sich Tennis- und Tischtennisspiel voneinander. Ist eine Mittagspause zu überbrücken, so gelten die Regeln des Pausenregimes. Der Coach ist mitverantwortlich dafür, dass der Spieler bei großen Turnieren z. B. das Mittagessen nicht verpasst. Dies hat bei einem deutschen Weltklassespieler während einer Europameisterschaft im Tischtennis schon zu dem berüchtigten **Hungerast** geführt. Nach dem Spiel am Vormittag hatte er sich im Hotel ausgeruht und dabei den Termin des Mittagsessens verpasst. Bei einem Hungerast klagt der Sportler plötzlich über Kraftlosigkeit, Schwindel und Schweißausbrüche. Meistens kommen für die Entstehung mehrere Faktoren zusammen. Ein Hungerast tritt häufig bei Turnieren und lang andauernden Wettkämpfen auf, bei extremen Witterungsbedingungen sowie wenn die Ernährung nicht bedarfsgerecht oder unzureichend war. Durch Kohlenhydratzufuhr mit hohem glykämischem Index lassen sich die Beschwerden meist schnell wieder beheben. Damit man nicht in eine solche Situation kommt, muss eine bedarfsangepasste und zweckmäßige Ernährung zum Ziel haben,

1. die Glykogenvorräte durch eine kohlenhydratreiche Basisernährung insgesamt zu erhöhen,
2. den Glykogengehalt in der Muskulatur vor einem Wettkampf gezielt zu erhöhen.

Es sollte gewährleistet sein, dass der Spieler nicht »nüchtern« ins Spiel geht. Der Hochleistungssportler sollte sich z. T. vom Ernährungsangebot des Turnierveranstalters unabhängig machen und Sportgetränke sowie Sportriegel selbst mitbringen. Bei Tischtennisspielern verhält es sich wie bei Tennisspielern oft so, dass sie in den Restaurants essen müssen, die an den Hallenkomplex angeschlossen sind und wo die angebotenen Speisen nicht immer hundertprozentig den Vorstellungen einer optimalen Sporternährung entsprechen. Das muss auch nicht unbedingt sein. Als Spieler kann man jedoch durch intelligente Speisenauswahl diesen Bereich optimieren.

Übersicht zur sportartangepassten Ernährung im Tischtennis

	Leistungssport		Breiten- und Freizeitsport	
	Kinder/Jugendliche	**Erwachsene**	**Kinder/Jugendliche**	**Erwachsene**
TRAINING				
Essen	• eigentlich keine feste Nahrung notwendig • u.U. Sportriegel • u.U. Bananenstücke, Apfelstücke	• eigentlich keine feste Nahrung notwendig • u.U. Sportriegel • u.U. Bananenstücke, Apfelstücke	• keine feste Nahrung notwendig	• keine feste Nahrung notwendig
Trinken	• Mineralstoffausgleich • Flüssigkeitsausgleich • Kohlenhydratzufuhr • stilles Mineralwasser • u.U. verdünntes Sportgetränk = 1/3 Mineralwasser zu 2/3 Sportgetränk	• Mineralstoffausgleich • Flüssigkeitsausgleich • Kohlenhydratzufuhr • stilles Mineralwasser • u.U. Sportgetränk **nach dem Training:** • u.U. Recovery-Drink	• Mineralstoffausgleich • Flüssigkeitsausgleich • Mineralwasser	• Mineralstoffausgleich • Flüssigkeitsausgleich • Mineralwasser
SPIEL				
Essen	• leicht verdauliche Kohlenhydrate • im Spiel nichts essen • in der Spielpause Riegel oder Banane, Apfel (geschält)	• leicht verdauliche Kohlenhydrate • im Spiel nichts essen • in der Spielpause Riegel oder Banane, Apfel (geschält)	• im Spiel nichts essen • in der Spielpause Apfelstücke, Riegel oder Bananenstücke	• im Spiel nichts essen • in der Spielpause Apfelstücke, Riegel oder Bananenstücke
Trinken	• primär stilles Mineralwasser • abwechseln mit Sportgetränk oder • verdünntes Sportgetränk = 1/3 Mineralwasser und 2/3 Sportgetränk	• primär stilles Mineralwasser • abwechseln mit Sportgetränk oder • verdünntes Sportgetränk = 1/3 Mineralwasser und 2/3 Sportgetränk **nach dem Spiel:** • Recovery-Drink	• Mineralwasser **nach dem Spiel:** • Flüssigkeitshaushalt ausgleichen • Kohlenhydrate zuführen	• Mineralwasser **nach dem Spiel:** • Flüssigkeitshaushalt ausgleichen • Kohlenhydrate zuführen

Basketball · Fußball · Handball · Judo · Karate · Radsport · Schwimmsport · Tanzsport · Tennis · **Tischtennis** · Leichtathletik

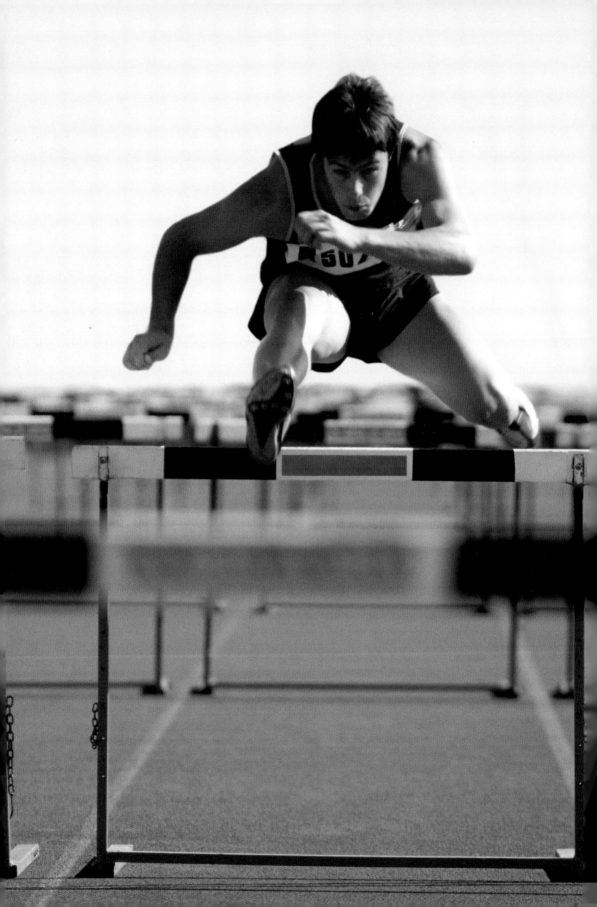

11.11 Ernährung in der Leichtathletik – unter besonderer Berücksichtigung des Laufens

Laufen wird auch als Breiten- und Gesundheitssport betrieben, worunter ein Laufsport verstanden wird, der ohne Wettkampfambitionen betrieben wird und das Trainingsziel nicht die individuelle Höchstleistung ist. Bei dieser Form des Laufens können je nach Intention zwischen 15 und bis zu 40 km pro Woche gelaufen werden. Ambitionierte laufen etwas

mehr Kilometer, schneller und häufiger in der Woche. Wie viele Kalorien verbrannt werden, zeigt der Energiemesser fürs Laufen in Abbildung 38.

11.11.1 Ernährung und Training in der Leichtathletik

Die in der Leber und den Muskeln gespeicherten Kohlenhydrate sichern Läufe von 1,5 bis 2 Stunden Dauer ab. Läufer, deren Leistung sich durch Training permanent verbessert, erfahren unter Belastung einen Glykogen spa-

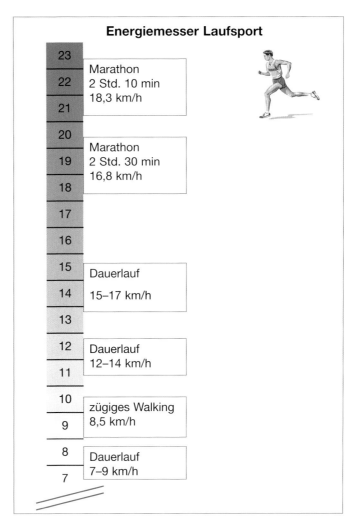

Energiemesser Laufsport

23	
22	Marathon 2 Std. 10 min 18,3 km/h
21	
20	
19	Marathon 2 Std. 30 min 16,8 km/h
18	
17	
16	
15	Dauerlauf 15–17 km/h
14	
13	
12	Dauerlauf 12–14 km/h
11	
10	zügiges Walking 8,5 km/h
9	
8	Dauerlauf 7–9 km/h
7	

Abb. 38: Energiemesser für den Laufsport: mittlerer Energieverbrauch in kcal pro kg Körpergewicht pro Std. (mod. nach *Janssen* 2003)

Basketball

Fußball

Handball

Judo

Karate

Radsport

Schwimmsport

Tanzsport

Tennis

Tischtennis

Leichtathletik

renden Effekt, da vermehrt von Beginn an Fette verstoffwechselt werden. Es ist im Training möglich, nüchtern, also mit leerem Magen zu laufen. Dadurch wird grundsätzlich der Fettstoffwechsel mehr trainiert. Im Wettkampf werden dann durch diese Trainingsmaßnahme mehr freie Fettsäuren oxidiert und wichtige Kohlenhydrate z. B. für den Schlussspurt aufgespart. **Nüchterntraining ist nicht für jedermann geeignet**, sodass die grundsätzliche Empfehlung auch im Laufsport lautet, nicht mit leerem Magen das Training zu beginnen. Der Läufer kann ca. 1 Stunde vor dem Training noch einen Riegel oder eine Banane essen. Abhängig machen sollte man dies von der geplanten Belastungsintensität und dem geplanten Belastungsumfang. Bei hohen Außentemperaturen kann der Läufer auch ca. 0,25 bis 0,5 Liter Flüssigkeit »vortrinken«, um den Körper dann unter der Belastung besser kühlen zu können. Während des Laufens ist Trinken ebenfalls möglich. Die Industrie hat zu diesem Zweck praktische Gürteltaschen entwickelt. Ein Vorteil des Trinkens während der Trainingsbelastung ist in der Möglichkeit zu sehen, sein Trinkregime »auszuprobieren«. Dies bezieht sich sowohl auf die Menge als auch auf das Getränk. Trinken ist jedoch nicht zwingend notwendig, man kann Trainingsläufe auch »trocken« durchführen. Unsinnig ist es jedoch im Training stets trocken zu laufen und dann im Wettkampf zu trinken. Für das umgekehrte Verhalten gilt das Gleiche. Die Technik des Trinkens bei höheren Laufgeschwindigkeiten muss man üben (vgl. *Neumann* und *Hottenrott* 2002). Im Training nehmen Leichtathleten ca. 0,3–0,5 Liter Flüssigkeit pro Stunde auf.

Im breiten- und freizeitsportlichen Bereich, wie etwa bei Lauftreffs, ist es ebenfalls möglich, ohne Flüssigkeitszufuhr zu trainieren. Selbst die »langen« Distanzen von ca. 10–15 km sind in der Regel von trainierten Breitensportlern ohne Flüssigkeitszufuhr problemlos zu meistern. Wichtiger ist das richtige Trinken nach dem Laufen. Ob das Nüchternlaufen (mit leerem Magen) dem Läufer liegt, muss ausprobiert werden, Anfängern ist davon eher abzuraten.

11.11.2 Ernährung und Wettkampf in der Leichtathletik

Die Wirkungen von Getränken im Ausdauerbereich sind sehr gut untersucht worden. So testeten *Tsintzas* et al. (1993) sieben erfahrene Ausdauerläufer bei einem 30-km-Straßenlauf. Die Zufuhr einer 5%igen kohlenhydrathaltigen Lösung verbesserte dabei die Laufleistung gegenüber dem Placebo (gesüßtes Wasser). *Wilber* und *Moffatt* (1992) stellten in ihrer Untersuchung bei 10 trainierten Läufern fest, dass das Trinken einer 7%igen kohlenhydrathaltigen Lösung die Laufleistung ihrer Probanden verbesserte. Das Getränk erhöhte die Blutglukose, womit die Kohlenhydratoxidation in der Muskelzelle anstieg. *Williams* et al. (1992) untersuchten den Effekt einer kohlenhydratreichen Diät auf die Leistungsfähigkeit während eines 30-km-Laufes auf dem Laufband. Die Gruppe, welche sukzessive in den Tagen vor der Belastung ihre Kohlenhydratzufuhr steigerte, lief die 30 km anschließend schneller als die Kontrollgruppe. Die Autoren schließen daraus, dass eine kohlenhydratreiche Diät die Ausdauerleistungsfähigkeit erhöhen kann. Die Zufuhr von Kohlenhydraten während einer lang andauernden Belastung hat leistungssteigernde Wirkung. Entscheidend ist aber für den Läufer auch die Verträglichkeit des Getränks. Bei Läufen bis zu einer Stunde Dauer müssen jedoch nicht zwingend Kohlenhydrate zugeführt werden. Auch Flüssigkeitszufuhr ist nicht unbedingt notwendig. Dauern Läufe länger als 60–70 Minuten, ist eine kontinuierliche Kohlenhydrataufnahme eine physiologisch effektive Maßnahme zur Aufrechterhaltung der Laufgeschwindigkeit bzw. Vermeidung eines drastischen Geschwindigkeitsabfalls. Bei Laufleistungen über 2 Stunden Dauer führt eine unterlassene Kohlenhydrataufnahme stets zu einem Leistungsabfall bzw. zu einem mehr oder weniger starken Leistungseinbruch. Bei einer Aufnahme von ca. 30–40 g Kohlenhydraten (Oligosaccharide) pro Stunde Belastung wird der Blutzuckerspiegel immer auf dem notwendigen Niveau für die Laufbelastung gehalten.

Grundsätzlich sollte während Belastungen, welche länger als 60–70 Minuten dauern, getrunken werden. Bei starker Hitze empfiehlt es sich allerdings, eher Getränke mit einem geringeren Kohlenhydratanteil (hypotone Lösungen) zu trinken. Dies wird durch 5- bis 8%ige Lösungen erreicht. Dazu kann man die Sportgetränke etwas verdünnen, indem man z. B. 0,3 Liter Wasser und 0,7 Liter Sportgetränk mischt. Vorsicht ist auch bei Leitungswasser geboten, welches bei zu reichlicher Aufnahme zu einer Wasservergiftung führen kann. Diese Probleme gab es zu Beginn des Comrade-Marathons in Südafrika (90-km-Lauf), als die Läufer extrem viel natriumarmes Leitungswasser tranken. Aus diesem Grund raten *Neumann* und *Hottenrott* (2002) dazu, bei Extremläufen der Flüssigkeit ca. 1 g Kochsalz hinzuzufügen. Problematisch ist der Einsatz von Apfelsaftschorlen während des Laufens, da der relativ hohe Fruktosegehalt zu Durchfällen führen kann. Das Gerücht, dass Apfelsaftschorle generell das beste Sportgetränk sei, hält sich nach wie vor hartnäckig. Die Trinkmenge hängt prinzipiell von folgenden Faktoren ab:

• Außentemperatur
• Streckenlänge bzw. Laufdauer
• Flüssigkeitsmenge bezogen auf die Laufgeschwindigkeit

Bei hohen Wettkampfgeschwindigkeiten sind die Athleten selten in der Lage mehr als 500 ml pro Stunde zu trinken. Beim Marathon sind die Effekte schwindender Kohlenhydratvorräte deutlich zu spüren. Wichtig erscheint in diesem Zusammenhang der Hinweis, dass selbst die perfekteste Kohlenhydrataufnahme das Training nicht ersetzen kann.

Nach wie vor empfehlenswert sind am Abend vor dem Lauf die bekannten Spaghettipartys, wobei diese in letzter Zeit immer mehr von Kartoffelpartys abgelöst werden. Sie führen zu einer optimalen Auffüllung die Kohlenhydratspeicher. Der kluge Läufer sollte sich jedoch beherrschen und nicht im Übermaß essen, damit keine Magen-Darm-Probleme entstehen.

Nach einem längeren Lauf sollten die Athleten einen Recovery-Drink zu sich nehmen und auf leicht verdauliche Kohlenhydrate Wert legen. Nach einem Marathonlauf muss man davon ausgehen, dass die Wiederauffüllung der Glykogendepots selbst bei kohlenhydratreicher Kost ca. 4–7 Tage dauern kann. Die vollständige Erholung dauert noch ca. 2–3 Wochen länger und wird mit von der Ernährung beeinflusst.

11.11.3 Zusammenfassung zur Ernährung vor und während Ausdauerleistungen

1. Kohlenhydrataufnahme während der Ausdauerbelastung von 60–85 % der VO_2max kann die Leistungsfähigkeit verbessern, indem die Verfügbarkeit der Glukose im Blutplasma und der Oxidation in späteren Phasen der Leistung aufrechterhalten wird.

2. Die Oxidation der Blutglukose kann sich während der Belastung um mehr als 1 g pro Minute steigern. Deshalb sollten Athleten während des Wettkampfes 40–70 g pro Stunde konsumieren.

Basketball

Fußball

Handball

Judo

Karate

Radsport

Schwimmsport

Tanzsport

Tennis

Tischtennis

Leichtathletik

3. Zwischen Glukose, Saccharose, Maltodextrin existiert kein augenfälliger Unterschied, was deren Möglichkeiten zur Leistungssteigerung betrifft.

4. Fruktoseaufnahme während der Leistung verbessert jedoch die Leistungsfähigkeit nicht und kann zu gastrointestinalen Problemen führen.

5. Die Kohlenhydratform, das heißt fest oder flüssig, ist nicht entscheidend unter der Voraussetzung, dass genügend Wasser mit den festen Kohlenhydraten getrunken wird.

6. Die Aufnahme von 250 ml eines kohlenhydrathaltigen Sportgetränks ca. 20–30 min vor der Leistung wirkt sich positiv auf den Blutzuckerspiegel zu Belastungsbeginn aus.

7. Betont kohlenhydratreiche Diäten in den Tagen vor einer längeren Ausdauerbelastung dienen der Maximierung der Glykogenspeicher und können zur Leistungssteigerung beitragen.

Übersicht zur sportartangepassten Ernährung in der Leichtathletik

	Leistungssport		Breiten- und Freizeitsport	
	Kinder/Jugendliche	Erwachsene	Kinder/Jugendliche	Erwachsene
TRAINING				
Essen	• keine feste Nahrung notwendig	• keine feste Nahrung notwendig	• keine feste Nahrung notwendig	• keine feste Nahrung notwendig
Trinken	• Mineralstoffausgleich • Flüssigkeitsausgleich • Kohlenhydratzufuhr • stilles Mineralwasser • u.U. Sportgetränk	• Mineralstoffausgleich • Flüssigkeitsausgleich • Kohlenhydratzufuhr • stilles Mineralwasser • u.U. Sportgetränk • u.U. Recovery-Drink	• Mineralstoffausgleich • Flüssigkeitsausgleich • Mineralwasser	• Mineralstoffausgleich • Flüssigkeitsausgleich • Mineralwasser
WETTKAMPFTAG				
Essen	• leicht verdauliche Kohlenhydrate • in der Wettkampfpause zeitabhängig feine Sportriegel oder Banane, Apfel (geschält) • helle Brötchen mit Honig	• leicht verdauliche Kohlenhydrate • in der Wettkampfpause zeitabhängig feine Sportriegel oder Banane, Apfel (geschält) • helle Brötchen mit Honig	• leicht verdauliche Kohlenhydrate • in der Wettkampfpause zeitabhängig Sportriegel oder Banane, Apfel (geschält) • helle Brötchen mit Honig	• leicht verdauliche Kohlenhydrate • in der Wettkampfpause zeitabhängig Sportriegel oder Banane, Apfel (geschält) • helle Brötchen mit Honig
Trinken	• primär stilles Mineralwasser • abwechseln mit Sportgetränk oder • verdünntes Sportgetränk = 1/3 Mineralwasser und 2/3 Sportgetränk **nach dem Wettkampftag:** • Recovery-Drink • Kohlenhydrate zuführen	• primär stilles Mineralwasser • abwechseln mit Sportgetränk oder • verdünntes Sportgetränk = 1/3 Mineralwasser und 2/3 Sportgetränk **nach dem Wettkampftag:** • Recovery-Drink • Kohlenhydrate zuführen	• Mineralwasser • verdünntes Sportgetränk = 1/3 Mineralwasser und 2/3 Sportgetränk **nach dem Wettkampftag:** • Flüssigkeitshaushalt ausgleichen • Kohlenhydrate zuführen	• Mineralwasser • verdünntes Sportgetränk = 1/3 Mineralwasser und 2/3 Sportgetränk **nach dem Wettkampftag:** • Flüssigkeitshaushalt ausgleichen • Kohlenhydrate zuführen

Basketball
Fußball
Handball
Judo
Karate
Radsport
Schwimmsport
Tanzsport
Tennis
Tischtennis
Leichtathletik

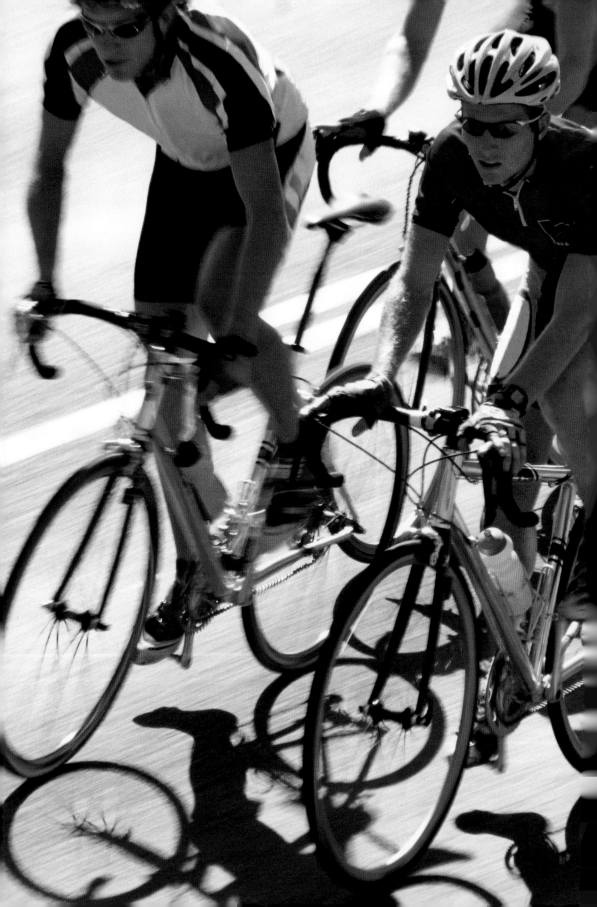

12 Das Nutrient Timing System von *Ivy* und *Portman*

12.1 Die Grundprinzipien des Nutrient Timing Systems

Ausgangspunkt ist die grundsätzliche Unterteilung des Wachstumszyklus des Skelettmuskels in 3 aufeinander folgende, über 24 Stunden verteilte Zyklen. Die Reihenfolge der Zyklen ist nicht austauschbar. Der Übergang zwischen den Phasen ist fließend. Folgende Phasen werden unterschieden:

1. der Zyklus, in dem der Muskel Energie produziert – **die Energiephase**
2. der Zyklus, in dem der Muskel sich erholt – **die Aufbauphase**
3. der Zyklus, in dem der Muskel wächst – **die Wachstumsphase**

12.2 Die Energiephase

Die Energiephase fällt mit der körperlichen Belastung, dem Sporttreiben zusammen. Die primäre Aufgabe des Muskels besteht darin, genügend Energie für die Muskelkontraktion zur Verfügung zu stellen. Die meisten Sportler haben mittlerweile verstanden, dass sie während der Belastung Kohlenhydrate zu sich nehmen sollten. Zum einen, um die Entleerung der Muskelglykogenspeicher zu verhindern, um die Belastungsdauer verlängern zu können. Zum anderen, um den Blutzuckerspiegel konstant zu halten, was dazu beiträgt, die Ermüdung hinauszuzögern. Nutrient Timing geht über den Konsum von Kohlenhydraten hinaus. Untersuchungen haben gezeigt, dass durch eine gemeinsame Zuführung von Kohlenhydraten und Proteinen, spezifischen Aminosäuren und Vitaminen Muskelglykogen eingespart werden kann und größere Ausdauerleistungen des Muskels erzielen werden können. Weiterhin wird die Wirkung des Cortisols abgeschwächt und dadurch die Muskelzerstörung vermindert und es werden die Enzyme in ihrer Funktion unterstützt, zu einer schnelleren Erholung nach der Belastung beizutragen.

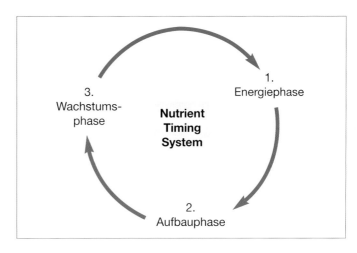

Abb. 39: Das Nutrient Timing System mit den 3 aufeinander folgenden Phasen.
Damit der Muskel in diesen Zyklen optimal funktioniert, müssen zu geeigneten und vorgegebenen Zeiten die richtigen Nährstoffe sowie die richtige Nährstoffmenge zugeführt werden.

12.3   Die Aufbauphase

Diese Phase ist ein 45-minütiges Zeitfenster nach einer körperlichen Belastung, in welcher der Muskel, wenn man ihm die richtigen Nährstoffe zur Verfügung stellt, mit der Reparatur von zerstörten Muskelproteinen beginnt und die Muskelglykogenspeicher wieder auffüllt. Unmittelbar nach der Belastung sind die Muskelzellen extrem empfindlich gegenüber dem anabolen Effekt des Hormons Insulin. Diese Empfindlichkeit nimmt relativ schnell ab und schlägt schließlich in eine Insulinresistenz um. Durch Insulinresistenz wird die Wiederauffüllung der Muskelglykogenspeicher, die Reparatur des Muskeleiweißes sowie die Synthese neuen Muskelmaterials drastisch reduziert. In der Aufbauphase ist eine Kohlenhydratzufuhr unerlässlich. Um diesen Vorgang in dieser Phase zu optimieren, sprechen sich Ivy und Portman für den gleichzeitigen Konsum von Kohlenhydraten und Proteinen in flüssiger Form aus. Auch Vitamin C und Vitamin E sollten in den Getränken enthalten sein, da sie in ihrer antioxidativen Wirkung die freien Radikalen neutralisieren, die für die Muskelschäden während der Belastung mitverantwortlich sind. Beide Vitamine wirken entzündungshemmend und synergistisch.

12.4   Die Wachstumsphase

Diese Phase dauert vom Ende der Aufbauphase bis zur nächsten Belastung an. Während dieser Phase sind die Muskelenzyme damit beschäftigt, die Anzahl der kontraktilen Elemente und die Größe der Muskelfasern zu erhöhen sowie das Muskelglykogen wieder ganz aufzufüllen. Während der Wachstumsphase ist es notwendig, für das optimale Muskelwachstum Kohlenhydrate und Protei-

ne zuzuführen. Die Untersuchungen von Ivy und Portman belegen, dass eine entsprechend hohe Zufuhr an Proteinen in dieser Phase für Kraftathleten einen großen Nutzen bringen kann.

Das Nutrient Timing System (NTS) hat zum Ziel, mit Hilfe eines konzentrierten Kohlenhydrat-Eiweißgetränks die Muskelglykogenspeicher schnell wieder aufzufüllen, damit eine Minimierung der Muskelgewebszerstörung sofort eingeleitet und neues Muskelgewebe hergestellt werden kann.

12.5   Der Einfluss der Hormone auf Muskelwachstum und Muskelentwicklung

Das Nutrient Timing System zielt insbesondere darauf ab, die Freisetzung von Hormonen zu fördern, welche das Muskelwachstum und die Muskelentwicklung maximieren können. Die Hormonfreisetzung im menschlichen Körper erfolgt entweder durch andere Hormone, nervale Impulse oder durch Veränderungen des Gehaltes bestimmter Nährstoffe im Blut. Die Tabelle 61 zeigt eine Übersicht über die wichtigsten Hormone.

12.5.1   Cortisol

Dieses katabole Hormon ist vor allem Kraftathleten bekannt. Es wird von der Nebennierenrinde freigesetzt, wenn der Blutzuckerspiegel zu niedrig ist und während sehr intensiver Belastungen wie dem Gewichtheben. Die Hauptfunktion von Cortisol besteht darin, Treibstoff für die Muskelarbeit zu liefern. Bei der Energiebereitstellung geht der Muskel nach einem metabolischen Prioritätssystem vor. Dieses trifft jedoch nur teilweise auf die aerobe Belastung zu, bei der zuerst Kohlenhydrate, dann Fette und schließlich Proteine verwendet werden. Da Ausdauertraining den Muskeln starken Stress verursacht, wird dieses Prioritätssystem ignoriert. Wenn Cortisol freigesetzt wird, werden Proteine, Kohlenhydrate und Fett abgebaut und es erfolgt ein Anstieg der Plasmaaminosäuren, insbesondere Glutamin und der verzweigtkettigen Aminosäuren (BCAA).

Erhöhte Cortisolspiegel haben sehr starke Auswirkungen auf Kraftsportler. Je härter das Training ist, desto größer ist die Cortisolfreisetzung, und umso größer ist der Proteinabbau. Cortisol kann die Anpassungserscheinungen eines Krafttrainings zunichte machen.

12.5.2 Wachstumshormon

Das anabole Wachstumshormon wird von der Hypophyse freigesetzt. Das Wachstumshormon stimuliert das Muskelwachstum, beschleunigt den Fettabbau und blockiert den Kohlenhydratabbau. Studien bei Ausdauerathleten haben gezeigt, dass es zu einem minimalen Anstieg während der Belastung kommt im Vergleich zu Untrainierten.

12.5.3 IGF-1

Der insulingleiche Wachstumsfaktor ist ebenfalls ein anaboles Hormon. Der Haupteffekt besteht darin, dass es die Proteinsynthese im Knochen, Knorpel und Muskel stimuliert. Die IGF-1-Freisetzung wird von der Belastungsintensität (der Muskelbewegung) kontrolliert.

Katabole Hormone	Wirkungsweise	Anabole Hormone	Wirkungsweise
Glucagon (Peptidhormon: wichtigstes Hormon, um den Blutzuckerspiegel anzuheben)	stimuliert die Fettfreisetzung sowie den Glykogenabbau in der Leber sowie die Gluconeogenese; findet vorwiegend in Leber und Niere statt	**Testosteron**	blockiert das Cortisol und die Proteinsynthese
Adrenalin	stimuliert den Fett-, Muskel- und Muskelglykogenabbau	**Wachstumshormon**	stimuliert Knochen- und Knorpelwachstum sowie Proteinsynthese
Noradrenalin	stimuliert den Fett- und Leberglykogenabbau	**IGF-1**	stimuliert Wachstum von Knochen, Knorpel, Muskel
Cortisol	stimuliert den Fett-und Leberglykogenabbau und Muskelproteinabbau	**Insulin**	vielfältige Auswirkungen auf Muskelproteinsynthese, Proteinabbau und Glykogenwiederauffüllung

Tab. 61: Die Stoffwechseleffekte der katabolen und anabolen Hormone (mod. nach *Ivy/Portman* 2004).

12.5.4 Insulin

Die Wirkungsweise von Insulin, welches von der Bauchspeicheldrüse produziert wird, wird häufig nur mit Kohlenhydraten in Verbindung gebracht. Hohe Insulinspiegel und hoher Kohlenhydratverzehr steigern die Fettsynthese und vermindern den Fettabbau. So entsteht auf lange Sicht Diabetes. Insulin fördert nicht nur die Kohlenhydratwiederauffüllung, sondern auch die Muskelproteinsynthese. Je sensibler die Muskelzellen gegenüber Insulin sind, umso mehr wird Insulin dazu führen, die Glykogenresynthese in den Muskeln und die Proteinsynthese zu unterstützen. Die Muskelzellen sind dabei besonders nach der körperlichen Belastung für das Insulin sensibel. Wenn Glukose und Aminosäuren in dieser Zeit zur Verfügung stehen, wird das Insulin dabei helfen, Muskelproteine und Muskelglykogen in einer hohen Rate zu synthetisieren und gleichzeitig wird sehr wenig Fett synthetisiert und in den Fettspeichern gelagert. Körperliche Bewegung (insbesondere Sport) und eine moderate Kohlenhydratdiät, welche vollkorn- und ballaststoffreich sein sollte, kann die Sensibilität der Muskelzelle gegenüber Insulin steigern. Umgekehrt kann eine kohlenhydratarme und fettreiche Diät die Insulinsensibilität verringern, was negative Auswirkungen auf Muskelmasse und Kraft haben kann. Wegen seiner vielfältigen Auswirkungen, welche das Insulin auf den Muskel hat, wird es von *Ivy* und *Portman* als der anabole Muskelregler bezeichnet. Insulin ist das wichtigste Hormon, um die Muskelkraft und Muskelmasse ansteigen zu lassen. Diesen Stellenwert hat Insulin auch im Nutrient Timing System. Funktionen, welche Insulin erfüllt:

- Insulin fördert die Proteinsynthese
- Insulin fördert den Aminosäuretransport in die Muskelzelle
- Insulin verhindert den Proteinabbau
- Insulin steigert die Glukoseaufnahme in der Muskelzelle
- Insulin fördert die Muskelglykogenresynthese
- Insulin unterdrückt die Cortisolfreisetzung
- Insulin fördert die Muskeldurchblutung

Entgegen der landläufigen Meinung ist Insulin das wirkungsvollste anabole Hormon. Es ist das wichtigste im Hinblick auf das Muskelwachstum. Wenn zu viele Kohlenhydrate verzehrt werden, fördert Insulin allerdings den Aufbau von Fettreserven. Man muss also die Essmenge sowie den richtigen Verzehrzeitpunkt nutzen, um optimal von der natürlichen Wirkung der Hormone zu profitieren.

12.6 Ziele des NTS in der Energiephase

In der Energiephase, also während der Belastung in Training und/oder Wettkampf, sind die wichtigsten Ziele:

1. Nährstoffmaterial für die Muskel liefern und Muskelglykogen sowie Protein einsparen,
2. die Immunsystemsuppression begrenzen,
3. Muskelzerstörung begrenzen,
4. die Voraussetzungen schaffen, um sich nach der Belastung schneller zu erholen.

Tabelle 62 zeigt, welche physiologischen und metabolischen Veränderungen während intensiver Bewegung auftreten.

Untersuchungen haben gezeigt, dass bei einem Krafttraining die Zufuhr einer Kombination aus Kohlenhydraten und Proteinen folgende Vorteile brachten: das Muskelprotein wurde geschützt, die Proteinsynthese stieg an

Parameter	Veränderung
ATP Level	entleert
Muskelglykogen-speicher	teilweise entleert
Cortisolspiegel	steigt an
Insulinspiegel	steigt an
Muskeldurch-blutung	steigt an
Proteinabbau	steigt an
Muskelzerstörung	steigt an
Immunsystem	unterdrückt
Flüssigkeitsverlust	steigt an
akute entzündliche Antwort	wird stimuliert

Tab. 62: Physiologische und metabolische Veränderungen während intensiver Belastung (*Ivy* und *Portman* 2004).

und sogar die Ausdauerleistung verbesserte sich. Wenn zu Beginn einer körperlichen Belastung ein Kohlenhydrat-Proteingemisch konsumiert wird, kommt es sogar unmittelbar nach Belastungsende zu einer Proteinsynthese. Untersuchungen der Universität Texas (vgl. *Ivy* 2003) ergaben, dass eine Ausdauerbelastung mit einem Kohlenhydrat-Proteingemisch länger aufrechterhalten werden konnte als mit einem konventionellen Kohlenhydratgetränk.

Während sehr intensiver körperlicher Belastung wird das menschliche Immunsystem unterdrückt, und die Gefahr von Infektionen steigt an. Mit steigender Belastungsintensität steigt der Cortisolspiegel im Blut an. Cortisol senkt die Konzentration und Aktivitäten vieler wichtiger Immunzellen, welche Infektionen bekämpfen. Interessanterweise lässt sich der Blutcortisolspiegel senken, wenn Glukose während der Belastung substituiert wird.

Insofern ist es auch wichtig zu wissen, dass im Kraftbereich eine bestimmte Menge an Kohlenhydraten ratsam ist, um keine Infektion zu bekommen.

Ein weiterer wichtiger Punkt beim NTS ist, dass die Muskelbeschädigung reduziert werden kann. Bis zu einem gewissen Grad ist diese Zerstörung nützlich, denn sie stimuliert den Wiederaufbauprozess, der zu größerer Muskelmasse und stärkeren Muskeln führt. Kohlenhydratsupplementation während der Belastung reduziert den Cortisolanstieg und wirkt dadurch einer Entzündung entgegen. Supplementation durch die Antioxidantien Vitamin E, Vitamin C sowie die verzweigtkettigen Aminosäuren kann ebenfalls der Muskelschädigung entgegenwirken.

Um positive Veränderungen im Muskel zu bewirken, ist ein bestimmtes Maß an Belastungsumfang und Belastungsintensität notwendig. Wenn man jedoch ohne entsprechende Nährstoffzufuhr hart trainiert, führt das zu einer längeren Erholung und zu einer schwächeren Trainingsanpassung. Die Entleerung der Energiespeicher sowie die Muskelbeschädigung lässt sich allerdings auch durch Ernährung nicht vollkommen verhindern. Wenn während der Belastung bestimmte Proteine zugeführt werden, so verhindern diese, dass Muskelprotein abgebaut wird, ähnlich wie Kohlenhydrate den Abbau von Muskelglykogen verhindern. Die Wiederauffüllung der Muskelspeicher erfolgt umso schneller, je mehr gegen die Entleerung während der Belastung unternommen wurde.

12.7 Ernährungsempfehlungen für NTS in der Energiephase

Für die meisten Sportler beginnt ihr Training bzw. Wettkampf mit dem Betreten des Sportplatzes bzw. der Trainings- oder Sporthalle. Ein Kohlenhydrat-Proteindrink ca. 10 Minuten vor dem Training lässt den Blutglukose- und Insulinspiegel ansteigen. Dadurch kommt es zu Belastungsbeginn zu dem bereits beschriebenen Glykogenspareffekt. Ein weiterer Vorteil des Konsums dieses Getränks vor der Belastung besteht darin, dass es unmittelbar nach Belastungsende sofort zu einer Proteinsynthese kommt. Zudem führt der angestiegene Blutglukosespiegel zu einem geringeren Cortisolanstieg im Blut.

Wenn vor und während der Belastung die richtigen Nähstoffe zugeführt werden, so verbessert bzw. stabilisiert dies nicht nur die sportliche Belastung, sondern schafft dadurch auch die Grundlage für eine schnellere Regeneration.

12.8 Ernährungsempfehlungen für NTS in der Aufbauphase

Die Prinzipien der optimalen Nährstoffunterstützung sind für die 45 Minuten dauernde Periode nach Belastungsende besonders relevant. Eine entscheidende Rolle für das Umschalten von der katabolen zur anabolen Arbeitsweise des Muskels spielt das Insulin. Während der ersten 45 Minuten nach Belastungsende sind die Muskelzellen besonders reizempfindlich für die anabole Wirkung des Insulins.

Untersuchungen der Universität Texas (*Ivy* et al. 1988) zeigten, dass die Fähigkeit, Glykogenspeicher wieder aufzufüllen 2 Stunden nach Belastungsende um 50 % geringer ist, als wenn man sie unmittelbar nach Belastungsende auffüllt. Wenn unmittelbar nach Belastungsende ein Kohlenhydrat-Proteingemisch getrunken wird, steigt zudem die Muskelproteinsynthese um 300 % an gegenüber den 12 %, wenn die Zufuhr des Supplements erst nach 3 Stunden erfolgt (siehe *Ivy* et al. 2002). *Levenhagen* et. al (2001) berichteten über ähnliche Ergebnisse für die Proteinsynthese. Um Muskelschäden zu beseitigen und Muskelmasse wieder aufzubauen, muss Protein in die Zellen transportiert werden. Leucin, eine verzweigtkettige, essenzielle Aminosäure (hoher Gehalt in: Käse, Eier, Fleisch, Milch), stimuliert seinerseits ebenfalls die Proteinsynthese.

Darüber hinaus zeigten die Untersuchungen von *Ivy* et al. (1988 und 2002), dass ein NTS-Getränk direkt nach Belastungsende positive Auswirkungen auf die Aufrechterhaltung des Glutaminspiegels sowie des Aminosäurespiegels hat.

Die oben genannten Untersuchungen zeigen, dass die Muskelzelle in der frühen Regenerationsphase wesentlich sensibler gegenüber Insulin ist, und diese Eigenschaft mit fortschreitender Zeit nachlässt.

12.8.1 Kohlenhydrat-Proteinverhältnis im NTS-Drink

Studien haben gezeigt, dass ein Kohlenhydrat-Proteingetränk sowohl einem Kohlenhydrat- als auch einem Proteingetränk im Hinblick auf die Wiederauffüllung der Glykogenspeicher als auch in der Proteinsynthese überlegen ist. *Ivy* und *Portman* sprechen sich nach der Auswertung ihrer Studien für ein Verhältnis von hochglykämischen Kohlenhydraten zu Proteinen von 3 : 1 bis 4 : 1 aus, was in anderen Worten bedeutet: 3–4 Gramm hochglykämische Kohlenhydrate auf 1 Gramm Protein.

Dies sind besonders für Kraftsportler wichtige Erkenntnisse. *Ivy* und *Portman* bevorzugen hier Weizenproteine, Leucin und Glutamin. Zusätzlich sollen die Vitamine C und E zugeführt werden.

Tabelle 63 vergleicht ein Kohlenhydrat-Elektrolytgetränk mit einem NTS-Getränk, welches Kohlenhydrate, Proteine, Elektrolyte und Antioxidantien enthält. Sie zeigt auf, welche Vorteile ein NTS-Getränk gegenüber einem standardmäßigen Kohlenhydratgetränk hat.

12.9 Ernährungsempfehlungen für NTS in der Wachstumsphase

Die dritte Phase des NTS ist die (Muskel-) Wachstumsphase. Es handelt sich dabei um eine 18–20-stündige Phase, in der sich die wesentlichen Anpassungserscheinungen im Muskel ergeben. Es soll an dieser Stelle noch einmal betont werden, dass sich die Anpassungserscheinungen im Muskel in der Zeit zwischen den Trainingseinheiten ergeben und nicht während der Belastung. Die Wachstumsphase ihrerseits wird in zwei Zeitzyklen unterteilt.

Die erste Phase ist der sog. **schnelle Teilabschnitt**. Es handelt sich dabei um eine Phase hoher anaboler Aktivität, der bis zu 4 Stunden andauert, wenn er in der Aufbauphase

Funktion	Kohlenhydrat-Elektrolytgetränk	NTS-Drink (Kohlenhydrate, Elektrolyte, Proteine, Antioxidantien)
Wiederauffüllung Flüssigkeitshaushalt	+	+
Wiederauffüllung Elektrolyte	+	+
Wiederauffüllung Glykogen	+	++
Förderung der Proteinsynthese	+	+++
Anstieg der Aminosäureaufnahme	0	++
Verhinderung des Proteinabbaus	+	++
Minderung von Cortisol	+	+
Aufrechterhaltung des Glutaminspiegels	0	++
Ankurbeln des Insulins	++	+++
Unterstützung der Immunfunktion	+	++
Reduktion von Muskelschäden	+	++

Tab. 63: Der relative Vergleich verschiedener Getränke während der Zeit unmittelbar nach Belastungsende (mod. nach *Ivy* und *Portman* 2004).

aktiviert wurde. Die zweite Phase ist der sog. **anhaltende Teilabschnitt**, in welchem das Muskelwachstum zwar weiter fortschreitet, aber mit einer geringeren Geschwindigkeit. Diese Phase wird hauptsächlich von der Ernährungsweise beeinflusst.

Ein wichtiger Punkt ist, dass die Zelle ca. 2 Stunden nach Belastungsende resistent gegenüber Insulin wird, ein Zustand, der für 16 weitere Stunden anhalten kann. Es gilt also zu verhindern, dass die Aktivität des Insulins zum Erliegen kommt. Daher sollten dem Muskel weiterhin Kohlenhydrate und Proteine zur Verfügung gestellt werden. Jede Phase des NTS beeinflusst die nächste Phase. Nur wenn in jeder Phase die richtigen Nährstoffe zugeführt werden, kann von den Vorteilen des NTS insgesamt profitiert werden.

Die beiden entscheidenden Faktoren für den schnellen Teilabschnitt der Muskelwachstumsphase sind:

1. **Aufrechterhaltung der Insulinsensibilität**
2. **Aufrechterhaltung des anabolen Zustandes**

Wie schon erwähnt, ist die Insulinsensibilität des Muskels in der frühen Regenerationsphase höher und nimmt mit zunehmender Zeit immer mehr ab. Es sind demnach immer wieder in entsprechenden Mengen Kohlenhydrate zuzuführen, damit die Insulinaktivität nicht zum Erliegen kommt. Während der Energiephase und Aufbauphase des Muskels ist es zwingend erforderlich, dass das Insulin aktiviert wird, um die Proteinsynthese voranzutreiben und die Muskelerholung zu gewährleisten. Während der Belastung sind die Muskeln extrem sensibel für Insulin, verlieren diese Sensibilität jedoch spätestens 2 Stun-

den nach Belastungsende, wenn nicht Kohlenhydrate zugeführt werden.

Ivy und *Portman* betonen, dass es wichtig ist, während und nach der Belastung einen Kohlenhydrat-Proteindrink zu sich zu nehmen, um die Insulinresistenz der Muskelzelle zu verhindern und die anabole Aktivität auf einem hohen Niveau zu erhalten. Es wird aber auch darauf hingewiesen, dass es nicht notwendig ist, den Insulinspiegel während der gesamten 24 Stunden hoch zu halten. Von besonderem Nutzen ist dies hauptsächlich in dem schnellen Teilabschnitt der Wachstumsphase.

Die beiden entscheidenden Faktoren für den anhaltenden Abschnitt der Muskelwachstumsphase sind:

1. **Eine positive Stickstoffbilanz herstellen und die Proteinsynthese ankurbeln**
2. **Den Proteinumsatz und die Muskelentwicklung unterstützen**

Ivy und *Portman* unterscheiden sich im Hinblick auf die Eiweißzufuhr von anderen Autoren. In Tabelle 64 stellen sie die für das NTS relevanten Studien zur Eiweißzufuhr dar.

Aus den Studien schlussfolgerten *Ivy* und *Portman*, dass für Kraftathleten eine tägliche Proteinmenge zwischen 2,0 und 2,75 Gramm bei intensivem Training ausreicht. Für Nicht-Kraftathleten legen sie die Menge zwischen 0,9 bis 1,25 Gramm pro Kilogramm Körpergewicht am Tag fest.

Studie	Proteinzufuhr in Gramm pro Kilogramm Körpergewicht	Ergebnisse
Fern (1991)	3,3 versus 1,3	* 3,3 führte zu einem höheren Zugewinn an Muskelmasse
Tarnopolsky et al. (1991)	0,9; 1,4; 2,4	* höherer Zugewinn bei 1,4 versus 0,9; kein weiterer Zugewinn bei 2,4
Lemon et al. (1997)	1,8	* als notwendige Menge erachtet, um eine positive Stickstoffbilanz zu erzielen
Forslund et al. (1998)	1,0; 2,5	* 2,5 bewirkte eine positive Stickstoffbilanz sowie eine negative Fettbilanz

Tab. 64: Studien zur Beurteilung der Höhe der Proteinzufuhr (mod. nach *Ivy/Portman* 2004).

12.9.1 Förderung des Proteinumsatzes und der Muskelentwicklung

Der Grund, weshalb im NTS ein Proteinumsatz wichtig ist, ist darin zu sehen, dass durch das Training zerstörte Proteine wiederaufgebaut werden. Das Ergebnis sind stärkere Muskeln und mehr Muskelfasern. Obwohl die Proteinsynthese während der Wachstumsphase abnimmt, kommt es dennoch zu einer substanziellen Proteinzunahme im Muskel. Es ist also wichtig, während der Wachstumsphase den Aminosäurespiegel hoch zu halten. Dies lässt sich durch ein proteinreiches Essen oder proteinhaltige Snacks zwischendurch gewährleisten.

Es ist besser, die Proteinportionen über den Tag verteilt zu essen, als sie in einer großen Portion zu sich zu nehmen. Wichtig ist zudem, dass, um Muskelzuwachs zu erreichen, ein leichter Kalorienüberschuss erzielt werden muss. Er liegt insgesamt bei ca. 100–200 kcal pro Tag. Wird der gewünschte Effekt nicht erzielt, sollten weitere 100–200 kcal hinzukommen. Muskelzuwachs bei gleichzeitiger negativer Energiebilanz funktioniert nicht! Tabelle 66 zeigt, in welchen Relationen der Hauptnährstoffe man sich je nach Trainingsziel ernähren sollte.

Ein wesentliches Merkmal des NTS ist der Zeitpunkt, zu dem der Nährstoff zugeführt wird. Zu viele Kohlenhydrate können aller-

Aminosäurespiegel im Blut	
hoch	niedrig
ansteigender Aminosäure-Transport in die Muskelzelle	ansteigender Abbau von Muskelproteinen
initiiert die Proteinsynthese	ansteigende Freisetzung von Aminosäuren des Muskels

Tab. 65: Die Auswirkungen von hohem und niedrigem Blutaminosäurespiegel auf die Proteinsynthese und den Proteinabbau im Muskel (mod. nach *Ivy/Portman* 2004).

Trainingsziel	Tägliche Kalorienbilanz	Eiweiß- zufuhr	Kohlen- hydrate	Fett
Kraftzuwachs	plus 50–100 kcal	21–24 %	43–46 %	33 %
Schlank bleiben	höchstens plus 100–200 kcal	21–24 %	43–46 %	33 %
Fettmasse reduzieren	minus 100–200 kcal	26 %	41 %	33 %

Tab. 66: Tägliche Kalorienzufuhr und Relation der Nährstoffzufuhr in Abhängigkeit des Trainingsziels (mod. nach *Ivy/Portman* 2004).

dings in Fett umgewandelt werden. Dies ist i. d. R. unerwünscht. *Ivy* und *Portman* bevorzugen Weizen- und Casein-Proteine sowie Leucin und Glutamin.

Casein ist der Anteil an der Milch, der nicht in die Molke gelangt und der beispielsweise zu Käse weiterverarbeitet wird. Es handelt sich um eine Mischung aus mehreren Proteinen. Caseine machen ca. 80 % der Gesamtproteinmenge der Milch aus.

12.10 Zusammenfassung

Ivy und *Portman* legen ein Konzept vor, welches auf der Funktion der Hormone während

und nach der Belastung basiert. Sie unterscheiden dabei 3 zeitliche Phasen, in denen bestimmte Nährstoffe zugeführt werden müssen. Das Open Window (siehe Kap. 4.2, S. 75) nach der Belastung ist mit 45 Minuten extrem kurz.

Kritisch anzumerken ist, dass *Ivy* und *Portman* bei dem NTS-Getränk auf Nahrungsergänzungsmittel setzen. Der Einsatz von Nahrungsergänzungsmitteln ist nicht ganz unumstritten, zumal dadurch einiges an Kosten anfällt. Man kann hier sicherlich auch auf natürliche Nahrungsmittel zurückgreifen, um die von *Ivy* und *Portman* aufgezeigten Wirkungen zu erzielen (siehe Empfehlungen in Kapitel 13 und 15).

13 Gewichts- bzw. Muskelaufbau im Sport ohne Nahrungsergänzungsmittel

In manchen Sportarten bzw. Disziplinen ist es ein wichtiges Ziel, dass der Sportler an Muskelmasse zunimmt. Dies kann auch schon im Jugendalter bzw. im Juniorenalter der Fall sein. In den leichtathletischen Wurfdisziplinen wie Hammer, Speer, Kugel oder Diskus ist dies ein wesentlicher Faktor für die Leistungsfähigkeit. In den Sportspielen Basketball, Handball und Fußball hat sich das Erscheinungsbild der Spieler auch entscheidend gewandelt. Vor allem die Oberkörpermuskulatur ist für das Zweikampfverhalten ein wesentlicher Faktor. Hier haben v. a. Basketballer und Fußballer in der letzten Dekade extrem zugelegt.

Im Schüler- und Jugendalter ist es nicht ratsam und auch nicht notwendig, Nahrungsergänzungsmittel einzusetzen. Es besteht die Gefahr der Kontaminierung (Doping!) sowie Überdosierung, und es fallen dabei nicht unerhebliche Kosten an. Natürliche Lebensmittel erfüllen hier ebenso gut ihren Zweck. Dies soll im folgenden Beispiel gezeigt werden.

Strategie zum Muskelaufbau:

1. Sinnvolles Trainingsprogramm
2. Realistische Zielsetzung
3. Positive Energiebilanz (+ 500–1.000 kcal/Tag primär durch Kohlenhydrate (für die Energie) und Proteine (für das Wachstum))
4. Die schnelle Versorgung mit Proteinen (20 g) und Kohlenhydraten (60 g) nach dem Krafttraining
5. Gutes Zeitmanagement, regelmäßiges Essen und Trinken, Zeit nehmen zum Essen
6. Geduld haben, denn häufig hält die Motivation, »so viel« zu essen, nur eine Woche an
7. Zu jeder Mahlzeit/Snack kleine Proteinportionen essen

Fallbeispiel zum Gewichtsaufbau:

Absolutwert	Ziel-Ergebnis pro Tag (in der Summe)	Mindestwert (pro kg KG)	Idealwert (pro kg KG)
Energie (in kcal)	> 4.500	> 42	
Kohlenhydrate (g)	450	> 4,8	6–8 g
Proteine (g)	127	> 1,3	1,8–2,0 g
Fett (g)	182	> 1,9	1–1,5 g
Wasser (ml)	4.540	> 46	4.540

Tab. 67: Fallbeispiel eines Basketballers (mit ca. 100 Kilogramm Körpergewicht) für den gezielten Gewichtsaufbau (mod. nach *Braun* 2010).

Der Gewichtsaufbau im beschriebenen Fallbeispiel (siehe Tab. 67, Basketballer mit ca. 100 Kilogramm Körpergewicht) soll auf 3 Arten erfolgen:

1. Anhebung der Energiezufuhr von 4.000 auf 4.500 kcal pro Tag.

2. Anhebung der Proteinzufuhr auf ca. 1,8–2,0 g pro kg Körpergewicht des Sportlers.
3. Anhebung der Kohlenhydratzufuhr zur Deckung des zusätzlichen Energiebedarfs.

Ernährungsvorschlag zur Optimierung:

Rezeptvorschlag 1
500 g Magerquark + 2 Bananen + 200 ml Orangensaft + 6 Esslöffel Haferflocken = 950 kcal Energie, 82 g Protein, 7 g Fett und 131 g Kohlenhydrate

Rezeptvorschlag 2
1 Vollkornbrötchen + 1 normales Brötchen + Streichfett + 60 g magerer Aufschnitt (= 2 Scheiben) = 340 kcal Energie, 78,3 g Wasser, 47,3 g Kohlenhydrate, 21,1 g Eiweiß (25 %) und 7,1 g Fett (18 %)

Rezeptvorschlag 3
1 Banane + 5 Esslöffel Haferflocken + 100 g Magerquark = 355,4 kcal Energie, 159,5 g Wasser, 57,0 g Kohlenhydrate (66 %), 20,9 g Eiweiß (24 %), 3,9 g Fett (10 %)

Hinweis: 500 g Magerquark enthalten ca. 70–100 g Eiweiß!

(Alle Rezeptvorschläge: vgl. Braun, H.; Ernährung im Sport; Vortrag am 27.2.2010, Stuttgart).

Um die gewünschte Proteinversorgung zu gewährleisten, ist es durchaus möglich, auf Nahrungsergänzungsmittel zu verzichten und auf Lebensmittel zurückzugreifen wie folgt:
• fettarme Milchprodukte
• mageres Fleisch und magere Wurst
• Fisch
• Haferflocken, Vollkorngetreide

13.1 Proteinbedarf beim Muskelaufbau

In vielen Sportarten nahm in den letzten Jahren die Bedeutung des Krafttrainings stark zu, was in der Folge die Bedeutung der eiweißbetonten Ernährung ansteigen ließ. Im Bundesligafußball berichtete ein betreuender Arzt, dass mehrere seiner Spieler sich zusätzlich mit Proteinshakes als Nahrungsergänzung ernähren wollten. Begründung war, dass der deutsche Meister der vergangenen Saison dieses Produkt auch konsumiert hätte. Die dahinter vermutete Logik: Wenn dieses Produkt konsumiert würde, verbessere es die Aussichten auf den deutschen Meistertitel. Der betreuende Arzt entgegnete, dass einer der Absteiger damit ebenfalls gearbeitet hätte. Dieses Beispiel zeigt, in welch schwieriger Situation sich Verantwortliche im Bereich Medizin und Ernährung mitunter befinden.

Die Ernährung im ambitionierten Freizeitsport sowie im Spitzensport sollte im Mittel 15 % Proteine enthalten, wobei eine höhere Prozentzahl, wie von manchen gewünscht (z. B. 20 %), nur erzielt werden kann, wenn gezielt proteinreich gegessen wird.

Tabelle 68 zeigt, dass die Proteinaufnahme stark vom Energiebedarf abhängt.

Sind Eiweißsupplemente sinnvoll?

Es kann mitunter vorkommen, dass ein Sportler auf Supplemente im Eiweißbereich zurückgreifen muss, wenn die Bedingungen es verlangen. Nicht jeder Sportler hat z. B. tagsüber Einfluss auf seine Nahrungsmittel bzw. auf das, was er essen muss. Man denke hier beispielsweise an Firmen-Kantinen oder Mensen an Universitäten. Auch das Unwissen bzw. die Unzulänglichkeit der Sportler

	Gewicht	Energie-bedarf	% Proteine	absolut	relativ
Ausdauersportler (Leistungssportler)	80 kg	5.000 kcal	15 %	188 g	2,3 g/kg
Fußballer (Leistungssportler)	80 kg	3.800 kcal	15 %	131 g	1,8 g/kg
Sportler (ambitioniert)	80 kg	3.000 kcal	15 %	112 g	1,4 g/kg
Sportlerin (ambitioniert)	60 kg	2.200 kcal	15 %	82 g	1,4 g/kg
Wenig aktive Frau	60 kg	1.700 kcal	15 %	64 g	1,1 g/kg

Tab. 68: Proteinbedarf in Abhängigkeit vom Energiebedarf (mod. nach *Mattner*, 2011).

über die Zubereitung proteinreicher Menüs kann eine Ursache für falsche Ernährung sein. Der Grundsatz, dass viel nicht viel hilft, bleibt im Zusammenhang mit Proteinsupplementen erhalten.

Ist zu viel Proteinaufnahme schädlich?

Gesunde Sportler können relativ viel Protein aufnehmen, ohne davon krank zu werden. Durch eine Überdosierung können gesunde Nieren nicht geschädigt werden. Allerdings sind Proteinshakes sehr teuer, und so mancher Euro, wenn zu viel konsumiert wurde, schlägt sich nicht im Muskelwachstum nieder, sondern wird über die Niere mit dem Urin wieder ausgeschieden!

Wer mit Proteinsupplementen arbeitet, muss sehr genau in sich hineinhören. Wenn der Muskel mit Verhärtungen oder erhöhter Krampfneigung reagiert, sollte unbedingt mit dem betreuenden Sportarzt Rücksprache gehalten werden! Ein erhöhter Proteinkonsum führt zu einer erhöhten Kalziumausscheidung. Vermutlich ist diese höher, wenn man das Protein über Nahrungsergänzungsmittel zu sich nimmt, als wenn man auf natürliche Proteinquellen zurückgreift. Ein Tipp kann hier helfen: gleichzeitig ein kalziumreiches Mineralwasser trinken!

Tabelle 69 zeigt Nahrungsmittel tierischer und pflanzlicher Herkunft, welche gute Proteinlieferanten darstellen und ca. 10 Gramm Eiweiß in der verzehrten Menge enthalten.

Welche Snacks eignen sich?

Wenn das Muskelwachstum gezielt gefördert werden soll, so sollte es auch bei den Snacks bzw. Zwischenmahlzeiten einen Plan für die Vorgehensweise geben. Geeignete Snacks sind in Tabelle 70 aufgelistet.

In den letzten Jahren sind auch von den einschlägigen Herstellern sog. Proteinriegel (meist mit Kohlenhydraten) auf den Markt gebracht worden. Es empfiehlt sich vor dem Gebrauch dieser Riegel sowie der Proteinpulver, sich über die Dopingproblematik genauestens zu informieren (Kölner Liste). Im Leistungssport ist eine Besprechung mit dem betreuenden Arzt bzw. Trainer dringend angeraten!

Tierische Lebensmittel	Pflanzliche Lebensmittel
1 großes Ei	3 Scheiben (120 g) Vollkornbrot
30 g Käse	ca. 90 g Vollkorncerealien
70 g Hüttenkäse	ca. 80 g Pasta (roh)
1 Tasse (300 ml) Milch	ca. 140 g Reis (roh)
30 g mageres Rind, Lamm oder Schwein	150 g Linsen oder Bohnen
35 g gekochtes mageres Geflügel	120 g weiße Bohnen
40 g gegrillter Fisch	70 g Tofu
40 g Thunfisch oder Lachs aus der Konserve	70 ml Sojagetränk
250 g teilentrahmtes Joghurt	70 g Nüsse oder Samen
100 g fettarmer Frischkäse	1 Tasse (250 ml) Sojamilch

Tab. 69: Nahrungsmittel tierischer und pflanzlicher Herkunft, welche ca. 10 g Protein liefern (mod. nach *Mettler*, 2011).

Sportler (60 kg)	Sportler (80 kg)
200 g Fruchtjoghurt + 1 Getreideriegel	200 g Fruchtjoghurt + 2 Getreideriegel
200 g Fruchtjoghurt + 250 ml Fruchtsaft	200 g Fruchtjoghurt + 1 Getreideriegel + 400 ml Sportgetränk
200 g Fruchtjoghurt + 1 Banane	200 g Fruchtjoghurt + 1 Getreideriegel + 250 ml Fruchtsaft
50 g Kohlenhydrat-Proteinpulver mit 250 ml Wasser + 1 Getreideriegel	200 g Fruchtjoghurt + 1 Getreideriegel + 1 Banane
30 g Kohlenhydrat-Proteinpulver mit 250 ml Milch + 1 Getreideriegel	75 g Kohlenhydrat-Proteinpulver mit 250 ml Wasser + 1 Getreideriegel
200 ml Fruchtmilch + 1 Getreideriegel	60 g Kohlenhydrat-Proteinpulver mit 250 ml Milch + 1 Getreideriegel
200 ml Fruchtmilch + 200 g Fruchtjoghurt	200 ml Fruchtmilch + 2 Getreideriegel
200 ml Fruchtmilch + 1 Banane	200 ml Fruchtmilch + 1 Getreideriegel + 1 Banane

Tab. 70: Geeignete Snacks, mit denen das Muskelwachstum gefördert werden kann (mod. nach *Mettler*, 2011).

Tabelle 71 zeigt ausgewählte Produkte, welche Kohlenhydrate, eine moderate Proteinmenge sowie weitere Nährstoffe enthalten (alle werden mit Wasser zubereitet).

Die hier dargestellten Möglichkeiten der Muskelzunahme gelten primär für erwachsene Leistungssportler und sehr ambitionierte Breitensportler, welche 5-mal und mehr pro

	PowerBar Protein plus Pulver	Quadra Pro von *Enervit*	Recovery Drink von *Sponser*	Regeneration von *Verofit*
Portionsgröße	65 g	70 g	60 g	70 g
Protein pro Portion	15 g	16,5 g	9 g	15 g
Kohlenhydrate pro Portion	43,7 g	47,6 g	46,8 g	48 g
Energie pro Portion	244 kcal	260 kcal	270 kcal	260 kcal

Tab. 71: Geeignete Produkte zur Muskelmassenzunahme. Die Auswahl ist zufällig und stellt keine Empfehlung oder Bevorzugung vor nicht aufgeführten Marken dar (mod. nach *Mettler*, 2011).

Woche trainieren. Die Mehrzahl der Snacks eignet sich auch gut zur Anwendung im Juniorensportbereich. Anwendung können solche Tipps bei Sportlern aus allen Sportarten und Disziplinen finden, welche gezielt einen Kraftzuwachs durch Muskelzuwachs erreichen möchten.

13.2 Menüvorschläge zum Muskelaufbau

Nachfolgend sind 3 relativ proteinreiche Menüpläne für unterschiedliche Energieumsätze (2.000, 3.200 und 4.000 kcal) gelistet, welche gleichzeitig in ausreichender Menge Kohlenhydrate enthalten. Die Pläne richten sich dementsprechend an Sportler unterschiedlichen Geschlechts sowie unterschiedlicher Gewichtsklassen und Leistungsniveaus. In allen 3 Beispielen ist die Energiemenge gleichmäßig vor allem auf die 3 Hauptmahlzeiten am Tag verteilt. Auch das Protein ist gleichmäßig über den Tag verteilt und jede Hauptmahlzeit liefert mindestens 10–20 g Proteine. Die Snacks liefern zwischendurch nochmals kleinere Mengen an Proteinen, wobei der Nachmittagssnack je

nach Verträglichkeit vor dem Training zu verzehren ist, so dass man mit genügend Energie das Training aufnehmen kann. Der Recovery-bzw. Regenerationsshake kann schon – je nach Verträglichkeit – während des Trainings bzw. unmittelbar nach dem Training getrunken werden.

Es wurde in den Plänen weiterhin berücksichtigt, dass das Nachtessen spätestens eine Stunde nach Trainingsende stattfindet. Kann dies nicht garantiert werden, müsste die Menge des Regenerationsdrinks vergrößert werden (doppelte Menge) oder zusätzliche Snacks (Mürbekuchen, Getreideriegel, Sportriegel) eingeplant werden. Danach kann dann das Nachtessen von der Menge her reduziert werden. Eine nicht zu große Mahlzeit vor dem Schlafengehen hat eine bessere Schlafqualität zur Folge.

Wie bei allen hier aufgeführten Beispielen ist der Hinweis wichtig, dass diese Menüs nicht für jedermann geeignet sind. Es gilt, die individuelle Verträglichkeit und Bekömmlichkeit sowie weitere Bedürfnisse zu berücksichtigen. *Mettler* (2011) führt folgende Menübeispiele auf:

Beispiel 1 3.200 kcal (13.500 kJ), (Sportler, ca. 70 kg mit täglichem Training)		KH	Protein
Frühstück	1 kleine Schale (80 g) Knuspermüsli	46 g	11 g
	250 ml Milch	12 g	8 g
	2 normale Toastbrote	27 g	4 g
	2 Kaffeelöffel Konfitüre	13 g	-
	200 ml Orangensaft	18 g	-
Snack	150 g magerer Früchtequark	26 g	7 g
Mittagessen	2 mittlere Vollkornsandwiches (Käse oder Schinkenfüllung),	80 g	32 g
	1 Banane	28 g	2 g
Snack	proteinhaltiger Sportriegel (60 g) oder mittleres Käse- oder Schinkensandwich,	38 g	12 g
	Frucht	16 g	1 g
Training	500 ml Sportgetränk + Wasser nach Bedarf	38 g	-
	400 ml Recoveryshake direkt nach dem Training	44 g	15 g
Abendessen	Teigwaren (100 g Rohgewicht)	68 g	12 g
	150 g Tomatensauce	15 g	5 g
	kleine Hühnchenbrust (100 g) gegrillt	-	24 g
	10 g Parmesan	-	3 g
	große Portion Gemüse	7 g	4 g
Total	absolute Menge	478 g	140 g
	Menge relativ zu Körpermasse	(6,8 g/kg)	(2,0 g/kg)

Beispiel 2 4.000 kcal (17.000 kJ), (Sportler, ca. 85 kg mit täglich hartem Training)		KH	Protein
Frühstück	große Schale (100 g) Knuspermüsli	58 g	14 g
	0,3 l Milch	14 g	10 g
	2 Toastbrote mit Butter	27 g	4 g
	2 Kaffeelöffel Konfitüre	13 g	-
	200 ml Orangensaft	18 g	1 g
Snack	kleines Vollkorn-Käse-Sandwich (100 g)	27 g	9 g
Mittagessen	Blattsalat	1 g	1 g
	Salatsauce mit hochwertigem Öl	1 g	-
	Teigwaren (150 g Rohgewicht)	102 g	19 g
	Tomatensauce (150 g)	15 g	5 g
	Parmesan (15 g)	-	4 g
	kleines Stück Hähnchenbrust (100 g) gegrillt	-	24 g
Snack	großer proteinhaltiger Sportriegel (80 g) oder Käse- oder Schinkensandwich	51 g	16 g
Training	500 ml Sportgetränk + Wasser nach Bedarf	39 g	-
	600 ml Recoveryshake direkt nach dem Training	66 g	21 g
Abendessen	große Portion Reis (90 g Rohgewicht)	70 g	6 g
	kleines Fischfilet (100 g)	-	21 g
	Meerrettichsauce (80 g)	7 g	3 g
	große Portion Gemüse	4 g	2 g
	Reibekuchen, Honigkuchen	19 g	4 g
Total	absolute Menge	574 g	172 g
	Menge relativ zu Körpermasse	(6,8 g/kg)	(2,0 g/kg)

Beispiel 3 2.000 kcal (8.400 kJ), (Sportlerin, ca. 50 kg mit mittlerem Trainingsumfang)		KH	Protein
Frühstück	1 kleine Schale (40 g) Knuspermüsli	23 g	6 g
	200 ml Milch	10 g	7 g
	Frucht	16 g	1 g
Snack	150 g magerer Früchtequark	26 g	7 g
Mittagessen	großer Blattsalat	1 g	1 g
	Salatsauce mit hochwertigem Öl	1 g	-
	Vollkorn-Schinkensandwich (150 g)	38 g	15 g
Snack	kleines Käsesandwich (100 g)	27 g	9 g
Training	0,3 l Sportgetränk + Wasser nach Bedarf	23 g	-
	250 ml Recoveryshake direkt nach dem Training	28 g	9 g
Abendessen	mittlere Portion Reis (50 g Rohgewicht)	39 g	3 g
	Fischfilet (100 g)	-	21 g
	Meerrettichsauce (40 g)	4 g	1 g
	große Portion Gemüse	1 g	3 g
	Portion Nüsse (30 g)	3 g	3 g
Total	absolute Menge	240 g	86 g
	Menge relativ zu Körpermasse	(4,8 g/kg)	(1,7 g/kg)

Um von diesen Plänen profitieren zu können, ist es wichtig, dass der tägliche Energiebedarf (also inkl. Training) genau bekannt ist. Für Sportler, welche nicht mit entsprechendem Umsatz und vergleichbarer Intensität trainieren, zeigen die Beispiele auf, wie viel Protein in beispielhaften Nahrungsmitteln enthalten ist. Entsprechend des individuellen Trainingsumfangs bzw. der Trainingsintensität gilt es, die Gesamtkalorienzahl zu erhöhen bzw. zu reduzieren.

14   Osteoporose, Sport und Ernährung

Definition: Osteoporose

»Osteoporose bezeichnet das erhöhte Risiko für Knochenbrüchigkeit auf der Basis eines beschleunigten Knochenstoffwechsels mit pathologisch gesteigertem Knochenmaterialabbau.« (*Begerow, Pfeiffer, Minne* 2004)

Während seiner Jugend erlebt der Mensch eine Phase des Skelettaufbaus, er legt sich sozusagen ein »Knochenkonto« an. Mit ca. 20–30 Jahren findet der Skelettaufbau seinen Abschluss. Im Anschluss an diese Lebensphase bleibt die Knochenmasse zunächst über einige Jahrzehnte stabil. Erst jenseits des 40.–45. Lebensjahres beginnt eine Phase kontinuierlichen Knochenmasseverlustes, welcher ca. 0,5–1 % der Ausgangsmasse pro Lebensjahr beträgt. Es wird also permanent vom Knochenkonto »abgebucht« (vgl. *Minne* 1995). Ab einem bestimmten Punkt häufen sich dann die durch Osteoporose (Knochenschwund) bedingten Frakturen. Etwa 250.000 Patienten mit Osteoporose werden wegen Frakturen jährlich in Deutschland in Krankenhäusern behandelt. Die Kosten dafür beliefen sich 2006 auf ca. 3 Mrd. Euro. 70–80 % der Patienten sind Frauen (vgl. *Bone* et al. 2004).

Als nicht vom Betroffenen beeinflussbare Risikofaktoren gelten: familiäre Belastung, Geschlecht, Alter sowie die Körpergröße.

Beeinflussbare Risikofaktoren sind: chronischer Bewegungsmangel (kein Sport!), Untergewicht, depressive Stimmungslage und ein ungesunder Lebensstil.

In der Vorbeugung spielen 2 Säulen eine tragende Rolle, was die folgende Abbildung veranschaulicht:

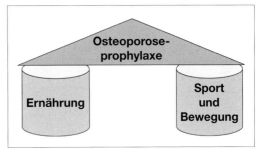

Abb. 40: Die zwei tragenden Säulen der Osteoporoseprophylaxe.

Für das Knochenwachstum und die Knochengesundheit spielt neben ausreichender körperlicher Belastung wie Sport und leichter Bewegung eine knochenbewusste Ernährung die entscheidende Rolle. Dies gilt bereits in der Schwangerschaft und Stillzeit, im Kindesalter, bei Jugendlichen bis hin zum älteren Menschen. Die Ernährung liefert die notwendigen Baustoffe für den Knochenaufbau (»bone modelling«), für den späteren Knochenumbau und die ständigen Reparaturvorgänge (»bone remodelling«).

Eine ausreichende Kalziumzufuhr über alle Lebensabschnitte hinweg führt zu einer maximalen Knochenmasse. Es wird eine tägliche Kalziummenge von ca. 1 g pro Tag bei gesunden Menschen empfohlen. Heranwachsende zwischen 10 und 19 Jahren benötigen sogar 1,1 bis 1,2 g pro Tag. Diese Menge kann durch knochenbewusste Ernährung z. B. mit Milchprodukten erreicht werden.

Risikogruppen sollten sogar auf eine Menge von ca. 1,5 g pro Tag kommen (vgl. *Bartl* 2011). Tabelle 71 zeigt eine Übersicht kalziumreicher Lebensmittel.

Befindet sich zu wenig Kalzium im Blut, wird das Parathormon freigesetzt. Das **Parathormon** wird in den Nebenschilddrüsen gebildet. Seine Hauptfunktion ist die Erhöhung der Kalziumkonzentration im Blut, wozu Kalzium aus den Knochen gelöst wird. Befindet sich zu wenig Kalzium im Blut, wird das Parathormon freigesetzt.

Eine regelmäßige natürliche Kalziumzufuhr führt über die Unterdrückung des Parathormons zu einem verminderten Knochenabbau und trägt damit zur Schonung des Knochens als Mineralspeicher bei.

Die Supplementierung von Kalzium über Nahrungsergänzungsmittel ist durch zwei Artikel von *Bolland* in der renommierten Fachzeitschrift »British Medical Journal«

	Lebensmittel	Kalzium (mg/100 g)
Milchprodukte	Käse (außer Frischkäse)	600–1.000
	Joghurt	134
	entrahmte Milch	124
	Eiscreme	120
	Vollmilch	111
Weitere Kalziumlieferanten	Sesamsamen	783
	gekochter Rhabarber	300
	Ölsardinen	300
	Hagebutten	257
	Nusskuchen	254
	Haselnüsse	225
	gekochter Grünkohl	200
	Lachs	200
	getrocknete Feigen	190
	gekochter Spinat	160
	gekochter Brokkoli	130
	Petersilie	100
	Nüsse	75
	Bohnen	65
Getränke	Orangensaft	300

Tab. 72: Kalziumreiche Lebensmittel (*Bartl* 2011)

(2010/2011) in den Fokus geraten. Es wurde darüber berichtet, dass die Supplementierung von Vitamin D und Kalzium die Gefahr eines Myokardinfarktes (Herzinfarkt) um bis zu 30 % ansteigen lassen kann.

14.1 Einflussfaktoren auf die Kalziumaufnahme

Im Kindesalter werden in etwa 75 % des zugeführten Kalziums resorbiert, beim Erwachsenen fällt dieser Wert auf nur noch 30 % ab. Berücksichtigt werden sollte, dass einige Nahrungsbestandteile die Kalziumabsorption behindern: ballaststoff- und fettreiche Nahrung, Zink, Eisen, Spinat, Kaffee, Alkohol und Antazida (Arzneimittel gegen Magensäure). Kalzium wird über Urin, Stuhl und Schweiß ausgeschieden, wobei es durch Schwitzen zu erheblichen Kalziumverlusten kommen kann. Größere Mengen von Natrium und Eiweiß (> 70 g pro Tag über Nahrungsergänzungsmittel) führen ebenfalls zu einer höheren Kalziumausscheidung über den Urin. Bei Milchkaffee ist die Ausscheidung durch Koffein als weniger problematisch anzusehen. Bei Milchkonsum sollte wegen des z. T. hohen Fettgehaltes auf fettarme Milch und Milchprodukte zurückgegriffen werden. Bei Vorliegen einer Laktoseintoleranz kann z. B. auf kalziumreiche Mineralwässer zurückgegriffen werden. Als kalziumreich gelten Mineralwässer mit mehr als 250 mg pro Liter. Die Bioverfügbarkeit des im Mineralwasser enthaltenen Kalziums ist genauso gut wie die des in der Milch enthaltenen Kalziums. Bei einer empfohlenen Trinkmenge zwischen 1,5 und 2 Litern am Tag kann damit der tägliche Kalziumbedarf fast vollständig gedeckt werden. Es gibt z. B. Mineralwässer mit mehr als 500 mg Kalzium pro Liter, was Tabelle 73 zeigt.

Mineralwasser und Heilwasser*	Kalziumgehalt (in mg/l)
Ensinger Schillerquelle Heilwasser *	557
Ensinger SPORT	528
Gerolsteiner	363,7
Rosbacher	261,6
Hessenquelle	263
Contrex	471
Perrier	140,2
Bad Mergentheimer Karlsquelle*	711,4

Tab. 73: Kalziumgehalt ausgewählter Mineral- und Heilwässer. Mit * gekennzeichnet = Heilwasser (vgl. *Wagner/Peil/Schröder* 2000).

Vitamin D ist das Vitamin, welches dem Kalzium die Türe zum Knochen aufschließt. Es ist ein fettlösliches Vitamin und kann im Körper gespeichert werden. Vitamin D wird entweder unter Sonnenbestrahlung in der Haut gebildet oder über die Nahrung zugeführt. Die empfohlene Zufuhrmenge an Vitamin D beträgt 200–400 internationale Einheit (IE). Aufgrund der momentanen Forschungslage empfiehlt die Deutsche Gesellschaft für Ernährung (DGE) sogar 20 Mikrogramm (20 µg) Vitamin D pro Tag zu sich zu nehmen (www.dge.de, Zugriff: 15.01.2012). Die empfohlene therapeutische Menge liegt zwischen 400 und 2.000 IE, wobei 40 IE einer Menge von 1 µg (= 0,001 mg) entspricht. Das Vitamin D steigert u. a. die Kalziumaufnahme aus dem Darm, vermindert die Ausscheidung über die Niere und steigert den Einbau des Kalziums in den Knochen (Mineralisation). In jüngeren Jahren reicht i. d. R. ein gelegentliches Sonnenbad aus, um 80–100 % des Vitamin D-Bedarfs abzudecken. Bei über 70-jährigen Personen ist die Bildung durch die Sonneneinstrahlung jedoch stark eingeschränkt. Hier sollte betont Vitamin-D-reiche Ernährung konsumiert werden.

> **Vitamin D ist z. B. enthalten in:** Rührei, Omelett, Spiegeleier, Eiersalat, Rotbarsch, Scholle, Thunfisch, Matjeshering, Ölsardine, Bückling, Steinpilz, Sprotte, Forelle, Pfifferling, Lachs, …

Folgende Nahrungsfaktoren haben negative Auswirkungen auf den Knochenstoffwechsel:

*   **Alkohol:** ein hoher Konsum hemmt die Kalzium-Resorption.
*   **Koffein:** bewirkt eine gesteigerte Kalziumausscheidung. Mehr als 4 Tassen pro Tag scheinen problematisch zu sein. Coca Cola hat die gleiche Wirkung!
*   **Zucker:** liefert keinerlei Mineralstoffe oder Vitamine.
*   **Salz:** hohe Salzzufuhr ist mit Bluthochdruck assoziiert und Hochdruckpatienten haben eine höhere Kalziumausscheidung über den Urin.
*   **Eiweiß:** beim Eiweißabbau entstehen im Stoffwechsel aus den Aminosäuren Sulfate, die vor ihrer Ausscheidung über die Nieren erst mit Kalzium neutralisiert werden müssen. Mehr als 70 Gramm pro Tag über Nahrungsergänzungsmittel scheinen problematisch zu sein.
*   **Phosphat:** ein hoher Anteil an Phosphat findet sich in Fleisch- und Wurstwaren, in Softdrinks (Coca-Cola, siehe auch Koffein) und als Zusatzstoff in vielen aufbereiteten Lebensmitteln.
*   **Fette:** eine hohe Fettaufnahme bewirkt, dass Kalzium dem Körper verloren geht.

*   **Übersäuerung:** eine basenreiche Ernährung mit viel Gemüse und Obst ist gegen Übersäuerung hilfreich (vgl. *Bartl* 2011).

14.2   Sport und körperliche Bewegung

Sport und körperliche Bewegung sind wesentliche Bestandteile in der Osteoporoseprophylaxe. Die Bedeutung leitet sich daraus ab, dass sie in zweifacher Hinsicht wirken:

1. Zum einen stimuliert muskuläres Training den Knochenstoffwechsel und dient somit dem Erhalt der Knochenmasse.
2. Zum anderen fördert es die Bewegungssicherheit und trägt damit zur Vermeidung von Stürzen und sturzbedingten Frakturen bei.

Der wesentliche Stimulus für den Knochenbau und die Knochenstabilität ist die mechanische Kraft, die durch die Muskelkontraktion auf den Knochen übertragen wird. Die Festigkeit unserer Knochen wird zu 80 % durch unsere Muskulatur bestimmt. Viele Untersuchungen belegen die Möglichkeit der Einflussnahme von muskulärem Training auf den Knochenstoffwechsel.

Häufig ziehen sich Osteoporosepatienten durch Stürze Knochenbrüche zu. Eine 2-jährige Studie, in der die Kraft der Rückenstrecker trainiert wurde, zeigte, dass das Risiko für Wirbelkörperfrakturen in den nachfolgenden 8 Jahren signifikant gesenkt werden konnte (vgl. *Begerow, Pfeiffer, Minne* 2004). Eine Studie aus Boston (vgl. *Feskanich* 2002) belegte, dass Frauen, die 4 Stunden pro Woche spazieren gingen, seltener Hüftbrüche haben als bewegungsarme Vergleichspersonen. In Freiburg zeigte eine Studie (*Strass/Granacher* 2004) an Teilnehmern zwischen 60 und 80 Jahren, dass sie durch speziell auf sie abgestimmtes Gleichgewichtstraining auf einem Laufband, welches plötzlich gestoppt wurde, seltener ins Stolpern gerieten. Das Training trug damit zur Trittsicherheit und Sturzprophylaxe der Probanden bei.

14.3 Zusammenfassung

Für die Stabilität der Knochen ist die körperliche Bewegung von wichtiger Bedeutung. Gleichgewichtstraining, Krafttraining an Geräten und alle Sportarten, welche die Bewegungskoordination schulen, sind dazu bestens geeignet. Gleichzeitig erhöht der Mensch dadurch seine Leistungsfähigkeit im Alltag. Wer also sein Leben lang in Bewegung bleibt bzw. Sport treibt, der trägt entscheidend zum Erhalt seiner Knochenmasse bei. In Verbindung mit knochengesunder Ernährung ist dies der beste Schutz vor Osteoporose.

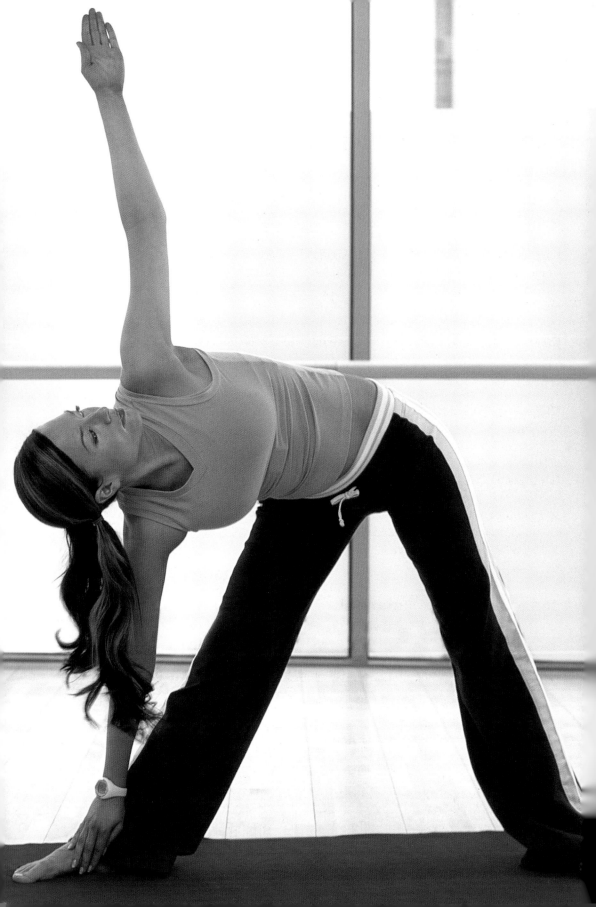

15 Praxisanhang: Menüpläne für Sportler

Vorbemerkung zu den Basismenüplänen

Für viele Sportler stellt sich in der Praxis die Frage, was sie über den Tag verteilt essen bzw. trinken sollten. Es sind also sehr handfeste Probleme, die sich dem Sportler stellen. Das »swiss forum for sport nutrition« der Eidgenössischen Technischen Hochschule Zürich (*Christof Mannhart*, ETHZ, Zürich) hat dabei praktikable, auf die Tageszeit abgestimmte Vorschläge unterbreitet, welche als Beispiele im Folgenden aufgeführt werden. 2 Menüpläne für Sportler werden dabei vorgestellt: ein Plan für 1 Trainingseinheit am Tag sowie ein weiterer für 2 Trainingseinheiten pro Tag. Die Zielgruppe, für welche sich diese Pläne eignen, sind Leistungssportler oder sehr ambitionierte Sportler aus den Bereichen Leichtathletik und Spielsportarten, die 5–10-mal pro Woche trainieren.

15.1 Der Basismenüplan bei 1 Trainingseinheit pro Tag

Frühstück (ca. 6–7 Uhr)

- Variante 1: dunkles Weizen(vollkorn)brot mit wenig Streichfettaufstrich, mit Honig, Konfitüre, Hüttenkäse oder in Kombination mit 1 Saisonfrucht, Quark, Joghurt, Nüssen, Kernen
- Variante 2: große Portion Müsli (falls Verträglichkeit garantiert), Haferflocken, Cornflakes in Kombination mit Fruchtsa-

lat oder Saisonfrucht, Vollmilchjoghurt (ungesüßt), Nüssen, Kernen
- Variante 3: Getreidebreie (z. B. Haferbrei, Grießbrei etc.) evtl. kombiniert mit Banane, Cornflakes, Haferflocken, Nüssen, Sultaninen
- dazu ca. 0,5 Liter Getränk in Form von Früchtetee, Wasser, Mineralwasser oder verdünnten Fruchtsäften

Zwischenmahlzeit (ca. 9.30 Uhr)

- dunkles Weizen(vollkorn)brot in Kombination mit Saisonfrucht, Joghurt, Quark, Grießbrei, Milchreis, Getreidewaffeln oder Zwieback in Kombination mit Saisonfrucht; fettarme Getreideriegel; evtl. Sandwichs (z. B. mit Hüttenkäse); evtl. Cornflakes ungesüßt mit Banane, Joghurt, Nüssen, Kernen

Zwischenmahlzeit (ca. 11 Uhr, falls über Mittag trainiert wird)

- identisch mit Zwischenmahlzeit um 9.30 Uhr

Große Hauptmahlzeit am Mittag (ca. 12 Uhr oder ca. 19–20 Uhr, falls am frühen Abend trainiert wird. Falls über Mittag trainiert wird, entspricht diese Mahlzeit dem Abendessen)

- komplette Mahlzeit bestehend aus großen Mengen an Teigwaren, Reis, Mais, Kartoffeln, evtl. Brot in Kombination mit Fisch oder Fleisch (darf durchaus etwas

Sauce enthalten), ergänzt durch eine entsprechende Menge an Suppe, Salat (Salatsauce aus hochwertigen Salatölen) und Gemüse

- Dessert in Form von Speiseeis, Creme (z. B. Vanille), Anisschnitten, Honigkuchen, leichte Lebkuchen
- dazu genügend Flüssigkeit (ca. 0,5 Liter) in Form von Wasser, Mineralwasser, Früchtetee, stark verdünnten Fruchtsäften, Suppe etc.
  Bemerkung: evtl. kurzer Mittagsschlaf (Regeneration)

Zwischenmahlzeit (ca. 16 Uhr)

- identisch mit Zwischenmahlzeit um 9.30 Uhr

Training (ca. 12 Uhr oder ca. 18 Uhr)

- bei intensiven Trainingsformen (> 1 Stunde) inkl. im Kraft-/Kraftausdauerbereich soll unter klimatischen Normalbedingungen pro Stunde ca. 0,5–0,8 Liter eines kohlenhydrathaltigen Sportgetränkes schluckweise getrunken werden
- Sportgetränk ca. 0,5–0,8 Liter pro Stunde
- Sportgetränkvariante 1: im Handel erhältliche Sportgetränke
- Sportgetränkvariante 2: 1 Liter Tee + 30 g Zucker + ca. 30–40 g Maltodextrinpulver + 1 g Kochsalz* (+ evtl. Zitronensaft)
- Sportgetränkvariante 3: 1 Liter Wasser + 30 g Sirup + ca. 30–40 g Maltodextrinpulver + 1 g Kochsalz* (+ evtl. Zitronensaft)
- evtl. häppchenweise feste Nahrungsmittel (z. B. Bananenstückchen, Riegelstückchen, Stückchen von weißem Brot, Anisschnitte, Honigkuchen, Reibekuchen etc.)
- falls bewusst Nüchtern- und Fettstoffwechseltrainings absolviert werden, muss

auf die Zufuhr an kohlenhydrathaltigen Getränken verzichtet werden
* Bemerkungen: so viel Salz, dass Getränk gerne getrunken wird; i. d. R. eine Messerspitze pro Liter Flüssigkeit.

Direkt nach dem Training:

- genügend Flüssigkeit über kohlenhydrat- und salzhaltige Getränke, kombiniert mit Banane, weißem Brot, Getreidewaffeln, evtl. Sandwichs (z. B. Brot mit Hüttenkäse etc.), evtl. Kombination Brot-Quark oder Regenerationssupplementen

Kleinere, leicht verdauliche Hauptmahlzeit
(ca. 14 Uhr oder ca. 20 Uhr):

- große Mengen an Reis, Mais, Teigwaren, Kartoffeln oder Brot (z. B. Tomatenspaghetti, Tomatenrisotto, Ricotta-Ravioli, Tortellini, Gnocchi etc.) in Kombination mit Suppe, evtl. leichtes Dessert
- dazu genügend Flüssigkeit (ca. 0,5 Liter) in Form von Wasser, Mineralwasser, Früchtetee, stark verdünnten Fruchtsäften etc.
  Bemerkung: regenerative Mahlzeit, danach wäre am Mittag ein kurzer Mittagschlaf angebracht.

15.2 Der Basismenüplan bei 2 Trainingseinheiten pro Tag

Frühstück (ca. 7 Uhr)

- Variante 1: dunkles Weizen(vollkorn)brot mit wenig Streichfettaufstrich, mit Honig, Konfitüre, Hüttenkäse oder in Kombination mit 1 Saisonfrucht, Quark, Joghurt, Nüssen, Kernen

- Variante 2: große Portion Müsli (falls Verträglichkeit garantiert), Haferflocken, Cornflakes in Kombination mit Fruchtsalat oder Saisonfrucht, Vollmilchjoghurt (ungesüßt), Nüssen, Kernen
- Variante 3: Getreidebreie (z. B. Haferbrei, Grießbrei etc.) evtl. kombiniert mit Banane, Cornflakes, Haferflocken, Nüssen, Sultaninen
- dazu ca. 0,5 Liter Getränk in Form von Früchtetee, Wasser, Mineralwasser oder verdünnten Fruchtsäften
  Bemerkungen: evtl. zuvor leichtes Footing und regenerative Mahlzeit.

Kleine Zwischenmahlzeiten (ca. 9 Uhr)

- häppchenweise Brot, Zwieback, evtl. Reis-/Getreidewaffeln kombiniert mit Banane; fettarme Getreideriegel
- ca. 0,3 Liter Flüssigkeit wie Mineralwasser, Wasser, Früchtetee

Vormittagstraining

- Sportgetränk ca. 0,5–0,8 Liter pro Stunde
  Sportgetränkvariante 1: im Handel erhältliche Sportgetränke (Bsp. Ensinger SPORT ISO Kirsch, Gerolsteiner FIT, …)
  Sportgetränkvariante 2: 1 Liter Tee + 30 g Zucker + ca. 30–40 g Maltodextrinpulver + 1 g Kochsalz*(+ evtl. Zitronensaft)
  Sportgetränkvariante 3: 1 Liter Wasser + 30 g Sirup + ca. 30–40 g Maltodextrinpulver + 1 g Kochsalz* (+ evtl. Zitronensaft)
  evtl. häppchenweise feste Nahrungsmittel (z. B. Bananenstückchen, Riegelstückchen, Stückchen von weißem Brot, Anisschnitte, Honigkuchen, leichter Lebkuchen etc.)
  * Bemerkungen: so viel Salz, dass Getränk gerne getrunken wird.

Evtl. direkt nach dem Training (falls Mittagessen nicht möglich oder zu spät erfolgt)

- genügend Flüssigkeit über kohlenhydrat- und salzhaltige Getränke, kombiniert mit Banane, weißem Brot, Getreidewaffeln, evtl. Sandwichs (z. B. Brot mit Hüttenkäse etc.), evtl. Kombination Brot-Quark oder Regenerationssupplemente

Mittagessen (ca. 12 Uhr)

- leichte Hauptmahlzeit basierend auf viel Reis, Mais, Kartoffeln, Teigwaren, Brot in Kombination mit Suppe (z. B. Risotto, Spaghetti, leichte Lasagne, Gnocchi, Polenta etc.), Teigwaren dürfen durchaus mit etwas Reibekäse oder leichten (Quark, Gemüse) Saucen kombiniert werden
- leichtes Dessert: evtl. Joghurt, Früchtequark, Fruchtsalat, Speiseeis, Saisonfrucht
- dazu genügend Flüssigkeit (ca. 0,5 Liter) in Form von Wasser, Mineralwasser, handelsübliches Sportgetränk (s. o.), Früchtetee
  Bemerkungen: So schnell wie möglich, keinen Hunger aufkommen lassen und evtl. kurzer Mittagsschlaf.

Kleine Zwischenmahlzeiten (ca. 14–15 Uhr)

- identisch wie kleine Zwischenmahlzeiten am Morgen

Nachmittagstraining (ca. 16 Uhr)

- Sportgetränk 0,5–0,8 Liter pro Stunde (Varianten siehe Training um 9 Uhr)
- feste Nahrungsmittel häppchenweise (siehe Training um 9 Uhr)

Evtl. direkt nach dem Training (falls Abendessen nicht möglich oder zu spät erfolgt)

- genügend Flüssigkeit über kohlenhydrat- und salzhaltige Getränke, kombiniert mit Banane, weißem Brot, Getreidewaffeln, evtl. Anisschnitte, Honigkuchen, leichte Lebkuchen, Milchreis, Grießbrei, evtl. Sandwichs (z. B. Brot mit Hüttenkäse etc.), evtl. Kombination Brot-Quark oder Regenerationssupplemente

Abendessen (ca. 19 Uhr)

- ausgiebiges Nachtessen schwerpunktmäßig basierend auf Reis, Mais, Kartoffeln, Teigwaren, in Verbindung mit Fisch oder Fleisch, ergänzt durch große Mengen an Salat (Salatsauce aus hochwertigen Salatölen), Gemüse und Suppe
- leichte Desserts: evtl. Joghurt, Früchtequark, Fruchtsalat, Speiseeis, Saisonfrüchte etc.
- dazu genügend Flüssigkeit (ca. 0,5 Liter) in Form von Wasser, Mineralwasser, Früchtetee, stark verdünnten Fruchtsäften etc.

Literatur

Baron, D.K.: Optimale Ernährung des Sportlers. Hirzel Verlag, Stuttgart Leipzig 1999

Bar-Or, O.: Wie reagieren Kinder auf Hitze und was wollen sie trinken? Dt Z Sportmed 6 (1995) 317-318

Bartl, R.: Stellenwert von Nahrungsfaktoren in der Prävention und Therapie der Osteoporose. In: Ernährungsumschau 3/2011

Bassini-Cameron, A., et al.: Effect of caffein supplementation on haematological and biochemical variables in elite soccer players under physical stress conditions. Br. J. Sports Med. 41 (2007) 523-530

Bauer, S., et al.: Consensus Statement – Flüssigkeitsersatz während sportlicher Belastung. Insider 2, 2, 1994, Inside-Abstracts

Berg, A., König, D.: Oxidativer Stress und Sport. Dt Z Sportmed 5/2000 177-178

Berg, A., König, D., Keul, J.: Sport und Ernährung 1996. Akt Ernähr-Med 21 (1996) 315-322

Begerow, B., Pfeifer, M., Minne, H.: Sport und Bewegungstherapie in der Rehabilitation der Osteoporose. In: Dt Z Sportmed 55, Nr. 10, 2004

Bogdanski J.: Treibstoff für Athleten. Leichathletik Training 9/10 (2005) 34-42

Bolland, M. J., et al.: Effect of calcium supplements on risk of myocardial infarction and cardiovascular events: meta analysis. In: BMJ 2010; 341: c 3691

Bolland, M. J.: Calcium supplements with or without vitamin D and risk of cardiovascular events: reanalysis of Women's Health Initiative limited access dataset and meta-analysis. In: BMJ 2011; 342: d 2040

Bone, H., et al.: Ten Year's Experience with Alendronate for Osteoporosis in Postmenopausal Women. In: The New England Journal of Medicine, 2004, 359

Braumann, K. M.: Schwimmen. In: Dt Z Sportmed 44/1993

Braumann, K.M., Urhausen, A.: Gewichtmachen. Dt Z Sportmed 9 (2002) 254-255

Braun, H.: Gewichtsreduktion und Gewichtsaufbau im Sport; WLSB-Symposium Ernährung im Sport; Vortrag am 27.02.2010 in Stuttgart

Brouns, F.: Trainingsaspekte des modernen Tennis. Leistungssport 4 (1990) 45-48

Brouns, F.: Die Ernährungsbedürfnisse von Sportlern. Springer-Verlag, Heidelberg-Berlin 1993

Brouns, F.: Braindrinks aus der Disko jetzt für Sportler. Dt Z Sportmed 11/12 (1994) 482-485

Brouns, F.: Trinken am Arbeitsplatz. Akt Ernähr-Med 21 (1996) 3-13

Brouns, F., Kovacs, E.: Sportgetränke in Europa. Leistungssport 4 (1995) 49-54

Brouns, F., Kovacs, E., Senden, J.: The effect of different rehydration drinks on post-exercise electrolyte excretion in trained athletes. Int J Sport Med 19 (1998) 56-60

Buzina, R., Suboticanec, K.: Vitamin C and physical working capacity. Int Z Vit Ernährungsforsch 27 (1985) 157-166. Zit. in: *Schek, A.:* Nahrungsergänzungsmittel im Sport: Notwendigkeit oder Marketing-Strategie? Leistungssport 5 (2001) 10-16

Conolly, D.A.J., Mc Hugh, M., Padilla-Zakour, O.: The efficiacy of a tart cherry juice blend in preventing the symptoms of muscle damage. Br. J. Sports Med. (2006) online Veröffentlichung: doi:10.1136/bjsm.2005.025429

Coyle, E. F.: Kohlenhydrat-Supplementierung. Warum, was, wann und wie viel? Insider 1, 1 (1993) 1-4

Dickinson, J.M.: Flüssigkeitsverlust - Gefahr für Gehirnerschütterung erhöht Dt Z Sportmed 10 (2005) 371

DTB (Hrsg.): Tennis Lehrplan Band 2. Unterricht und Training. BLV-Verlag, München 1996

Faude, O., et al.: Ernährungsanalysen und Vitaminstatus bei deutschen Spitzenathleten. Leistungssport 4 (2005) 4-9

Feil, W., Wessinghage, T.: Ernährung im Training. WESSP Verlag, Nürnberg 2005

Ferguson, A.: Managing My Life. Hodder and Stoughton, London 2000

Feskanich, D., et al.: Walking and Leisure-Time Activity and Risk of Hip Fracture in Postmenopausal Women. In: Jama, 2002, 288

Finke, D.G.R., Linke, P.-G., Pickenhain, L.: Grundlagen der Sportmedizin. Johann Ambrosius Barth, Leipzig 1980

Friedrich, W.: Auswirkungen unterschiedlicher Getränkesubstitution auf das Körpergewicht, die Herzfrequenz, die Präzision und die Konzentration bei länger andauernden Belastungen im Tischtennis. Unveröffentl. Dissertation Konstanz 1995

Friedrich, W.: Getränke im Tischtennis: Wirkung auf Körpergewicht, Herzfrequenz und Spielqualität. Leistungssport 2 (1999) 43-46

Geiss, K.R., et al.: Isotonisches Getränk versus Apfelsaftschorle: Eine vergleichende Studie zur Auswirkung auf die körperliche Leistungsfähigkeit. Dt Z Sportmed 7/8 (1996) 445-450

Geiss, K.-R., Hamm, M.: Handbuch Sporternährung. Rowohlt, Reinbek bei Hamburg 2000

Gleeson, M., et al.: Dehydration, Rehydration und Leistung in der Hitze. Insider 4, 2, (1996) Inside-Abstracts

Großhauser, M.: Tabelle wiedergegeben in: *Loderhose, W., Sam, A.* (Hrsg.): Perfektes Radtraining. Südwest-Verlag, Marbach 2005

Hohmann, A., Lames, M., Letzelter, M.: Einführung in die Trainingswissenschaft. Limpert-Verlag, Wiebelsheim 2003

IDM (Informationszentrale Deutsches Mineralwasser): Richtig trinken im Sport. Kohl PR & Partner, Bonn 2003

Isostar: Grundlagen der Sporternährung. Download über: www.isostar.de

Ivy, J.L.: Optimization of glycogen stores. In: *Maugahn R.J.:* Nutrition In Sport. Blackwell Science, Oxford 2000, 97-111

Ivy, J., Portman, R.: The Performance Zone. Basic Health Publications, Laguna Beach, CA, 2004

Ivy, J. L.: Dietary strategies to promote glycogen synthesis after exercise, Canadian Journal of Applied Physiology, 26 (Suppl.), 2001

Ivy, J., Portman, R.: Nutrient Timing. Basic Health Publications, Inc., Laguna Beach, CA, 2004

Ivy, J., Res, P. T., Sprague, R. C., et al.: Effect of carbohydrate-protein supplement on endurance performance during exercise of varying intensity, International Journal of Sport Nutrition and Exercise Metabolism, 13: 388-401, 2003

Ivy, J. L. et al.: Muscle glycogen synthesis after exercise: effect of time of carbohydrate ingestion, Journal of Applied Physiology, 64, 1480-1485, 1988

Ivy, J. L. et al: Early post exercise muscle glycogen recovery is enhanced with a carbohydrate – protein supplement , Journal of Applied Physiology, 93, 1337-1344, 2002

Janssen, P.: Ausdauertraining. Spitta Verlag, Balingen 2003

Jeukendrup, A.E.: MCT in der Ernährung des Sportlers. Insider 4, 3 (1996) 1-6

Jeukendrup, A.E.: Kohlenhydrat-Zugaben verbessern die Fahrradleistung während eines einstündigen Zeitversuchs. Insider 5, 3 (1997) Inside-Abstracts

Jeukendrup, A.E.: Wirksamkeit verschiedener Kohlenhydratquellen zur Energiebereitstellung während sportlicher Aktivität. Insider 7, 2 (1999) 1-12

Jeukendrup, A.E., Brouns, F.: Ernährung im Ausdauersport: von der Theorie zur Praxis. Insider 5, 1 (1997) 1-4

Keane, R.: The autobiography. Penguin Books, London 2003

Kettern, B.: Richtig Durst löschen. Leichtathletiktraining 2/3 (2001) 56-61

Keul, J., et al.: Tennis: Physiologische Grundlagen, ärztliche Betreuung, leistungsfördernde Maßnahmen. Dt Z Sportmed 5 (1992) 220-235

Keul, J., Hamm, M.: Die richtige Fitnessernährung. Verlag Umschau Braus, Heidelberg 1998

Kindermann, W., et al.: Ernährungsempfehlungen für Sportler. Download über Institut für Sport- und Präventivmedizin der Universität des Saarlandes. www.med-rz-uni-sb.de/medfak/sport-praev/ (18.10.2005)

Konopka, P.: Sporternährung. BLV Verlag, München 2002

Lemberger H., Reer, R., Braumann, K.-M.: Optimierung des Ernährungsverhaltens von Sportlern durch Ernährungsberatung. In: Dt Z Sportmed Sonderheft (1999) 55

Lemon, P.: Wird der Nahrungseiweißbedarf durch regelmäßige körperliche Betätigung beeinflusst? Insider 2, 3 (1994) 1-4

Levenhagen, D. K., et al.: Post-exercise nutrient intake timing in humans is critical to recovery of leg glucose and protein homeostasis, American Journal of Physiology, 280: E982-E993, 2001

Mason, W. et al.: Kohlenhydrateinnahme während der Leistung, Flüssige versus feste Nahrung. Insider 1, 2, (1993) Inside-Abstracts

Maurinho, J.: Made in Portugal. dewi lewis media ltd, Stockport, England 2004

McCarthy, P.R.: Body fluid loss during competitive tennis match-play. In: Science and Racket Sports 2, Routledge London 1998, 52-56

Moeller, H., Niess, A.M.: Getränke im Sport. Dt Z Sportmed 9 (1997) 360-365

Neumann, G.: Physiologische Grundlagen des Radsports. Dt Z Sportmed. 5 (2000) 169-175

Neumann,G., Hottenrott, K.: Das große Buch vom Laufen. Meyer & Meyer Verlag, Aachen 2002

Nicholas, C.W.: zit. in: Saaris, W.H.M.: Mineralwasser als Flüssigkeitsersatz. Insider 3, 3 (1995) 1-4

Nöcker, J.: Physiologie der Leibesübungen. Enke Verlag, Stuttgart 1984

Offer, A.M., et al.: Einsatz von Nahrungsergänzungsmitteln bei 10-19-jährigen Leistungssportler/innen. Dt Z Sportmed 7/8 (2005) 266

Osterkamp-Baerens, C., Pogan, K.: Ansatzpunkte für die Ernährungsoptimierung im Leistungssport in der Trainingsphase. Leistungssport 5 (2003) 5-11

Osterkamp-Baerens, C., Schrey, R.: Ansatzpunkte für die Ernährungsoptimierung im Leistungssport während des Wettkampfs. Leistungssport 5 (2003)12-15

Paffenbarger, R.S.: Körperliche Aktivität, Leistungsfähigkeit, koronare Herzkrankheit und Lebenserwartung. Dt Z Sportmed 2 (1991) 60-66

Pauling, L.: Das Vitamin Programm. Goldmann Verlag, München 1990

Petersen, M., Bangsbo, J.: Der Effekt einer kohlenhydratreichen Kost auf den Muskelglykogenaufbau bei professionellen Fußballspielern nach einem Leistungsspiel. Dt Z Sportmed, Sonderheft (1999) 56

Prinzhausen, J.: Strategien der Leistungsernährung für Sportler. akademos Verlag, Hamburg 2003

Quanz, G.: Der Einfluss einer intermittierenden Kohlenhydratzufuhr auf die Leistungsfähigkeit in einem Fußballspiel – eine Simulationsstudie. Insider 7, 2 (1999) 7-12

Röcker, K., et al.: Laufen – Sportmedizinisches Profil einer Sportart. Dt Z Sportmed 7/8 (1994) 297-306

Roßkopf, G.: Zur Ernährungssituation bei leistungssportlich orientierten Jugendlichen anhand einer Fragebogenaktion. Unveröff. A-Lizenzarbeit des DTTB, Frankfurt 2001

Schek, A.: Ist eine L-Carnitin-Substitution bei Sportlern sinnvoll? Leistungssport 2 (1994) 29-35

Schek, A.: Sportlergetränke. Rehydratation: Wer, wann, womit? Leistungssport 4 (1996) 25-29

Schek, A.: Kohlenhydrate in der Ernährung des Ausdauersportlers. Leistungssport 6 (1997) 15-19

Schek, A.: Nahrungsergänzungsmittel im Sport: Notwendigkeit oder Marketing-Strategie? Leistungssport 5 (2001) 10-16

Schek, A.: Top-Leistung im Sport durch bedürfnisgerechte Ernährung. philippka Sportverlag, Münster 2005

Schek, A. Osterkamp-Baerens, Nickel, H.: Ernährungsempfehlungen aus quantitativer und qualitativer Sicht. Leistungssport 5 (2003) 26-27

Schmiedel, V.: Elektrolytgetränke, Magnesium- und Vitamin-C-Substitution im Ausdauersport – Ein Beitrag zur Kostensenkung. Dt Z für Sportmed 10 (1993) 512-514

Schmitz, J.: Power zum Abbeißen. Medizin & Ernährung Special 3 (2004) 106-109

Schröder, P., Ziegler, R.: Alkoholfreies Bier als Sportlergetränk – eine sinnvolle Alternative? TW Sport + Medizin 5 (1993) 132-136

Schröder, U., Wagner, G.: Bedeutung des Trinkens für die mentale Leistungsfähigkeit. Dt Z Sportmed 2 (2001) 80

Sherman, W.M.: Muscle glycogen supercompensation during the week before athletic competition. Sports Sci Exchange 2 (1989) 1-4

Shi, X., et al.: Effects of carbohydrate type and concentration and solution osmolality on water absorption. Med Sci Sports Exerc 27 (1995) 1607-1615

Stiftung Warentest: Nicht wie selbst gemischt. Test 5 (2001) 81-85

Striegel, H., et al.: Die Einnahme von Nahrungsergänzungsmitteln im Nachwuchsleistungssport. Dt Z Sportmed 7/8 (2005) 211

Timpmann, S., Ööpik, V.: Der Einfluss der Körpergewichtsreduzierung auf die Leistung im Kampfsport. Leistungssport 4 (2002) 29-32

Tsintzas, K.: Der Effekt von Kohlenhydrateinnahme auf die Leistung während eines 30-km-Laufs. Insider 1, 2 (1993) Inside-Abstracts

Ullrich, J.: Festina & Co. – der große Dopingskandal. (1998) In: Schröder, R., Dahlkamp, H. (Hrsg.): Nicht alle Helden tragen Gelb. Verlag die Werkstatt, Göttingen (2003) 222

van Dam, B.: Skriptum: Ernährungsphysiologie (nicht nur) für den Sport. 2003

Vergauwen, L. et al.: Eine Kohlenhydrat-Supplementierung verbessert die Tennis-Leistung. Insider 5, 3 (1997) Inside-Abstracts

Wagenmakers, A.: Carnitin-Supplementation – Wirkung auf Stoffwechsel und Leistung des Sportlers. Insider 6, 3 (1998) 4-7

Wagner,G., Peil, J.M., Schröder, U.: Trink dich fit. Pala Verlag, Darmstadt 2000

Weinberger, S.: Beutel auf und davon. Tour 7 (2003) 140-144

Weineck, J.: Optimales Fußballtraining Spitta Verlag, Balingen 1999

Weineck, J.: Sportbiologie. Spitta Verlag, Balingen 2004b

Weineck, J.: Optimales Training. Spitta Verlag, Balingen 2007

Weineck, J., Haas, H.: Optimales Basketballtraining. Spitta Verlag, Balingen 1999

Wilber, R.L., Moffatt, R.J.: Einfluss von Kohlenhydrateinnahme auf Blutglukose und Leistung bei Läufern. Insider 1, 2 (1993) Inside-Abstracts

Williams, C., et al.: Der Effekt einer kohlenhydratreichen Diät auf die Leistungsfähigkeit während eines 30-km-Zeitversuchs auf dem Laufband. Insider 1, 2 (1993) Inside-Abstracts

Worm, N.: Die Top-Sport-Diät für alle. Mary Hahn Verlag, München 1989

Worm, N.: Richtig essen – richtig fit. Sportinform, München 1991

Worm, N.: Aktuelle Ernährungstendenzen im Gesundheits- und Leistungssport. Dt Z Sportmed 2 (2001) 78-79

Worm, N., Muliar, D.: Low Carb. Gräfe & Unzer Verlag, München 2004

Wenger, A.: The Professor. Virgin Books, London 2004

Internetadressen:

www.powerbar.de
www.gerolsteiner.de
www.accelerade.com
www.maxim.de
www.gatorade.com
www.ausport.gov.au
www.svl.ch
www.sfsn.ethz.ch (Basismenüpläne für Sportler, Verfasser: Christof Mannhart, ETHZ Zürich)
www.dge.de

Sachregister

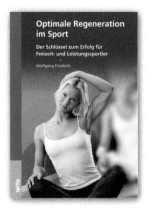
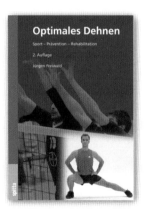

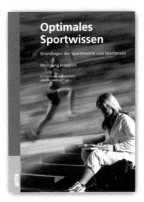
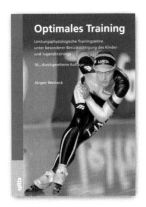